江苏省高校哲学社会科学研究项目（2024SJYB0683）

# 基础医学综合实验指导

主 编 宋绍征 潘生强

东南大学出版社
SOUTHEAST UNIVERSITY PRESS
·南京·

**图书在版编目(CIP)数据**

基础医学综合实验指导 / 宋绍征，潘生强主编.
南京：东南大学出版社，2025. 8. -- ISBN 978-7-5766-
2290-4

Ⅰ. R3-33

中国国家版本馆 CIP 数据核字第 20251WW326 号

责任编辑:胡中正　　责任校对:子雪莲　　封面设计:毕　真　　责任印制:周荣虎

基础医学综合实验指导

**Jichu Yixue Zonghe Shiyan Zhidao**

| | |
|---|---|
| 主　　编 | 宋绍征　潘生强 |
| 出版发行 | 东南大学出版社 |
| 出 版 人 | 白云飞 |
| 社　　址 | 南京市四牌楼 2 号(邮编:210096　电话:025 - 83793330) |
| 经　　销 | 全国各地新华书店 |
| 印　　刷 | 广东虎彩云印刷有限公司 |
| 开　　本 | 787 mm×1092 mm　1/16 |
| 印　　张 | 17.5 |
| 字　　数 | 430 千字 |
| 版　　次 | 2025 年 8 月第 1 版 |
| 印　　次 | 2025 年 8 月第 1 次印刷 |
| 书　　号 | ISBN 978-7-5766-2290-4 |
| 定　　价 | 70.00 元 |

本社图书若有印装质量问题,请直接与营销部联系,电话:025 - 83791830。

# 《基础医学综合实验指导》

# 编委会名单

主　　编：宋绍征　潘生强

副 主 编：杨晨晨　陆　静　夏　雨

编　　者（按姓氏笔画排序）：

王朦（无锡太湖学院）　　　　王燕辉（无锡太湖学院）

王梦佳（无锡市中医医院）　　王安琪（江苏食品药品职业技术学院）

于康英（无锡太湖学院）　　　张　华（太湖创意职业技术学院）

李　丹（无锡太湖学院）　　　宋绍征（无锡太湖学院）

陆　静（无锡太湖学院）　　　杨晨晨（无锡太湖学院）

孟雅琴（无锡太湖学院）　　　周　晗（江苏食品药品职业技术学院）

梁　晓（无锡太湖学院）　　　夏　雨（无锡市第二中医医院）

葛心茹（太湖创意职业技术学院）潘生强（无锡太湖学院）

# 前　言

　　基础医学实验教学是医学人才培养的核心环节，其根本任务在于通过规范化、系统化的实践训练，使学生掌握现代医学研究的基本技能，构建严谨的科学思维体系。然而，传统实验教学模式长期面临学科壁垒森严、技术模块碎片化的挑战——系统解剖学、组织学与胚胎学、生理学、药理学等主干课程的实验内容各自为阵，技术要点重复讲授而深度不足，学生难以形成跨学科的技术认知框架。有限的课时资源与实验设备的制约，更导致关键技术的实操训练流于表面，直接影响学生科研素养和创新能力的培养，这一现状亟待通过教学改革实现突破。

　　本教材立足医学教育发展趋势，紧密依托无锡太湖学院、无锡市第二中医医院、无锡市中医医院、太湖创意职业技术学院、江苏食品药品职业技术学院等合作单位的实践资源，以"技术整合、能力递进、知行合一"为核心理念，对基础医学实验教学体系进行系统性重构。通过梳理八大主干学科的核心实验技术，打破传统学科界限，将显微观察技术、离体器官功能分析、病理标本制备等经典方法与分子生物学检测、免疫标记技术等现代手段有机融合，形成"基础规范—综合应用—创新拓展"三阶递进的教学框架。教材编写着力凸显四大特色：一是强化标准化操作流程，通过步骤分解图示与关键操作警示标识，筑牢实验基本功；二是揭示学科间技术关联，如将组织切片技术与病理染色分析相结合，构建完整技术链条；三是设计跨学科综合实验项目，引导学生在真实科研场景中整合运用多技术手段；四是引入实验数据质控标准，培养学生严谨的科研态度与数据分析能力。

　　本教材的编写汇聚了基础医学领域多学科专家及合作单位编委的集体智慧，既传承经典实验教学精髓，又融入近年来实验教学改革的创新成果。在此谨向参与编写的全体教师、各合作单位编委及提供专业指导的学术团队致以诚挚谢意，特别感谢病理学、生理学领域专家在实验案例设计中的深度参与。教材编写体现深度产教融合，与无锡市第二中医医院、无锡市中医医院等教学医院校企密切合作，同时本教材编写还获得了与无锡太湖学院进行现代职教体系"3＋2"贯通培养项目合作院校（太湖创意职业技术学院、江苏食品药品职业技术学院）的大力支持。另外，教材编写亦承蒙江苏省高校哲学社会科学研究项目（编号：2024SJYB0683，"校企合作、产教融合"背景下应用型高校药学专业人才培养模式的构建）的资助。

教材中若有疏漏不足之处，恳请同行与读者批评指正。期待本教材能为新时代医学实验教学改革注入新动能，为培养具有扎实实践能力和创新精神的医学人才提供坚实支撑。

编者

**2024 年 12 月**

# 目　录

## 第三章　组织学与胚胎学

# 第三部分　人体机能与调控

## 第四章　生理学

# 第四部分　疾病机制与干预

## 第八章　病理学与病理生理学

## 第九章　病原生物学

# 第一部分

## 概　论

—— 第一章 ——

# 基础医学实验概论

## 一 实验室守则

### (一) 学生实验制度

1. 学生进入实验室必须穿好实验服（白大衣），不迟到，不早退。

2. 爱护实验室内的一切设备、器材、药品，未经允许不准带出实验室。

3. 在实验室内不许吃零食，不许看与实验无关的书籍。

4. 遵守实验课纪律，保持安静，养成良好的科学作风。

5. 必须按操作规程进行实验操作，听从任课老师指挥，有疑难问题要请教老师，不要擅自处理。

6. 保持实验室内卫生。仪器、药品用后要按要求放回原处，注意节约药品。

7. 实验结束后要整理好实验器材，填好仪器使用记录，打扫实验室卫生，关好门窗及水、电、煤气开关。

8. 按要求写好实验报告。

### (二) 学生实验室安全卫生制度

1. 安全

(1) 实验课中使用的药品等由值班老师发放，用后立即送回。课后交回准备组专人、专柜保管。

(2) 易燃药品使用中远离火源；易腐蚀药品使用中注意不要溅到眼、手、脸上。

(3) 实验中使用动物按操作步骤进行。不慎咬伤或被玻璃器材划伤，立即报告老师，并妥善处置。

(4) 使用各种仪器、设备一定要按操作规程操作。避免仪器设备损坏和人员受伤。除电冰箱外，其他仪器使用后一定要切断电源，关闭仪器小开关。

(5) 实验后关闭自来水及煤气开关，关好门窗。

（6）实验室安全负责人由实验教员、值班教辅人员和各组组长共同组成。要求实验前、实验中、实验后严肃认真检查安全，以防事故发生。

（7）实验室设有干粉灭火器，老师和学生必须学会使用。

2. 卫生

（1）学生实验室卫生主要由学生清扫和保持。

（2）保持环境整洁，仪器、器材、试剂要定位摆放，做到无灰尘、无污染。

（3）实验用药品试剂不要洒到实验台面上和地上，药品使用中防止相互混合。

（4）不许向水池内乱扔火柴杆、碎纸、废胶布等实验用废物。不许随地吐痰、乱扔污物。

（5）用过的玻璃器材要随时清洗干净，放回原处。

（6）实验完毕，将实验台面擦干净，实验台器材、药品摆放要井然有序。

（7）值日生负责清扫实验室卫生（地面、天棚、玻璃窗）。

（8）垃圾和动物尸体一定要倒在指定地点。

（9）实验后要认真洗手，保持个人卫生。

## （三）实验仪器操作规程

仪器设备是学校开展教学、医疗、科研工作的物质基础和技术条件，是国有资产的组成部分，是重要的卫生、教育资源。

1. 用仪器前必须熟读使用说明书或实验指导，熟练掌握仪器性能和使用方法，并在仪器负责人或教师的同意和指导下才能开启仪器。

2. 仪器使用过程中必须严格遵守仪器的操作程序，不得擅自做与实验无关的内容。操作前，老师要向学生讲解仪器的使用注意事项。使用后，老师应认真检查仪器状态，擦净仪器，断电后方可离去，如有损坏要及时上报、检修。

3. 对仪器要经常性地进行保养，定期检查，认真填写实验记录及仪器使用记录。

4. 实验仪器未经允许不准随便乱动，否则造成仪器设备损坏者要追究其责任，认真处理。

## （四）实验器材借用损坏赔偿制度

1. 为了培养学生良好的实验技能以及对国家财产的爱护，便于实验老师的指导与管理，特制定本制度。

2. 器材赔偿制度由实验室的老师具体执行操作，必须认真对待和管理。

3. 实验前以实验小组为单位，并派专人负责向实验准备室借实验器材。

4. 实验结束后，器材必须经清理、洗刷干净、擦干、清点后归还实验准备室。

5. 各种实验器材如有损坏或丢失，需将损坏人及器材名称如实登记，根据情节轻重按器材价格的 50％、30％酌情赔偿。

6. 损坏器材由设备处作价，开具交款单，由赔偿人到计财处交款，交款凭证由设备处保存。对损坏器材拒不赔偿者交由学生处严肃处理。

## 二、 动物实验的基本知识和技术

### (一) 实验动物的要求和选择

药理学实验要求根据不同的实验目的选用相应合格的医学实验动物。实验动物按微生物控制分为四级：一级为普通动物，要求不带有人兽共患病的病原体以及体外寄生虫；二级为清洁动物，在一级要求基础上还必须不带有动物传染病的病原体；三级为无特定病原体的动物；四级为无菌动物。药理教学实验可选用一级普通动物，科研实验必须用二级以上的实验动物。

1. 青蛙和蟾蜍

青蛙和蟾蜍的心脏能在离体情况下保持较持久的节律性搏动，可用来观察药物对心脏的作用。其坐骨神经腓肠肌标本可用来观察药物对周围神经、横纹肌或神经肌肉接头的作用，用于局麻药和肌松药实验。

2. 小鼠

小鼠最为常用，易大量繁殖，适用于需要大量动物的实验，如半数致死量测定和药物的初筛实验。

3. 大鼠

大鼠用途与小鼠相同，主要用于一些用小鼠不便进行的实验，如血压实验等。大鼠对炎症反应较为灵敏，其踝关节炎模型常用于观察药物的抗炎作用。

4. 豚鼠

豚鼠对组胺特别敏感，是筛选平喘药和抗组胺药最理想的动物。

5. 家兔

家兔性情温顺，易饲养，亦是药理实验中最常用的动物之一，用于观察药物对心脏、血压、呼吸的影响。

6. 狗

狗易于通过驯养与人合作，因而很适合于慢性实验，如用手术造成胃瘘、肠瘘以观察药物对胃肠蠕动及分泌功能的影响，高血压的实验治疗，新药临床前毒性试验等。

## （二）实验动物（小鼠)的捉持方法

一种方法是右手提起鼠尾，放在鼠笼（或其他粗糙面）上，向后轻拉其尾，迅速用左手拇指和食指捏住小鼠头颈部皮肤，并以左手小指、无名指压其尾部于手掌尺侧。另一种方法是只用左手，先用食指和拇指抓住小鼠尾巴，后用手掌尺侧和小指夹住尾根部，然后用左手拇指和食指捏住头颈部皮肤。

## （三）实验动物的给药方法

1. 灌胃

小鼠：左手捉持小鼠，使头部朝上，颈部拉直，腹部朝向操作者，右手持灌胃管，自口角插入口腔，使灌胃管与食管成一直线，再从舌面紧沿上腭缓慢进入食管 2～3 cm，将药液缓慢注入。注意操作要轻柔，防止损伤食管。如遇阻碍应退出重插，不可用力强插，以免刺破食管或误入气管而致动物死亡。

2. 皮下注射

小鼠：一般需两人合作，一人左手捏住小鼠头部皮肤，右手拉住鼠尾使小鼠固定；另一人左手捏起背部皮肤，右手持注射器将针头刺入背部皮下。拔针时左手捏住针刺部位片刻，以防药液逸出。亦可由一人操作，将小鼠放在粗糙面上，左手拉鼠尾，趁小鼠向前爬动时，右手持注射器迅速将针头刺入小鼠背部皮下，推注药液；或左手捉持小鼠，右手持注射器，针尖从右侧肋缘上刺入皮下，向前推至右前肢腋下部位，将药液推入。

3. 肌内注射

小鼠和大鼠：因其肌肉较少，肌内注射不常用。

4. 腹腔注射

小鼠：左手捉持小鼠，使腹部朝上，头部下倾，右手持注射器，取 30°角在下腹左侧或右侧向头端刺入腹腔。注意刺入腹腔时有落空感，刺入不能太深、太靠上，以免伤及肝脏。

5. 静脉注射

小鼠：多采用尾静脉注射。将小鼠置入一特制的固定筒内，使鼠尾露在外面。用 75％乙醇涂擦鼠尾或将鼠尾置入 45 ℃左右温水中浸泡半分钟，使血管扩张。左手捏住鼠尾，右手持注射器，选择鼠尾两侧静脉中扩张最明显者，使针头（选用 4 号针头）与鼠尾呈 3°～5°角（几乎与鼠尾平行）刺入血管，推入药液。注意穿刺时应从远端（近尾尖）开始，以便失败后可在第一次穿刺点的近心端重新穿刺。注射完毕，用棉球按压穿刺点止血。

#### （四）实验动物的麻醉方法

**1. 吸入麻醉**

小鼠、大鼠常用乙醚吸入麻醉。将5～10 mL乙醚浸湿的脱脂棉球放入一玻璃容器底部，随即将动物放在该容器的网状隔板上，盖上盖，20～30 s后动物进入麻醉状态；亦可将浸湿乙醚的棉球放入小烧杯中，扣置在动物的口鼻部，让其吸入麻醉。

**2. 注射麻醉**

注射麻醉是最为常用的一种麻醉方法，常用药物有戊巴比妥钠、硫喷妥钠、乌拉坦等。

## 三、 实验室生物安全

医学工作人员长期接触有潜在传染性的血液、粪便、体液等标本，而这些标本往往是各种病原微生物的传播载体，无论是实验人员感染，还是实验室和周围环境的污染，都将对个人或群体产生严重的后果。因此在实验过程中必须高度重视实验室生物安全防护，强化生物安全意识，掌握生物安全防护有关知识。

### （一）微生物的分类等级

世界卫生组织（WHO）按照微生物的危害对其进行分类：I级是指不太可能引起人或动物致病的微生物，无或具有极低的个体和群体危险性。II级病原微生物能够对人或动物致病，但对实验室工作人员、社区、牲畜或环境不易导致严重危害。实验室暴露也许会引起严重感染，但对感染有有效的预防和治疗措施，疾病传播有限。个体危险性中等，群体危险性低。III级病原微生物能引起人或动物的严重疾病，但一般不会发生感染个体向其他个体的传播，并且对感染有有效的预防和治疗措施。个体危险性高，群体危险性低。IV级病原微生物能引起人或动物的严重疾病，并且很容易发生个体之间的直接或间接传播，对感染一般没有有效的预防和治疗措施。个体和群体的危险性均高。

我国在《病原微生物实验室生物安全通用准则》中，将病原微生物按危害程度分为四类，其中一类、二类统称为高致病性病原微生物，四类危害程度最低。

### （二）生物安全实验室分级与要求

由于各种病原微生物的危险度等级不同，因此实验室必须达到相应的生物防护等级才能开展有关实验。根据国家标准《实验室生物安全通用要求》《生物安全实验室建设技术规范》以及卫生行业标准《病原微生物实验室生物安全通用准则》从生物安全防护的角度将实验室分为四级：一级生物安全防护实验室（BSL-1）为实验室结构设施、安全操作规程、安全设备适用于危险度Ⅰ级的微生物，依据标准操作程序可进行开放性操作，如用于教学的普通微生物实验室即属此类。二级生物安全防护实验室（BSL-2）适用于对人或环境具有中等潜在危害的微生物，即危险度Ⅱ级的病原体，该级别实验室应具备相应级别的生物安全柜。三级生物安全防护实验室（BSL-3）适用于有明显危害、可以通过空气传播的病原微生物（如结核分枝杆菌、伯氏立克次体等），但通常已有预防传染的疫苗存在，该级别实验室除了有严格的一级和二级安全设施要求外，还需具备合适的空气净化系统。四级生物安全防护实验室（BSL-4）适用于对人体具有高度的危险性、通过气溶胶途径传播或传播途径不明，目前尚无有效的疫苗或治疗方法的病原微生物及其毒素。BSL-4 实验室必须与其他实验室隔离，并具备特殊的空气和废物处理系统，实验操作须在Ⅲ级生物安全柜内或全身穿戴特制的正压防护服。

按照以上界定，临床实验室以及科研实验室可能接触危险度Ⅱ级的病原微生物，通常应达到二级生物安全防护实验室要求。

1. BSL-2 实验室设施要求

（1）应为安全运行以及清洁和维护提供充足的空间。

（2）实验室的墙壁、天花板和地板应当光滑、易清洁、不渗水以及耐化学品和消毒剂的腐蚀。地板应当是防滑的，同时应当尽可能地避免管线暴露在外。

（3）实验台应当密封于墙上，不渗水，并可耐消毒剂、酸、碱、有机溶剂的腐蚀并能适度耐热。

（4）在实验室内进行操作时均应保证照明，避免不必要的反光和闪光。实验室内的设备应当摆放稳定，在实验台和其他设备之间及其下面要保证有宽敞的空间以备清洗。

（5）应当有足够的存储空间来摆放物品以方便使用，从而预防在实验台和走廊内造成混乱。最好还应当在实验室工作区域外提供其他长期使用的存储空间。

（6）应当为安全操作及存储溶剂、放射性物质压缩气体和液化气提供足够的空间和设备。在实验室的工作区域外应当有存放外衣和私人物品的设备。

（7）每个实验室都应该有洗手池，可能的话应供应自来水，洗手池最好安装在出口处。

（8）实验室的窗户和门入口处应安装防媒介昆虫和啮齿动物的纱窗和挡板。

（9）实验室的门应能够自动关闭，有可视窗。

（10）有适当的火灾报警器。

（11）实验室不需要特殊的通风设备。但在计划安装新的设备时，应当考虑要设置通风系统，使空气向内流动而不发生循环。如果没有通风系统，那么实验室窗户应当能够打开，同时要安装防昆虫的纱窗。

（12）应有可靠的动力保证和应急照明设施。

2. BSL-2 实验室设备要求

（1）生物安全柜：各实验室根据实际情况选用合适的Ⅱ级生物安全柜。生物安全柜应安装在 BSL-2 实验室内气流流动小、人员走动少、离门和中央空调送风口较远的地方。生物安全柜的周围应有一定的空间，与墙壁至少保持 30 cm 的距离，便于清洁环境卫生。

（2）高压灭菌器：高压灭菌器应选择立式或台式不排气（产生的蒸汽被回收）的，放置在 BSL-2 实验室内或门外。

（3）洗眼器：应根据实验室的实验活动内容，确定是否需要安装洗眼器。如果需要洗眼器，则应安装在 BSL-2 实验室内靠近出口的地方。

3. BSL-1 与 BSL-2 实验室个人防护要求

（1）BSL-1 实验室个人防护要求：工作人员进入实验室应穿工作服，实验操作时应戴手套，必要时佩戴防护眼镜。离开实验室时，工作服必须脱下并留在实验区内。不得穿着实验服进入办公区等清洁区域。用过的工作服应定期消毒。

（2）BSL-2 实验室个人防护要求：除符合 BSL-1 的要求外，还应符合下列要求，即进入实验室时，应在工作服外加罩衫或穿防护服，戴帽子、口罩及一次性手套，一次性手套不得清洗和再次使用。当微生物的操作不可能在生物安全柜内进行而必须采取外部操作时，为防止感染性材料溅出或雾化危害，必须使用面部保护装置（如护目镜、面罩、个体呼吸保护用品或其他防溅出保护设备）。

4. BSL-2 实验室运行的基本规范

（1）实验室负责人应限制人员进入。未经批准，任何人不得进入实验室工作区域。

（2）BSL-2 实验室门上应标有国际通用的生物危害警告标志。

### （三）实验室常见生物污染及防范

实验室生物污染的途径包括：空气传播（临床标本中的污染源在空气中传播、微生物气溶胶的吸入）、直接传播（工作中偶然刺伤、割伤及碎玻璃划伤等直接感染）、皮肤黏膜接触（临床标本中的传染源通过破损皮肤黏膜接触造成的感染）、其他不明原因的实验室相关感染等。

为防止生物传染，实验室人员必须提高自身的生物安全意识，认真学习与生物安全相关的各种法规和文件，定期进行生物安全防护知识培训，加强基本技能的培养，严格执行操作规程。实验室管理者应对实验室的风险级别进行分析，尤其对风险级别较高的接触高危标本概率较大的区域，如对微生物和分子生物学室应予以高度重视，保护实验室工作人员和环境的安全。

### （四）生物废弃材料的管理

实验室内所有用过的样本、培养物及其他生物性材料等废弃物，严禁未经处理就随意丢弃，应进行相应处理后置于贴有生物危害标志的专用废弃物处理容器内，注意容器的充满量不能超过其设计容量，利器（如针头、小刀、玻璃等）应置于耐扎锐器盒内，存放在指定的安全地方，最后经过高压灭菌或其他无害化处理后才能安全运出实验室。有害气体、气溶胶、污水、废液等均需经无害化处理后经专门管道排放。动物尸体、组织的处置和焚化应符合国家相关要求。处理危险废弃物的人员需经过专业培训，并使用适当的防护设备。

## 四、 实验室常用消毒和灭菌技术

消毒和灭菌是保护人员和环境不被病原微生物感染和污染的重要环节。含有病原微生物的废物必须经过消毒或灭菌才能作为普通废物处理。对操作中可能产生的迸溅或泄漏，必须通过消毒灭菌对病原微生物进行杀灭，对操作人员和环境进行保护。

### (一) 消毒与灭菌的定义

消毒是指杀灭或清除传播媒介上的病原微生物，使其达到无害化的处理（不一定能杀灭芽孢）。灭菌是指杀灭或清除传播媒介上所有微生物的处理（包括芽孢）。

### (二) 常用的消毒灭菌方法

1. 干热灭菌法

(1) 焚烧：用火焚烧是一种彻底的灭菌方法，适用于废弃物品或动物尸体等。

(2) 烧灼：直接用火焰灭菌，适用于实验室的金属器械（镊、剪、接种环等）、玻璃试管口和瓶口等的灭菌。

(3) 干烤：在干烤箱内进行，加热至 $160\sim170\ ℃$，维持 2 h，可杀灭包括芽孢在内的所有微生物，适用于耐高温的玻璃器皿、瓷器、玻质注射器等。

(4) 红外线是波长为 770 nm～1 000 $\mu$m 的电磁波，以 1～10 $\mu$m 波长的热效应最强。红外线的热效应只能在照射到的表面产生，不能使物体均匀加热，常用于碗、筷等食具的灭菌。

(5) 微波波长为 1～1 000 mm 的电磁波统称为微波，可穿透玻璃、塑料薄膜与陶瓷等物质，但不能穿透金属表面。微波炉的热效应分布不均匀，灭菌效果不可靠，用于非金属器械及食具消毒。

2. 湿热灭菌法

(1) 巴氏消毒法：巴氏消毒法由法国化学家巴斯德建立。方法是加热至 $61.1\sim62.8\ ℃$ 30 min，或者 72 ℃ 15 s，可杀死乳制品的链球菌、沙门菌、布鲁菌等病原菌，但仍保持其中不耐热成分不被破坏，用于乳制品消毒。

（2）煮沸法：在1个大气压下水的沸点为100℃，细菌繁殖体5 min能被杀死，芽孢需1～2 h才被杀灭。如果水中加入2％碳酸氢钠，沸点为105℃，可促进芽孢杀灭，也可防止金属器皿生锈，适合高原地区，常用于食具、剪刀、注射器的消毒。

（3）流通蒸汽消毒法：在1个大气压下利用100℃的水蒸气进行消毒。器械是Arnold消毒器或普通蒸笼。15～30 min可杀灭细菌繁殖体，但不能保证杀灭芽孢。

（4）间歇灭菌法：利用反复多次的流通蒸汽加热，杀灭所有微生物，包括芽孢。方法同流通蒸汽消毒法，但要重复3次以上，每次间歇是将要灭菌的物体放到37℃孵箱过夜，目的是使芽孢发育成繁殖体。

（5）高压蒸汽灭菌法：可杀灭包括芽孢在内的所有微生物，是灭菌效果最好、应用最广的灭菌方法。在103.4 kPa（1.05 kg/cm²）蒸汽压下，温度达到121.3℃，维持15～20 min，适用于普通培养基、生理盐水、手术器械、玻璃容器及注射器、敷料等物品的灭菌。

3. 辐射杀菌法

（1）紫外线：波长200～300 nm的紫外线（包括日光中的紫外线）具有杀菌作用，以250～260 nm最强。紫外线可使DNA链上相邻的两个胸腺嘧啶共价结合而形成二聚体，阻碍DNA正常转录，导致微生物的变异或死亡，一般用于手术室病房、实验室的空气消毒。

（2）电离辐射：包括γ射线、X射线和加速电子等，对各种微生物均有致死作用，细菌繁殖体对射线比芽孢要敏感。其机制是直接或者通过产生游离基，破坏DNA分子的共价键。用于一次性医用塑料制品的批量灭菌。

4. 超声杀菌法

这种方法是利用不被人耳感受的高于20 kHz的超声波，通过水时发生的空腔作用，在液体内造成压力改变。

5. 过滤除菌法

这种方法是将液体或空气通过含有微细小孔的滤器，只允许小于孔径的物体如液体和空气通过，大于孔径的物体不能通过。常用孔径为0.221 $\mu$m，主要用于一些不耐热的血清、毒素、抗生素、药液、空气等的除菌。

6. 干燥与低温抑菌法

干燥使细菌繁殖体脱水、蛋白质变性和盐类浓缩，从而阻碍细菌的代谢。低温使细菌代谢减缓。

7. 化学消毒灭菌法

化学消毒剂在常用的浓度下，只对细胞的繁殖体有效，对其芽孢则需要提高消毒剂的浓度和延长作用的时间。化学消毒剂通过改变细胞膜通透性、使蛋白变性、改变蛋白与核酸功能发挥消毒作用。

（1）浸泡消毒法：消毒剂溶液应将物品全部浸没。对导管类物品，应使管腔内也充满消毒剂溶液。作用至规定时间后，取出，用清水冲净，晾干。根据消毒剂溶液的稳定程度和污染情况，及时更换所用消毒剂溶液。

（2）擦拭消毒法：用布浸以消毒剂溶液，依次擦拭被消毒物品表面。必要时，在作用至规定时间后，用清水擦净以减轻可能引起的腐蚀作用。

（3）喷雾消毒法：

① 普通喷雾消毒法：用普通喷雾器进行消毒剂溶液喷雾，以使物品表面全部润湿为度，作用至规定时间。喷雾顺序宜先上后下，先左后右。

② 气溶胶喷雾消毒法：喷雾时，关好门窗，喷距以消毒剂溶液能均匀覆盖在物品表面为度。喷雾结束 30～60 min 后打开门窗，散去空气中残留的消毒剂雾粒。

## 五、 实验报告

### （一）实验结果的处理

实验者必须对所获得的实验结果进行分析处理，才能发现问题，得出结论。这项工作可在实验中进行，也可在实验后进行。凡是属于定量性质的资料，如高低、长短、快慢、轻重、多少等，均应以正确的单位和数值标定。凡是有曲线记录的实验，应尽量用曲线记录实验结果，在所记录的曲线中应标注有刺激记号、时间记号等。有时为了便于对实验结果进行分析、比较，可用表格或绘图表示。制作表格时，应事先详细考虑，制作出比较完善的表格。一般将观察项目，例如各种刺激参数列在表内的左侧，由上向下逐项填写。表的右侧可按时间或数量变化的顺序，由左至右逐项填写。绘图时应注意：① 以曲线形式体现的实验结果通常是以实验观察指标的变化为纵坐标，以时间作为横坐标而绘制出来的，如呼吸曲线、肌肉收缩曲线等；坐标轴应适当加以标注，如药物剂量、时间单位以及其他必要的说明等。② 应选择大小适宜的标度设计拟作之图，再根据图的大小确定坐标轴的长短，绘制经过各点的曲线或折线应光滑，实验数据若不呈连续性变化，也可采用直方图的形式表示。③ 在图的下方应注明实验条件。

学生每完成一次实验都应提交相应的实验报告。实验报告是实验者对其完成的实验工作进行简明扼要的文字总结。

## (二) 实验过程中所出现的应该说明的问题

学生在撰写实验报告时应注意以下几个方面：

(1) 按照要求认真填写有关项目，填写时应做到字迹工整，言简意赅，并应正确使用标点符号。

(2) 实验方法：这项不必详述，如果所使用的仪器和方法与实验教材规定的有所不同时，可做简要说明。

(3) 实验结果：应根据原始资料真实、准确记述所观察到的实验现象。实验中的每项观察都应有文字记录，实验结束后再根据原始记录填写实验报告。填写实验报告时切不可弄虚作假。

(4) 讨论与结论：实验结果的讨论是根据已知的理论知识和已有的文献资料对实验结果进行解释和分析，判断所得到的结果是否为预期的结果，对于非预期结果要分析可能的原因。还应在讨论中指出实验结果的生物学意义。

(5) 实验结论：一般不要简单地罗列具体的结果，而应在讨论的基础上归纳出概括性的判断，即有关这一实验所能验证的概念、原理或理论的简明总结。结论应言之有据，不能充分证明的理论分析不应写入结论中。

(6) 引用的参考读物应注明出处。

# 第二部分

## 形态与结构

# 第二章

# 系统解剖学

## 实验一　骨学总论、躯干骨、颅骨

### 一　目的要求

1. 掌握骨的形态、构造和功能。
2. 掌握躯干骨的组成和功能；掌握椎骨的一般形态和各部椎骨的特征。
3. 掌握肋骨的一般形态、结构。
4. 掌握胸骨的基本形态结构及胸骨角的特征和意义。
5. 掌握躯干骨的骨性标志。
6. 掌握颅的组成和功能；掌握颅底内、外面观和颅的前面、侧面和上面观的结构。
7. 掌握骨性鼻腔的位置、形态和重要结构及骨性鼻旁窦的位置。
8. 熟悉脑颅、面颅诸骨的名称、位置。

### 二　标本

1. 全身骨架标本。
2. 一般颈椎、寰椎、枢椎、胸椎、腰椎、骶骨、肋骨、胸骨标本。
3. 分离的脑颅骨 8 块，面颅骨 15 块。
4. 完整的全颅骨标本。
5. 经颅腔的水平切面标本。
6. 颅正中矢状切面标本。

### 三　标本观察

1. 选择胸骨进行观察，描述椎骨的一般形态结构。
2. 观察颈椎、胸椎、腰椎，识别其形态特点。

3. 观察骶骨、肋骨和胸骨，识别其主要结构。

4. 在活体上确认以下骨性标志：第7颈椎棘突、颈静脉切迹、胸骨角、肋弓等。

5. 在整颅标本、颅的水平切面标本上观察颅的分部及各颅骨的位置。

6. 在整颅标本、颅的水平切面标本上确认颅各面的主要形态和结构。

7. 在下颌骨标本上确认下颌骨的形态和结构。

8. 观察新生儿颅标本，确认其形态特点。

9. 活体触摸，确认枕外隆突、乳突、颧弓、下颌角等重要骨性标志。

# 实验二　上肢骨、下肢骨

## 一、目的要求

1. 掌握上肢骨的组成、分部及排列。

2. 掌握锁骨、肩胛骨、肱骨、尺骨和桡骨的形态结构。

3. 掌握上肢骨的体表标志。

4. 掌握下肢骨的组成、分部及排列。

5. 掌握髋骨、股骨、胫骨和腓骨的形态结构；掌握下肢骨的体表标志。

## 二、标本

1. 全身骨骼。

2. 肩胛骨、锁骨、肱骨、桡骨、尺骨的离体标本，手骨标本。

3. 髋骨、股骨、胫骨、腓骨、完整足骨标本。

## 三、标本观察

### （一）上肢骨

在分离的上肢骨及全身骨骼的标本上观察：

1. 上肢带骨

锁骨：粗大的胸骨端、扁平的肩峰端。肩胛骨：呈三角形，前面光滑凹陷为肩胛下窝；后面有一横行的肩胛冈，其上、下方为冈上窝和冈下窝，肩胛冈外侧端为肩峰；上缘近外侧指状突起为喙突；外侧角肥厚，其上的凹陷为关节盂；下角对第7肋或第7肋间隙，为计数肋的标志。

2. 肱骨

肱骨头朝向内上方，下端的后方有鹰嘴窝。肱骨头外侧的隆起为大结节，上端与体的交界处较细为外科颈；体的后方有桡神经沟；下端外侧部为肱骨小头，内侧部为肱骨滑车，其向外侧及内侧的突出为外上髁和内上髁，在内上髁的后下方的浅沟为尺神经沟。

3. 桡骨和尺骨

桡骨上端小、下端大。桡骨上端稍膨大为桡骨头，下端的下面有腕关节面，下端向外下方的突起为桡骨茎突。

尺骨上端大、下端小。上端朝向前上方有一大的凹陷为滑车切迹，滑车切迹上为鹰嘴、下为冠突，下端稍膨大为尺骨头，尺骨头的后内侧向下的突起为尺骨茎突。

4. 手骨

观察腕骨的排列（由桡侧向尺侧，近侧列为"舟、月、三、豆"，远侧列为"大、小、头、钩"），掌骨、指骨（近节、中节和远节指骨）的位置。

## （二）下肢骨

在分离的下肢骨及全身骨骼的标本上观察：

1. 髋骨

髂骨在上，耻骨在前下，坐骨在后下，髋臼为三骨连结处，朝向外侧。

髂骨体构成髋臼上 2/5。体的上方为髂骨翼，内面为髂窝，窝的下界为弓状线；髂骨翼的上界为髂嵴，髂嵴前、后端的突起为髂前上棘和髂后上棘，在髂前上棘后上方，髂嵴向外突出为髂结节。

耻骨体构成髋臼的前下 1/5，沿弓状线伸到耻骨上支的耻骨梳，耻骨梳前端为耻骨结节，耻骨结节向内侧为耻骨嵴，耻骨嵴终止于耻骨联合面，耻骨联合面向后上形成耻骨下支。

坐骨体构成髋臼的后下 2/5，其后下方为坐骨结节，体后缘中部突起为坐骨棘，它与髂后上棘之间为坐骨大切迹，与坐骨结节之间为坐骨小切迹，耻骨和坐骨围成闭孔。

2. 股骨和髌骨

股骨上端的股骨头朝向内上方，在股骨头的凹陷为股骨头凹，在股骨头的外下为股骨颈，上端外侧大的突起为大转子，大转子的前内下有小转子。下端内、外侧的膨大分别为内侧髁和外侧髁。髌骨是全身最大的籽骨。

3. 胫骨和腓骨

胫骨上端内、外侧的膨大分别为内侧髁和外侧髁，上端朝向前方有一突起为胫骨粗隆，下端朝向内下方的突起为内踝。腓骨上端钝圆膨大为腓骨头，头下方为腓骨颈，下端扁平膨大为外踝。

4. 足骨

观察跗骨的排列（距上跟下、舟连三楔、骰骨在外）、距骨滑车（前宽后窄）及跟骨结节、跖骨和趾骨（近节、中节、远节趾骨）的位置。

# 实验三 关节学

## 一、目的要求

1. 掌握骨连结的分类、种类和名称，滑膜关节的基本结构及辅助结构。

2. 了解骨连结的形态分类及功能意义，纤维连结、软骨连结和骨性结合的基本形式和结构特点。

3. 掌握脊柱与胸廓的组成及其形态特征，椎间盘的形态结构特点。

4. 熟悉椎弓间连结的韧带（黄韧带、棘间韧带、棘上韧带）的位置与功能；熟悉脊柱的组成和各面观的形态，脊柱弯曲的形成和功能意义。

5. 了解前纵韧带、后纵韧带；了解关节突关节的组成、各部的形态特征与运动方向的关系（寰枕、寰枢为特殊颈椎关节）；了解脊柱的运动，比较各部的活动范围；了解各径的差异，胸廓上口与下口的组成、形态特征；了解肋与椎体的连接、肋与胸骨的连接（第1肋与胸骨为永久性软骨连接）、胸骨下角的组成。

6. 掌握颞下颌关节的组成、结构特点、运动，了解其临床意义。

7. 了解颅连接的形式、直接连结（缝、软骨连接、骨性结合）与关节；了解新生儿颅的特点；了解颅与脊柱间的连接。

## 二、标本

1. 整体骨架。
2. 颞下颌关节、肩关节、膝关及髋关节标本。
3. 部分矢状切椎骨间连结标本，寰枢关节标本，肋椎连接标本，胸锁及胸肋关节标本。
4. 整颅、颞下颌关节矢状切面标本及新生儿颅。

## 三、标本观察

### （一）上肢骨的连接

1. 上肢带骨连接和肩关节

在胸锁关节的标本上观察：胸锁关节由锁骨的胸骨端、胸骨的锁切迹和第1肋软骨组成，在关节内有关节盘。在肩关节的标本上观察：肩关节由肱骨头和关节盂组成，注意两者关节面的大小，在关节盂周围有关节唇，关节囊松弛，在关节内有肱二头肌长头腱。

2. 肘关节

在肘关节（打开关节囊）的标本上观察：关节由肱骨下端与桡、尺骨上端组成，分肱桡关节、肱尺关节和桡尺近侧关节，关节囊的两侧分别有桡侧副韧带和尺侧副韧带，桡骨头周围（在关节囊深面）有桡骨环状韧带包绕。

3. 桡尺连接

在前臂骨间连结的标本上观察：桡尺近侧关节、桡尺远侧关节和前臂骨间膜。

4. 手的关节

在手关节的标本上观察：腕关节的关节窝由桡骨下端和尺骨下方的关节盘构成，而关节头由舟骨、月骨、三角骨的近侧关节面构成。

## (二) 下肢骨连结

1. 下肢带骨连接

在骨盆标本上观察：骨盆由左右髋骨、骶骨、尾骨及其骨连结构成，髂骨和骶骨的耳状面组成骶髂关节，连于骶尾骨侧缘与坐骨结节及坐骨棘之间的骶结节韧带和骶棘韧带，骶结节韧带、骶棘韧带与坐骨大、小切迹围成的坐骨大孔和坐骨小孔。

骨盆由界线分为大、小骨盆；小骨盆上口即为界线，由骶骨岬、骶骨盆面上缘、弓状线、耻骨梳、耻骨结节、耻骨嵴和耻骨联合上缘围成；骨盆下口由尾骨尖、骶结节韧带、坐骨结节、坐骨支、耻骨下支和耻骨联合下缘围成。

2. 髋关节

在髋关节的标本上观察：关节囊周围有强厚的韧带（囊外韧带），关节囊在前面包裹股骨颈的全部，后面只包裹股骨颈的内 2/3。打开关节囊的标本，观察：髋关节由股骨头和髋臼组成，髋臼周围有关节唇，在股骨头凹与髋臼横韧带之间有股骨头韧带（囊内韧带）。

3. 膝关节

(1) 完整的膝关节标本：关节囊松弛，周围有韧带加强。

(2) 打开关节囊的标本：注意关节的组成（股骨下端、胫骨上端和髌骨）、关节面、关节囊附着的部位、翼状襞、髌上囊等。

(3) 去除关节囊的标本：囊外韧带有髌韧带、胫侧副韧带、腓侧副韧带，囊内韧带有前交叉韧带和后交叉韧带，注意这些韧带的连结部位。在股骨与胫骨之间有半月板。

(4) 去除股骨的标本：观察半月板（内侧半月板较大、C形，外侧半月板较小、O形）。

4. 胫腓连接

上端为微动的胫腓关节，下端为韧带连接，骨干间有坚韧的小腿骨间膜。

5. 足的关节

在足关节的标本上观察：踝关节由胫、腓骨下端和距骨滑车组成，距骨滑车前宽后窄、内侧韧带强、外侧韧带弱。观察足弓（内侧纵弓、外侧纵弓及横弓）的位置和组成。

## （三）颅骨的连接

1. 直接连接

在新生儿颅骨上观察额骨与顶骨之间的前囟（菱形）及顶骨和枕骨之间的后囟（三角形）。

2. 颞下颌关节

关节头为下颌头，关节窝由下颌窝和关节结节构成，关节腔内两关节面之间有关节盘。

# 实验四　肌学

## 一、目的要求

1. 了解肌的形态分类和结构。

2. 了解肌的起止、配布与关节运动的关系。

3. 了解肌的命名原则。

4. 了解肌的辅助装置（筋膜、腱鞘、滑液囊）的构造以及与肌运动的关系。

5. 了解面肌的名称、位置及配布特点、主要作用。

6. 了解枕额肌的位置及临床意义。

7. 掌握咀嚼肌的名称、位置及其作用。

8. 掌握胸锁乳突肌、斜角肌的位置和作用以及斜角肌间隙的组成。

9. 了解颈部肌位置、分群，各群肌的组成及作用。

10. 掌握斜方肌、背阔肌、竖脊肌（骶棘肌）的位置、外形、起止，胸大肌、肋间内外肌的位置和作用，膈的位置、外形、结构特点和主要作用，躯干肌的肌性标志。

11. 掌握三角肌的位置形态与作用。

12. 掌握冈上肌、冈下肌、小圆肌、大圆肌及肩胛下肌的位置、形态；了解上述诸肌的功能。

13. 掌握肱二头肌、喙肱肌、肱肌及肱三头肌的位置形态；掌握肱二头肌、肱三头肌的主要功能。

14. 掌握手部内、外侧群诸肌名称。

15. 熟悉前群浅层的肱桡肌、旋前圆肌、桡侧腕屈肌、掌长肌、尺侧腕屈肌和指浅屈肌位置排列关系，后群浅层的桡侧腕长、短伸肌、小指伸肌和尺侧腕伸肌的位置排列关系，前群深层的拇长屈肌、指深屈肌和旋前方肌、拇长展肌、拇短伸肌、拇长伸肌和食指伸肌的位置；熟悉上述诸肌的功能。

16. 熟悉手部内外侧群诸肌的位置及中间群诸肌的名称及位置。

17. 了解喙肱肌和肱肌的功能；了解各手肌的功能。

18. 掌握髂腰肌、臀大肌、臀中肌、臀小肌、梨状肌及闭孔内肌的形态及排列。

19. 掌握大腿肌前群、内侧群和后群诸肌的名称、位置及排列关系。

20. 掌握小腿前群、外侧群诸肌的名称及位置排列关系；掌握后群浅层的小腿三头肌的起止和位置。

21. 熟悉上述诸肌的起止功能及阔筋膜张肌的起止、位置和功能。

22. 熟悉大腿肌各群诸肌的起止及功能；熟悉小腿后群深层诸肌的名称及位置排列关系。

23. 了解闭孔外肌和股方肌的起止、位置和功能。

24. 了解小腿三头肌的功能。

## 二、标本

1. 各类肌肉标本（包括长肌、短肌、轮匝肌和阔肌），筋膜标本及肌腱整体和断面标本。

2. 颈部各肌肉标本与模型。

3. 完整全身肌标本，躯干肌标本，膈专用标本和模型。

4. 上肢肌标本。

5. 下肢肌标本。

6. 手部肌的标本及模型。

7. 足部肌的标本及模型。

## 三、标本观察

### （一）头肌

1. 面肌

在头颈部浅层标本上观察：位于颅顶的额枕肌（注意辨认额、枕腹之间的帽状腱膜）、眼周围的眼轮匝肌、口周围的口轮匝肌、面颊深面的颊肌。

2. 咀嚼肌

在咀嚼肌的标本上观察：浅层的咬肌、颞肌和深层的翼内肌（下颌支深面）和翼外肌（颞下窝内）。

## (二) 颈肌

1. 浅群

在头颈部浅层标本上观察：位于颈部的颈阔肌与胸锁乳突肌（注意观察该肌的起止点）。舌骨上下方的舌骨上下肌群（主要辨认二腹肌）。

2. 深群

在头颈深层标本（离断胸锁乳突肌）上观察：脊柱颈部前外侧的前、中、后斜角肌。注意辨认前、中斜角肌和第1肋之间的斜角肌间隙。

## (三) 躯干肌

在躯干肌的标本上观察：

1. 背肌

斜方肌，位于项部和背上部浅层；背阔肌，位于背的下半部及胸的后外侧；竖脊肌，位于脊柱两侧的沟内。在腰部注意辨认包裹覆盖竖脊肌的胸腰筋膜。

2. 胸肌

胸大肌，位于胸前壁浅层；胸小肌，位于胸大肌深面；前锯肌，位于胸外侧壁；肋间外肌和肋间内肌，分别位于肋间隙内浅层与深层。

3. 膈

在膈标本上观察：膈呈穹隆状结构，周围为肌质，中央为中心腱，由后向前有主动脉裂孔、食管裂孔和腔静脉孔3个孔。

4. 腹肌

腹直肌，位于腹前正中线两侧，可见有3～4条腱划与腹直肌鞘前层紧密结合。腹直肌鞘后层在脐下4～5 cm以下缺如，形成游离下缘，为半环线。腹外侧壁由浅入深分别为腹外斜肌、腹内斜肌和腹横肌。腹外斜肌腱膜在髂前上棘与耻骨结节之间卷曲增厚构成腹股沟韧带，在耻骨结节外上方的缺口为腹股沟管皮下环（外口），可见有精索（男性）或子宫圆韧带（女性）穿出。

## (四) 上肢肌

在上肢浅、深层肌的标本上观察：

1. 肩带肌

在肩部的前外后包裹肩部的为三角肌，在肩胛骨前面的为肩胛下肌，在肩胛骨后面冈上窝内的为冈上肌，在冈下窝内由上而下依次为冈下肌、小圆肌和大圆肌。

2. 臂肌

前面有肱二头肌，其长头起于肩胛骨关节盂上方，短头起于喙突。肱二头肌深面为肱肌，在肱二头肌短头内侧的为喙肱肌；臂的后面为肱三头肌，其长头起于肩胛骨关节盂下方，内、外侧头起于肱骨。

3. 前臂肌

观察前臂前群各层次肌的位置排列，第一层由桡侧向尺侧为肱桡肌、旋前圆肌、桡侧腕屈肌、掌长肌、尺侧腕屈肌，第二层为指浅屈肌，第三层为拇长屈肌和指深屈肌（在腕部和掌部，指浅、深屈肌的肌腱重叠），第四层为旋前方肌（在桡、尺骨下端前面）。观察前臂后群各层次肌的位置排列，浅层由桡侧向尺侧为桡侧腕长伸肌、桡侧腕短伸肌、指伸肌、小指伸肌、尺侧腕伸肌，深层由桡侧向尺侧为旋后肌、拇长展肌、拇短伸肌、拇长伸肌、食指伸肌。

## （五）下肢肌

在下肢浅、深层肌的标本上观察：

1. 髋肌

前群：髂腰肌（由腰大肌与髂肌合成）与阔筋膜张肌（肌质在大腿的外侧上 1/3，下 2/3 加入髂胫束）。后群：表层肥厚的为臀大肌，在臀大肌深面由上而下为臀中肌、梨状肌（穿坐骨大孔），臀中肌深面有臀小肌。

2. 大腿肌

前群：从大腿的外上斜向内下的缝匠肌及大腿前面的股四头肌（注意辨认股直肌、股内侧肌、股外侧肌和股中间肌四个头）。内侧群：浅层由外向内为耻骨肌、长收肌和股薄肌；深层有短收肌和大收肌。后群：位于大腿外侧为股二头肌，内侧的为半腱肌（位于浅表，下半部为很长的肌腱）和半膜肌（位于半腱肌深面，上半部为很长的腱膜）。

3. 小腿肌

前群：由内侧向外侧排列为胫骨前肌、足拇长伸肌和趾长伸肌。外侧群：浅层的为腓骨长肌，深层的为腓骨短肌。后群：浅层有小腿三头肌（浅表的为上方有两个头的腓肠肌，腓肠肌深面为比目鱼肌，两者向下形成跟腱）；深层上方有腘肌，下方由内侧向外侧为趾长屈肌、胫骨后肌、足拇长屈肌。

# 实验五　脊神经

## 一、目的要求

1. 掌握脊神经的数量、分布和组成；掌握颈丛的组成和位置及颈丛的皮支和膈神经的走行分布；掌握臂丛的组成和位置及内侧束、外侧束和后束的位置；掌握臂丛分出的肌皮神经、正中神经、尺神经、桡神经和腋神经的走行和分布；掌握胸神经皮支在胸、腹壁的节段性分布规律。

2. 熟悉每对脊神经出椎管的部位；熟悉脊神经出椎间孔后形成的 4 种分支走向；熟悉胸长神经的走行和分布及臂丛干、股、束的形成过程；了解肩胛上神经、肩胛背神经、胸背神经、肩胛下神经、胸内、外侧神经、臂内侧皮神经和前臂内侧皮神经的走行和分布；熟悉肋间神经和肋下神经的走行。

3. 了解颈丛发出的其他肌支及副膈神经的走行分布，每对脊神经中的纤维成分及其相关的分布范围；了解胸神经的分布。

## 二、标本

1. 头、颈神经标本。
2. 上肢神经标本。
3. 胸壁神经标本。
4. 全身神经标本。
5. 相关模型。

## 三、标本观察

### (一) 脊神经概况

在脊髓标本和模型上观察：脊神经与脊髓的连属关系，脊神经的组成，脊神经前、后根及脊神经节。

### (二) 颈丛

在头颈矢状切面标本上观察：在胸锁乳突肌后缘中点附近寻找颈丛浅支（枕小神经、耳大神经、颈横神经、锁骨上神经等皮神经）；在前斜角肌表面可见膈神经经锁骨下动、静脉之间下行入胸腔，继经肺根前方、心包外侧达膈肌。

## （三）臂丛

在上肢标本上观察：臂丛由斜角肌间隙穿出，经锁骨后方入腋窝，并形成内侧束、后束和外侧束包绕腋动脉。着重识别其以下分支：

1. 胸长神经：起自神经根，沿前锯肌表面下降，支配该肌。

2. 胸背神经：起自后束，沿肩胛骨外侧缘下行，分布于背阔肌。

3. 腋神经：起自后束，穿四边孔，绕肱骨外科颈至三角肌。

4. 肌皮神经：发自外侧束，斜穿喙肱肌下行，支配臂前群肌，终支延续为前臂外侧皮神经。

5. 正中神经：由分别发自内、外侧束的内、外侧两根合成，沿肱二头肌内侧下行，自肘窝向下穿旋前圆肌行于指浅、深屈肌之间，再经腕管至手掌。

6. 尺神经：发自内侧束，在正中神经内侧下行，穿内侧肌间隔至臂后面，继续下行经尺神经沟，在前臂尺侧腕屈肌和指深屈肌之间向下，经腕部至手掌。

7. 桡神经：发自后束，沿桡神经沟下降，于肱桡肌与肱肌之间分为浅、深两支。浅支沿桡动脉外侧下行，于前臂中、下 1/3 处转向背侧，下行至手背区；深支穿旋后肌，在前臂浅、深肌之间下行，支配前臂后群肌。

## （四）胸神经前支

在胸腹壁标本上观察：第 1～11 肋间隙与第 12 肋下方辨认肋间神经和肋下神经，着重观察其皮支节段性分布（TN2——胸骨角平面；TN4——乳头平面；TN6——剑突平面；TN8——肋弓平面；TN10——脐平面；TN12——耻骨联合与脐连线中点平面）。

## （五）腰丛

在腰丛标本上观察：位于腰大肌深面，其分支与腰大肌关系密切。髂腹下神经、髂腹股沟神经和股神经均经腰大肌外侧缘自上而下穿出，闭孔神经由腰大肌内侧缘穿出。

## （六）骶丛

在盆腔去除部分脏器的标本上观察：骶丛位于梨状肌前方，其分支向后出骨盆至臀部。

## （七）下肢的神经

在下肢神经标本（浅层和深层）上观察：

1. 下肢前面

股神经：于腰大肌与髂肌之间下行，经腹股沟韧带深面，在股动脉的外侧至股三角，分支至耻骨肌、股四头肌和缝匠肌；其终支隐神经下行分布于小腿内侧面和足内侧缘的皮肤。

2. 下肢后面

穿梨状肌上孔者为臀上神经；穿梨状肌下孔，由外侧向内侧分别为坐骨神经、股后皮神经、臀下神经与阴部神经（再经坐骨小孔入坐骨肛门窝）。

坐骨神经：自梨状肌下孔穿出后，再经臀大肌深面、坐骨结节与股骨大转子之间下行于大腿后面（发出分支支配大腿后群肌），自腘窝上方分为胫神经与腓总神经。① 胫神经：沿腘窝中线下行于小腿后群浅、深肌群之间，经内踝后方至足底。② 腓总神经：沿腘窝外上界向外下方，绕腓骨颈至小腿前面分腓浅神经和腓深神经，分别至小腿外侧群肌和前群肌。

# 实验六　脑神经、内脏神经

## 一　目的要求

1. 掌握脑神经的名称、顺序、性质和分布，以及视神经的行程和分布。

2. 掌握动眼神经纤维成分、行程、分支分布；掌握滑车神经的行程、分布；掌握三叉神经的纤维成分，三叉神经节的位置。

3. 掌握三大主支在头面部的感觉分区；掌握眼神经的主要分支（额神经、鼻睫神经、泪腺神经）及分布。

4. 掌握上颌神经的主要行程及分布，以及下颌神经的行程、主要分支（耳颞神经、舌神经、下牙槽神经、颊神经）运动、感觉纤维的分布；掌握面神经的纤维成分、行程、主要分支（鼓索、表情肌支）的分布；掌握前庭蜗神经的行程和功能性质。掌握舌咽神经的纤维成分、主干行程及各种纤维成分、分布情况。

5. 掌握迷走神经的纤维成分、主干行程及各种纤维成分、分布情况；掌握喉上神经的位置和分布；掌握左、右返神经的行程与分布；掌握副神经的行程及分布；掌握舌下神经的分布。

6. 掌握交感神经低级中枢的部位；掌握交感干的位置、组成、主要的椎前节（腹腔神经节、肠系膜上神经节、肠系膜下神经节、主动脉肾神经节）。

7. 掌握颈上节的位置、节后纤维的分布概况；掌握颈下节的位置（及星状神经节的组成）和节后纤维的分布概况。

8. 掌握内脏大、小神经及其联系、分布概况；掌握副交感神经低级中枢的部位。

9. 掌握动眼神经内副交感节前纤维的起始，睫状节和节后纤维的分布、功能，面神经、舌咽神经副交感节前纤维的起始及节后纤维的概况。

10. 掌握迷走神经副交感节前纤维的起始与分布情况；掌握盆内脏神经的分布情况。

## 二、模型和标本

三叉神经分支分布模型、面神经分支分布模型、眶内神经标本、三叉神经分支分布标本、面神经管外分支分布标本、迷走神经分支分布标本、舌咽神经和副神经及舌下神经标本、交感干标本、颅部副交感神经标本。

## 三、标本观察

1. 眶内神经标本：视神经、动眼神经上支、动眼神经下支、睫状神经节、滑车神经、泪腺神经、鼻睫神经、眶上神经、额神经、滑车上神经、滑车下神经。

2. 三叉神经分支分布标本：三叉神经节、眼神经、泪腺神经、鼻睫神经、眶上神经、额神经、上颌神经、上牙后槽神经、眶下神经、颧神经、翼腭神经、翼腭神经节、下颌神经、耳颞神经、颊神经、舌神经、鼓索、下颌下神经节、下牙槽神经、颏神经、下颌舌骨肌神经、咀嚼肌支。

3. 面神经管外分支分布：颞支、颧支、颊支、下颌缘支、颈支。

4. 迷走神经分支分布：喉上神经、颈心支、喉返神经、食管前丛、食管后丛、迷走神经前干、迷走神经后干、胃前支、肝支、胃后支、腹腔支、鸦爪支。

5. 舌咽神经、副神经、舌下神经标本：舌咽神经、舌支、颈动脉窦支、副神经、舌下神经。

6. 交感干标本：交感干、椎旁节、节间支、颈上节、星状神经节、内脏大神经、内脏小神经、腹腔神经节、主动脉肾神经节、肠系膜上神经节、肠系膜下神经节。

7. 颅部副交感神经标本：动眼神经、睫状神经节、面神经、翼腭神经节、鼓索、下颌下神经节、舌咽神经、耳神经节、迷走神经及其分支。

# 实验七　感觉器官

## 一、目的要求

1. 掌握角膜、巩膜、睫状体及视网膜视部的形态结构与机能。

2. 掌握眼球折光装置的各种形态结构及晶状体的附着和调节。

3. 掌握房水循环；掌握眼睑的形态；掌握结膜的形态结构。

4. 掌握泪器的组成及泪道的形态结构。

5. 掌握运动眼球和眼睑的肌肉名称、位置及作用。

6. 掌握视网膜中央动脉的走行、分支和分布。

7. 掌握外耳道的位置、弯曲、长度和分部，幼儿外耳道的特点。

8. 掌握鼓膜的位置、分部和形态；掌握鼓室的位置、六壁及其主要结构和临床意义。

9. 掌握咽鼓管的位置、分部、作用及幼儿咽鼓管的特点。

10. 掌握乳突小房和鼓窦的位置。

11. 掌握骨迷路三个部分的形态；掌握膜迷路的分部及其骨迷路的关系。

12. 掌握声波传导的途径。

## 二、 模型和标本

1. 眼球模型、眼外肌和眼睑标本。

2. 切开的颞骨模型、切开的颞骨标本。

3. 听小骨标本、中耳鼓室模型、内耳迷路模型。

## 三、 标本观察

1. 眼球模型：角膜、虹膜、瞳孔、睫状体、晶状体、玻璃体、视网膜及其血管、视神经盘、黄斑、虹膜角膜角、眼外肌止点、视神经。

2. 眼外肌和眼睑标本：上睑、下睑、睑板、眶脂体、上直肌、下直肌、内直肌、外直肌、上斜肌、下斜肌、视神经。

3. 切开的颞骨标本：外耳道、中耳鼓室、半规管。

4. 听小骨标本：锤骨、钻骨、镫骨。

5. 中耳鼓室模型：鼓膜、咽鼓管半管、鼓膜张肌半管、鼓室壁（前壁：颈动脉壁、颈内动脉管；后壁：乳突壁、乳突窦口、锥隆起；上壁：鼓室盖；下壁：颈静脉壁、颈静脉窝；外壁：鼓膜壁；内壁：迷路壁、前庭窗、蜗窗、面神经管凸、岬）。

6. 内耳迷路模型：前骨半规管、后骨半规管、外侧骨半规管、壶腹脚、膜半规管、壶腹嵴、前庭、前庭窗、蜗窗、椭圆囊、球囊、连合管、骨性耳蜗、蜗底、蜗顶、骨螺旋板、基底膜、前庭膜、螺旋器、蜗轴。

# 实验八  动脉、静脉、淋巴

## 一、目的要求

1. 掌握全身主要动脉干的起始、分部、走行、主要分支和分布。
2. 掌握上、下腔静脉的汇成、位置、走行及注入部位。
3. 掌握肝门静脉的汇成、属支、走行及去向。
4. 掌握四肢浅静脉起始、走行及注入部位；观察深部静脉。
5. 掌握胸导管的起始、走行及注入部位。
6. 掌握脾和胸腺的形态和位置。

## 二、模型和标本

1. 整体尸体解剖标本。
2. 心模型。
3. 全身血管、淋巴管模型。
4. 上、下肢血管标本。

## 三、标本观察

1. 在整体尸体解剖标本与局部标本上观察：主动脉的分段、主动脉弓的分支、全身各部动脉干、颈外动脉的主要分支、腹腔干的三大分支、髂内动脉的分支，各部动脉的位置、走行、分支与分布。

2. 在整体尸体解剖标本上观察：颈内、外静脉的位置及属支、左、右头臂静脉、上腔静脉的组成及静脉角、上肢浅静脉的起始、走行及注入部位、奇静脉，下腔静脉的组成、位置、走行。观察肝门静脉的汇成、位置、走行及属支，下肢浅静脉的起始、走行及注入部位，胸导管的起始、走行及注入部位。

3. 在标本或模型上观察：静脉、淋巴管及淋巴结。

# 实验九  呼吸系统

## 一、目的要求

1. 掌握鼻腔的分部及各部的形态结构。

2. 掌握鼻旁窦的位置、开口、各窦的形态特点。

3. 掌握喉的位置、主要体表标志；掌握喉腔的形态结构。

4. 掌握气管的位置及毗邻器官；掌握左、右主支气管的区别及其临床意义。

5. 掌握肺的形态、位置和分叶；掌握肺的体表投影。

6. 掌握胸膜和胸膜腔的概念；掌握胸膜的分部及胸膜窦；掌握胸膜的体表投影。

7. 掌握纵隔的概念，纵隔的分布及主要组成器官。

## 二 ◢ 标本、模型

1. 呼吸系统全貌标本。

2. 鼻腔矢状切面标本、鼻旁窦及其开口部位标本。

3. 喉的标本。

4. 气管及主支气管标本、支气管和肺标本、胸膜标本、纵隔标本。

5. 口、鼻腔和咽腔的矢状切面模型、喉软骨模型、喉剖面模型、喉肌模型、支气管和肺模型、纵隔模型。

## 三 ◢ 标本观察

1. 在头颈部正中矢状切面标本上观察：鼻腔外侧壁结构、鼻黏膜分部和形态、鼻中隔的组成和鼻旁窦的开口部位、喉腔的分部、气管的位置。

2. 在气管连肺标本上观察：左、右主支气管的形态差别。

3. 在左、右肺标本或模型上观察：左、右肺的形态特点和结构。

4. 在纵隔标本或模型上观察：纵隔的位置和分部，各纵隔的主要器官。

5. 在活体上准确触摸：喉结、环甲正中韧带和环状软骨。

# 实验十 消化系统

## 一 ◢ 目的要求

1. 掌握腮腺、下颌下腺和舌下腺的位置及导管的开口部位。

2. 掌握舌的分部、颏舌肌的起止和作用。

3. 掌握软腭所形成的结构；掌握咽峡的构成。

4. 掌握咽的分部、各部形态结构。

5. 了解咽肌的种类和功能。

6. 掌握腭扁桃体位置、形态；掌握咽扁桃体环的概念及组成。

7. 掌握食管的位置、分部。

8. 掌握胃的形态、分部。

9. 掌握十二指肠的形态、分部及各部的位置、特征。

10. 掌握大肠的分部、各部位置、分界;掌握盲肠、结肠的共同结构特征。

11. 掌握直肠、肛管的结构、齿状线及肛管直肠环的概念。

12. 掌握肝的形态、位置;掌握肝外胆道的组成及结构特点;熟悉胆囊的形态、位置。

13. 掌握肝的形态、位置;掌握肝外胆道的组成及结构特点。

14. 熟悉胆囊的形态、位置。

15. 了解胆汁的排泄途径。

16. 熟悉胰的形态、位置及结构特点。

## 二、 模型、标本

1. 尸体标本一具(示腹腔结构)。

2. 头颈部正中矢状切面标本。

3. 胃、十二指肠和胰、盲肠和阑尾、直肠和肝标本或模型。

4. 口腔腺标本或模型。

5. 盆部正中矢状切面标本或模型。

## 三、 标本观察

1. 在尸体标本(示腹腔器官)上观察:腹腔器官配布概况。

2. 在口腔腺标本上观察:3对大唾液腺的位置和开口部位。

3. 在头颈部正中矢状切面标本上观察:咽峡、咽的位置、分部、咽各部的结构和沟通关系,牙的形态、分类,舌乳头的形态和腭扁桃体的位置及其表面结构。

4. 在胃、胰、十二指肠标本上观察:胃的形态和分部,十二指肠的分部,胰的形态,十二指肠空肠曲。

5. 在肝和胆囊的标本上观察:肝的形态和结构,胆囊的位置和分部。

6. 在盆部正中矢状切面标本上观察:直肠的位置和分部。

7. 在活体上观察:咽峡、口腔和咽的结构。

# 实验十一　泌尿生殖系统

## 一、目的要求

1. 掌握泌尿系统的组成。

2. 掌握肾的形态、位置、被膜、体表投影和肾冠状切面上的结构（肾窦、肾盏、肾盂）。

3. 掌握输尿管的分部和狭窄。

4. 掌握膀胱的形态、结构、分部，以及膀胱三角的位置和黏膜特点。

5. 掌握女性尿道的形态、位置和开口部位。

6. 熟悉肾、输尿管、膀胱和尿道的毗邻和主要血管供应。

7. 熟悉女性尿道结构特点。

8. 了解泌尿系统的机能。

9. 掌握肾段概念及输尿管狭窄的临床意义。

10. 掌握男性生殖系统的组成；了解各器官的一般功能；掌握睾丸和附睾的形态、位置和机能；掌握输精管的行程、分部和形态特征；了解射精管的合成、行径及开口。

11. 掌握前列腺的形态、位置及主要毗邻；了解前列腺的分叶。

12. 掌握精索的组成、位置；掌握阴茎的分部和构成；了解海绵体的构造。

13. 掌握男性尿道的分部及各部的结构特点，以及三个狭窄、两个弯曲的临床意义。

14. 掌握卵巢的形态、位置及固定装置；掌握输卵管的位置、分部及其形态结构特点，以及临床或生理意义。

15. 掌握子宫的形态、位置和固定装置；了解阴道、外生殖器的位置和形态。

16. 了解乳房的位置、形态、构造及其临床意义。

## 二、标本、模型

1. 腹后壁标本或模型（示肾及输尿管）。

2. 离体肾及肾的剖面标本或模型、新鲜猪肾和离体膀胱标本。

3. 男、女性盆腔正中矢状切面标本或模型。

4. 离体男性生殖器标本或模型，睾丸切面标本，显示精索的尸体标本。

5. 离体女性生殖器标本或模型，女性外生殖器标本。

## 三、 标本观察

1. 取腹后壁标本，观察并确认肾的位置、形态及被膜。沿肾盂向下观察输尿管的行程和狭窄部位。

2. 取肾的剖面标本，观察肾实质和肾窦的内容。

3. 取盆腔正中矢状切面标本，观察膀胱的位置和毗邻。取离体膀胱标本观察其形态和分部。切开膀胱前壁，观察膀胱黏膜皱襞，确认膀胱三角。

4. 取男性生殖器标本或模型及睾丸切面标本。

5. 观察并确认睾丸和附睾的形态、结构及睾丸鞘膜的脏层和壁层，确认前列腺和精囊腺的位置和形态。

6. 取男性盆腔正中矢状切面标本，观察输精管的行程、男性尿道的分部、弯曲和狭窄。

7. 在显示精索的尸体标本上，观察精索的位置、被膜和内容。取男性生殖器标本，观察阴茎的形态和结构，阴囊的形态和结构，注意观察阴囊的层次。

8. 取女性生殖器标本或模型，观察卵巢、输卵管的位置和形态，辨认输卵管各部的特点。确认子宫的位置、形态和分部、子宫腔及通连关系。

9. 取女性盆腔正中矢状切面标本，观察卵巢的位置，子宫的位置、毗邻及子宫的韧带。观察子宫的前倾前屈位，阴道的位置、形态和毗邻，阴道穹与直肠子宫陷凹的关系。

### 本章参考文献

[1] 柏树令. 系统解剖学[M]. 8 版. 北京：人民卫生出版社，2025.

[2] 段坤昌，王振宇，佟晓杰. 系统解剖学彩色图谱[M]. 北京：人民卫生出版社，2013.

[3] 李文生. 人体系统解剖学[M]. 上海：复旦大学出版社，2011.

[4] 王海杰. 人体系统解剖学[M]. 3 版. 上海：复旦大学出版社，2008.

[5] 熊克仁，赵健，龚鑫，等. 人体系统解剖学[M]. 合肥：中国科学技术大学出版社，2017.

[6] 钱亦华. 人体系统解剖学学习纲要[M]. 西安：西安交通大学出版社，2015.

[7] 马志健. 系统解剖学实验教程[M]. 杭州：浙江大学出版社，2013.

# 第三章

# 组织学与胚胎学

## 实验十二　上皮组织

### 一　实验目的

1. 掌握各种被覆上皮的结构特点及分布。
2. 熟悉上皮细胞不同面上的特殊结构，理解各自的功能。

### 二　实验材料

多媒体显微图像显示系统、光学显微镜、各组织切片和电教片、擦镜纸。

### 三　实验内容

#### (一) 单层立方上皮

1. 取材：狗的甲状腺（单层立方上皮切片，见图 3－1）。染色：HE 染色。

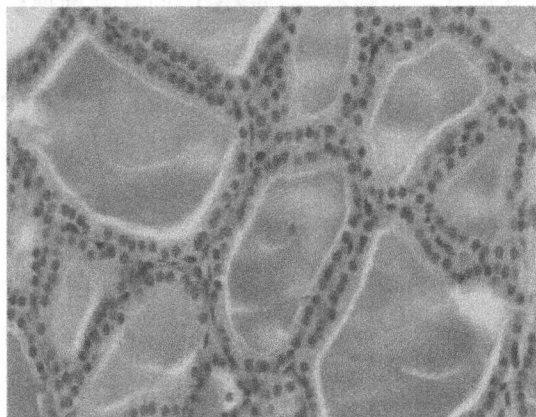

**图 3－1　单层立方上皮　HE 染色**

2. 肉眼观察：标本呈长方形，为实质性器官。

3. 低倍镜观察：腺实质内有大量大小不等的腺泡断面，腺泡壁由单层立方上皮构成，腔内粉红色的均质状物是上皮细胞的分泌物，找到圆形的细胞核、排列整齐的滤泡上皮，转高倍镜观察其特点。

4. 高倍镜观察：腺泡壁上皮细胞近似于立方形，核呈圆形位于细胞的中央。

## (二) 单层柱状上皮

1. 取材：人的胆囊（单层柱状上皮切片，见图 3 - 2）。染色：HE 染色。

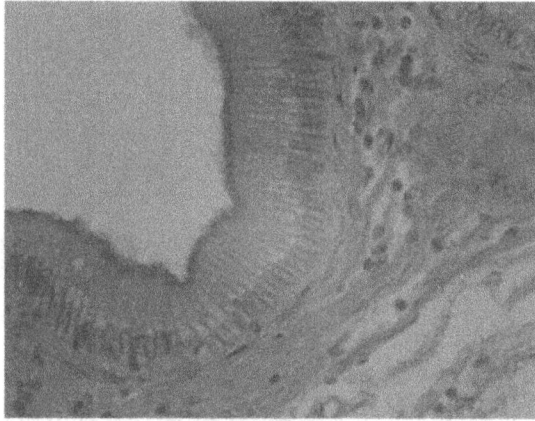

图 3 - 2　单层柱状上皮　HE 染色

2. 肉眼观察：切片标本呈半圆形，凹面为内表面，外观不整齐，着浅蓝色，为黏膜层，单层柱状上皮位于其表面，其余部分被染成红色，为胆囊壁的其他构造。

3. 低倍镜观察：腔面有许多高而呈分支状的皱襞，其表面为单层柱状上皮。由于单层柱状上皮被斜切的缘故，常见有多层细胞核，似多层细胞排成复层。有的部位的游离面可见成片状或带状的非细胞结构，是残留的胆汁。选择核呈椭圆形、整齐排列成单层的部位用高倍镜进一步观察。

4. 高倍镜观察：上皮细胞位于基膜上，呈高柱状，胞质被染成粉红色，细胞核呈长椭圆形，靠近细胞的基底面。注意核质的比例、核的形态等。

## (三) 假复层纤毛柱状上皮

1. 取材：胎儿的气管（假复层纤毛柱状上皮切片，见图 3 - 3）。染色：HE 染色。

2. 肉眼观察：气管横断面为环状结构，被覆腔面的薄层蓝紫色边缘是假复层纤毛柱状上皮，其深层着紫蓝色的半环状结构是软骨。

3. 低倍镜观察：上皮的游离面和基底面都很平整，细胞核的高低不一致。上皮的游离面可见一层淡染的带状结构，是密集的纤毛。

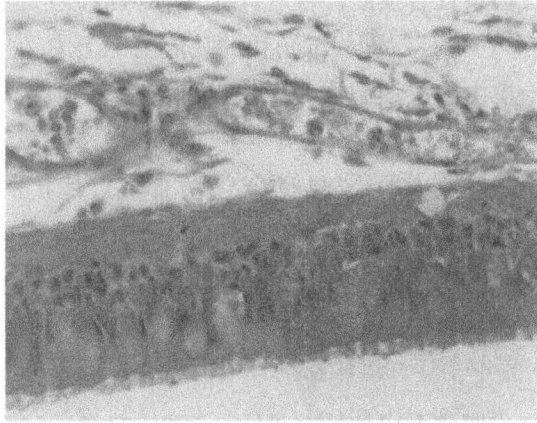

**图 3 - 3 假复层纤毛柱状上皮 HE 染色**

4. 高倍镜观察：构成上皮的几种细胞形态分辨不清，但可根据细胞核的形态、位置加以判别。

(1) 柱状细胞：细胞呈高柱状，顶部宽大达腔面，基部较窄、位于基膜上，核大、染色浅、位置较高，细胞表面有密集的纤毛。

(2) 杯状细胞：位于其他上皮细胞之间，形似高脚酒杯，其顶部膨大，底部较细窄。顶部常被染成淡蓝色或空泡状，空泡是因为杯状细胞所产生的分泌颗粒（黏原颗粒）在制片过程中被溶解所致。细胞核位于底部较窄的部分，呈扁圆形或三角形，着色较深。

(3) 梭形细胞：细胞两端尖细、中间较粗，核呈长椭圆形、位于细胞中央。

(4) 锥形细胞：位于上皮基部，核小，染色深，呈椭圆形，位置较低。

## (四) 复层扁平上皮

1. 取材：人的食管（复层扁平上皮切片，见图 3 - 4）。染色：HE 染色。

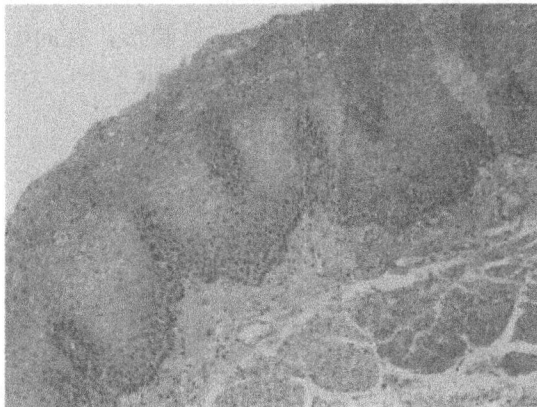

**图 3 - 4 复层扁平上皮 HE 染色**

2. 肉眼观察：肉眼观察食管横断面壁较厚，腔面因收缩形成许多皱襞，管腔变小而不规则，内表面着蓝紫色的一层即为未角化的复层扁平上皮。

3. 低倍镜观察：上皮由多层细胞构成，根据细胞形态特点，大致分为3层。上皮基底面与结缔组织连接处凹凸不平。

4. 高倍镜观察：位于基底部的一层细胞为立方形或矮柱状，排列紧密，细胞界限不清，胞质嗜碱性较强。中间层为数层多边形细胞，细胞较大，核呈圆形，位于中央。向表面细胞逐渐变扁，呈梭形或扁平状，核呈扁圆，与细胞长轴平行。

## (五) 变移上皮

1. 取材：人的膀胱（变移上皮切片，见图3-5）。染色：HE染色。

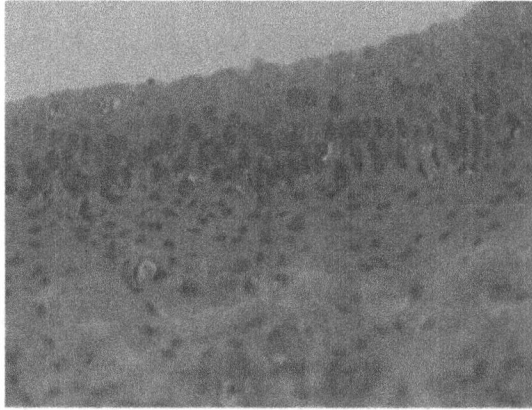

**图3-5 变移上皮 HE染色**

2. 肉眼观察：标本上有紫蓝色薄层的一面为腔面，是变移上皮所在处。

3. 低倍镜观察：上皮细胞较厚，共7~8层。基底面较平坦，这是与复层扁平上皮的主要区别。

4. 高倍镜观察：细胞层数较多，表层细胞大，呈立方形，称盖细胞，这是与复层扁平上皮的又一主要区别。盖细胞胞质丰富，核呈圆形，有的可见双核。中间数层细胞呈多边形或倒置的梨形。基层细胞呈立方形或低柱状。

## 四、 注意事项

镜下注意区分假复层纤毛柱状上皮和复层扁平上皮。

## 五、 案例导入

病史：刘某，男，51岁。因进行性吞咽困难半年、近来感觉胸骨后疼痛入院就诊。
体格检查：消瘦、虚弱，左锁骨淋巴结肿大，触之不活动。

辅助检查：食管钡餐透视显示食管在气管杈平面梗阻。

食管镜活检：病理报告为食管鳞状上皮癌。

诊断：食管癌。

**问题：**

1. 食管癌来源于什么组织？发生机制是什么？

2. 胸骨后疼痛发生的机制是什么？

## 六、思考题

1. 上皮组织位于何部位？上皮组织有何共同结构特点？各类上皮的分布部位及各自的功能是什么？

2. 镜下如何区别复层扁平上皮和变移上皮？

# 实验十三 结缔组织

## 一、实验目的

1. 掌握结缔组织的分类和分布。

2. 熟悉结缔组织的结构特点。

## 二、实验材料

多媒体显微图像显示系统、光学显微镜、各组织切片和电教片、擦镜纸。

## 三、实验内容

### （一）疏松结缔组织

1. 取材：小鼠的皮下组织或肠系膜（成纤维细胞、肥大细胞、巨细胞及脂肪细胞，胶原纤维和弹性纤维，见图3-6）。染色：HE染色、活体染色。

2. 肉眼观察：标本呈薄层棉絮状。

3. 低倍镜观察：可以看到较粗的胶原纤维，呈宽窄不等的粉红色条索状，其间的弹性纤维较少被染成紫蓝色，呈

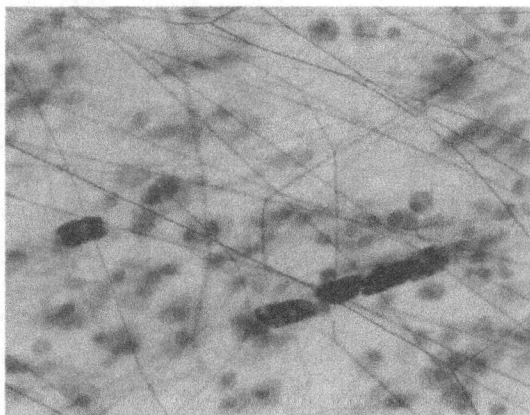

图3-6 疏松结缔组织 甲苯胺蓝和醛复红染色

细丝状直行，断端呈卷曲状。纤维之间有许多点状结构为结缔组织内的细胞的核。纤维间可见三五成群的肥大细胞，有的标本中可见到色深、纵横交错的毛细血管网和网间大量的脂肪细胞。

4. 高倍镜观察：纤维排列疏松，方向不一。细胞核大部分呈椭圆形或梭形，染色深，其周围的细胞质不易被辨认，细胞类型不能被区分。脂肪细胞呈空泡状，为制片过程中脂滴被溶解所致，核呈扁圆形或月牙形被挤在一侧。

（1）纤维

胶原纤维：染成粉红色，较粗大，呈波浪状，分支交织成网。

弹性纤维：染成紫色，比胶原纤维细，看起来比较表浅，也有分支，交织成网状。

（2）细胞

成纤维细胞：数量最多，细胞体大，扁平多突起，细胞质呈嗜碱性，细胞核大、呈卵圆形。

巨噬细胞：细胞体多为不规则形，也有圆形和椭圆形者；细胞质多呈嗜酸性，因为吞噬了台盼蓝颗粒，因此细胞质内含有大小不等、分布不均的蓝色颗粒；细胞核小，呈圆形或肾形。

肥大细胞：常分布于小血管周围，细胞体较大，呈圆形或椭圆形；细胞质内充满紫色颗粒，颗粒粗大，大小一致，数量多，以至于使细胞呈紫黑色，难以辨清颗粒的形态；细胞核小，呈圆形，位于细胞中央。

脂肪细胞：常成群分布于血管周围，胞体大，呈圆形或卵圆形，核扁，偏于一侧分布。

## (二) 致密结缔组织

显微镜观察：大量的胶原纤维呈密集平行排列，细胞较少，分布于纤维之间，呈扁平状，有突起（见图 3 - 7）。

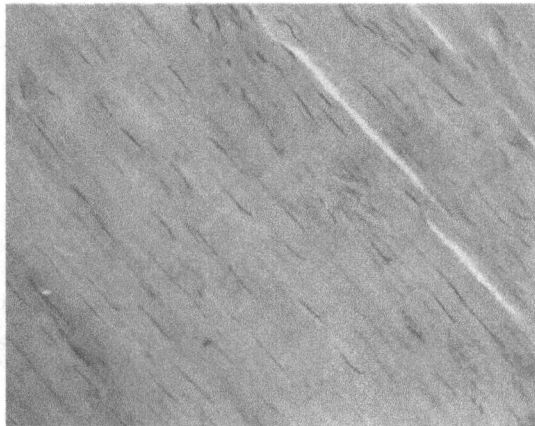

**图 3 - 7　致密结缔组织　HE 染色**

## （三）脂肪组织

1. 取材：人的手指皮切片（见图3-8）。染色：HE染色、活体染色。

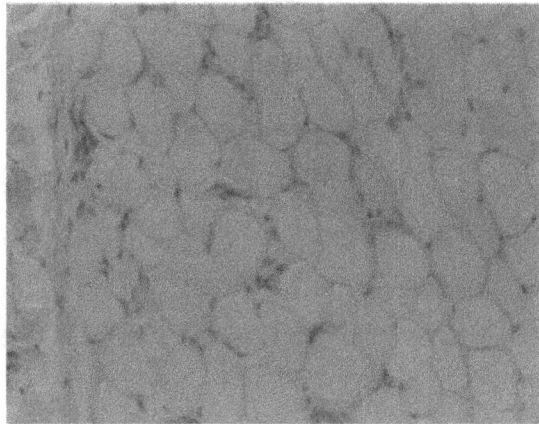

**图3-8  手指皮  HE染色**

2. 肉眼观察：人手指皮切片标本上染成红色或紫蓝色的弯曲边缘是指皮的表皮，其深面染色浅的部位是脂肪组织。

3. 低倍镜观察：脂肪组织被疏松结缔组织分割成许多小叶，内有成团的脂肪细胞。制片中由于细胞内的脂滴被乙醇溶解，故细胞呈空泡状。

4. 高倍镜观察：脂肪细胞。

## (四) 网状组织

显微镜观察：淋巴结内的网状纤维被染成黑褐色，细而有分支，相互交织成网状，网架之间有许多散在的细胞。其中细胞核较大、细胞质较多的为网状细胞，细胞核小而圆的为淋巴细胞（见图3-9）。

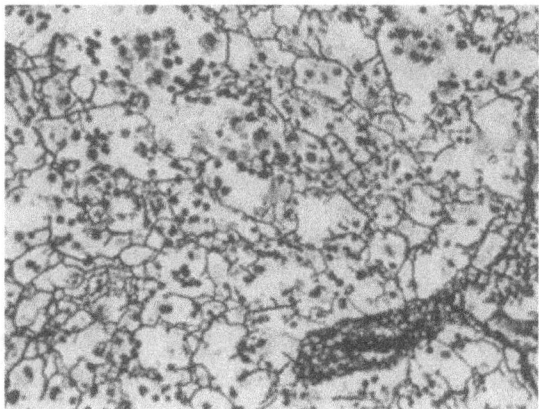

**图3-9  网状组织  镀银染色**

## 四、注意事项

镜下注意区分黄色脂肪组织和棕色脂肪组织。

## 五、案例导入

病史：周某，男，6岁，近来因气温变化出现咳嗽，咳白色黏痰、发热憋喘入院治疗。

体格检查：体温 37.8 ℃，口唇稍发绀，肺部听诊有广泛哮鸣音。

辅助检查：血常规 WBC $8.5 \times 10^9/L$，N 70%。

诊断与治疗：诊断为过敏性哮喘，给予支气管扩张剂雾化吸入，憋喘症状缓解，听诊两肺哮鸣音明显减少。

问题：

1. 患儿出现哮喘的诱因是什么？为什么给予支气管扩张剂后症状缓解？
2. 肥大细胞如何参与过敏反应？其结构特点和功能是什么？

## 六、思考题

1. 疏松结缔组织中有哪些细胞？这些细胞各有何形态？
2. 疏松结缔组织中有几种纤维？

# 实验十四　血液

## 一、实验目的

1. 掌握红细胞、网织红细胞、各类白细胞和血小板的结构特点。
2. 了解血涂片的制作方法。
3. 了解血液发生、发育过程中的形态变化过程。

## 二、实验材料

多媒体显微图像显示系统、光学显微镜、血涂片和电教片、擦镜纸。

# 三、 实验内容

## (一) 血涂片

1. 取材：人的血液（见图 3-10）。
染色：wright 染色。

2. 肉眼观察：铺成一血膜。

3. 低倍镜观察：涂片中有大量橘红色、无核的红细胞，细胞体较大的、细胞核呈蓝色、数量较少的为白细胞。选择涂片较薄、白细胞数量多的区域，换成高倍镜观察。

4. 高倍镜观察

(1) 红细胞：细胞质被染成橘红色。其中央色浅，周围色深。

(2) 白细胞：为球形，细胞质内含有特殊颗粒的有粒白细胞包括中性粒细胞、

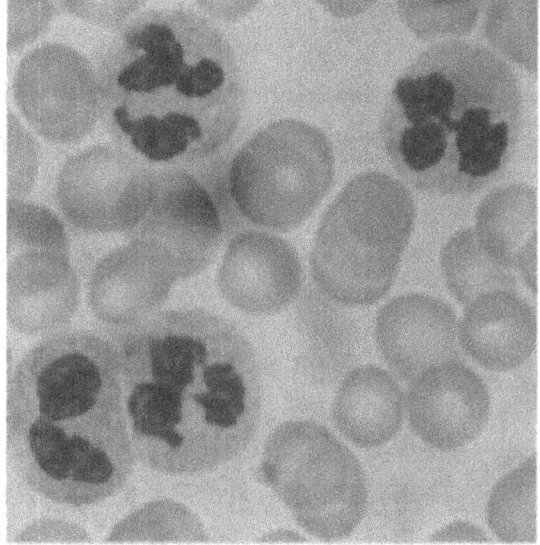

**图 3-10 血涂片 wright 染色**

嗜酸性粒细胞、嗜碱性粒细胞。单核细胞和淋巴细胞为无粒细胞，细胞核不分叶。

① 中性粒细胞：数目较多。直径 10~12 mm，细胞质中有许多细小的淡红色及少量的淡紫色颗粒，分布均匀。细胞核呈弯曲杆状或分叶状，有 2~5 叶，叶间有细丝相连。

② 嗜酸性粒细胞：数目较少，标本中较难找到。直径 10~15 $\mu$m，核多为 2 叶，细胞质中充满粗大、均匀的嗜酸性颗粒，被染成亮红色。

③ 嗜碱性粒细胞：数目最少，极难找到。直径 10~12 $\mu$m，细胞核呈 "s" 形或不规则形，常被颗粒所遮盖而轮廓不清。细胞质中含有大小不等、分布不均的嗜碱性颗粒，呈蓝紫色。

④ 淋巴细胞：数目较多。多为小淋巴细胞，直径与红细胞相似，细胞核呈圆形，一侧常有小凹陷，染色质浓密呈块状，被染成深蓝色，细胞质少，呈蔚蓝色。中淋巴细胞的体积较大，形态与小淋巴细胞相似，细胞质较多，偶见淡紫色的嗜天青颗粒，核染色质略稀疏，着色略浅。

⑤ 单核细胞：体积最大，数量较少，细胞质丰富，呈灰蓝色，内含少量淡紫色的嗜天青颗粒。细胞核呈马蹄形、肾形或不规则形，染色质细而疏松，故着色较浅。

(3) 血小板：为形态不规则的胞质小块，直径 2~4 mm，成群分布在血细胞之间，中央有细小的紫蓝色颗粒，周边透明，呈浅蓝色。

## 四、注意事项

镜下观察白细胞的种类和形态，注意区别。

## 五、思考题

1. 血液中的血细胞有哪几种？正常值各是多少？什么是血象？
2. 红细胞和网织红细胞各有什么结构特点？

# 实验十五　软骨和骨

## 一、实验目的

1. 掌握透明软骨的结构特点。
2. 了解弹性软骨、纤维软骨的结构特点。
3. 掌握骨组织和长骨骨干密质骨的结构特点。

## 二、实验材料

多媒体显微图像显示系统、光学显微镜、各组织涂片和电教片、擦镜纸。

## 三、实验内容

### (一) 透明软骨

1. 取材：狗的气管（见图 3-11）。染色：HE 染色。

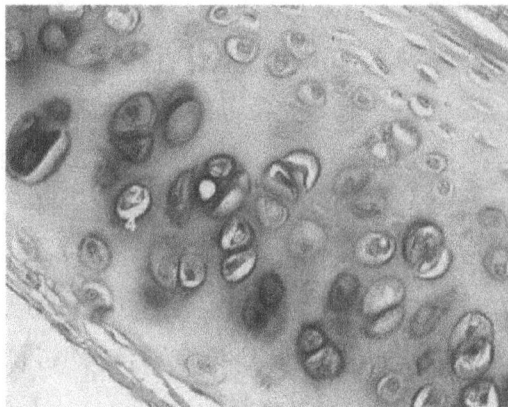

**图 3-11　狗的气管　HE 染色**

2. 肉眼观察：气管切片呈环形或半环形，其中可见淡蓝色的"C"形结构，即透明软骨环。

3. 低倍镜观察：管腔面为假复层纤毛柱状上皮，外为结缔组织，其中含有腺体，再往外可见透明软骨环，包在软骨环周围的致密结缔组织即为软骨膜，被染成粉红色，分内、外两层，外层纤维多、细胞少，内层则相反。

4. 高倍镜观察：软骨细胞、软骨囊、同源细胞群和软骨膜。

## （二）骨

1. 取材：人的骨切片（图 3 - 12）。染色：硫堇-苦味酸染色。

2. 肉眼观察：骨切片含纵、横两个断面，其中含有许多纵行管道的为纵断面。

3. 低倍镜观察

（1）外环骨板：环绕骨干的外表面，较厚、较齐，可见横向穿行的穿通管。

（2）哈弗斯系统（骨单位）：为同心圆状结构，每个骨单位中央有一个较粗的圆形管道，为中央管，管内可见血管和神经。周围为同心圆状排列的骨板和位于其内的骨陷窝，骨陷窝内有骨细胞。

（3）间骨板：为骨单位间的一些不规则的、平行排列的骨板。有时可见连于两个中央管之间的横行穿通管。

（4）内环骨板：位于骨髓腔面，较薄而不规则。

4. 高倍镜观察：骨板内及骨板间可见排列有序的骨陷窝和骨小管，骨细胞胞体位于骨陷窝，向四周呈放射状排列的即为骨小管，骨细胞突起伸入骨小管内。在纵断面上，中央管为较粗的纵行管道，周围为平行排列的骨陷窝、骨小管，可见横行的穿通管。

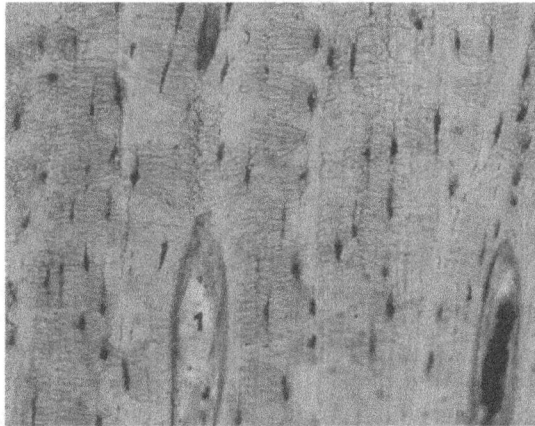

图 3 - 12 人的骨切片 硫堇-苦味酸染色

## 四、 案例导入

病史：李某，男，20岁。患者打篮球时不慎摔倒，左膝部着地，即感左膝剧烈疼痛，活动受限，无法行走而入院治疗。

体格检查：左膝关节明显肿胀、疼痛，膝关节活动困难，不能自动伸直。

辅助检查：X线拍片显示髌骨内可见横断透亮的骨折线，确诊为髌骨骨折。

诊断与治疗：髌骨骨折。予以左侧髌骨切开复位，并行张力带钢丝固定术，术后给予消肿、抗感染、石膏托外固定等治疗。

问题：

1. 骨折后什么细胞参与了骨折愈合？简述愈合过程。

2. 为什么给予髌骨切开复位并内外固定等治疗？术后患者需要注意什么？

## 五、 思考题

1. 软骨组织由什么构成？

2. 骨组织的结构特点有哪些？

# 实验十六　肌组织

## 一、 实验目的

1. 掌握3种肌纤维光镜下的形态结构特点。

2. 比较骨骼肌和心肌在光镜下有何不同。

## 二、 实验材料

多媒体显微图像显示系统、光学显微镜、各组织涂片和电教片、擦镜纸。

## 三、 实验内容

### (一) 骨骼肌

1. 取材：人的骨骼肌（见图3-13、图3-14）。染色：HE染色。

2. 肉眼观察：骨骼肌的纵、横断面。

3. 低倍镜观察：纵断面上肌纤维呈长带状，粗细均匀，平行排列。周边染色较深的为肌膜，肌膜下有多个椭圆形的细胞核，其长轴与肌纤维的长轴平行。肌纤维呈圆形或多边形，直径较大，细胞核呈圆形或卵圆形，位于肌纤维的周边，含核断面较多。

4. 高倍镜观察：纵断面上可见明显横纹。着深红色的是暗带，其内有着色较浅的明带。明带着色浅，其中央有一条深色的细线称为 Z 线。两条相邻的 Z 线之间的一段肌原纤维称为肌节。横断面上，肌膜明显，肌质内充满细小的点状结构，为肌原纤维的横断面。

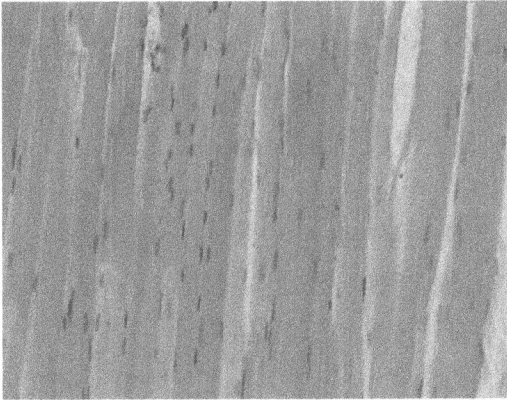

图 3 - 13　骨骼肌的纵断面　HE 染色

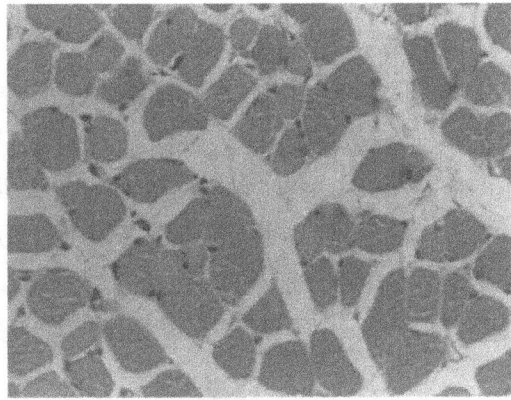

图 3 - 14　骨骼肌的横断面　HE 染色

## (二) 心肌

1. 取材：羊的心襞（图 3 - 15）。染色：HE 染色。

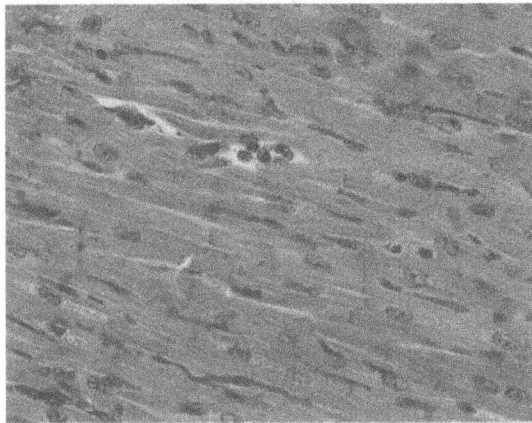

图 3 - 15　心肌　HE 染色

2. 肉眼观察：心襞在切片上为一长条状结构，绝大部分着色较红的为心肌。

3. 低倍镜观察：由于心肌纤维呈螺旋状排列，故镜下可见纵、横和斜形的不同断面。纵断面上心肌纤维呈条带状，多数有分支，相互连接成网状。横断面上心肌纤维呈圆形或椭圆形，直径较小。心肌纤维间有少量的结缔组织和丰富的毛细血管。

4. 高倍镜观察：纵断面上心肌纤维较骨骼肌纤维细短，有分支，纤维上有明暗相间的横纹，但不如骨骼肌清晰。细胞核呈椭圆形，位于中央，有时可见双核。闰盘为相邻心肌纤维之间染色较深的直线状或阶梯状线，不甚明显。横断面上心肌纤维呈大小不等的圆形或椭圆形，细胞核位于中央，含细胞核的断面较少，肌原纤维呈点状，着红色，分布在肌浆的周边。核周肌浆丰富，着色较浅。

## (三) 平滑肌

1. 取材：人的回肠平滑肌（图 3-16）。染色：HE 染色。

2. 肉眼观察：回肠壁较厚，管壁外层被染成红色的为平滑肌构成的肌层。

3. 低倍镜观察：在回肠壁外层找到肌层，其平滑肌分为两层。外层较薄，为平滑肌的横断面；内层较厚，为平滑肌的纵断面。

4. 高倍镜观察：纵断面的肌纤维呈长梭形，细胞质呈嗜酸性，细胞核呈椭圆形或杆状，位于中央，收缩时细胞核常扭曲而呈螺旋形。相邻的肌纤维排列紧密，相互嵌合成层。横断面的肌纤维呈大小不等的圆形，细胞核呈圆形居中央，含细胞核的断面少。

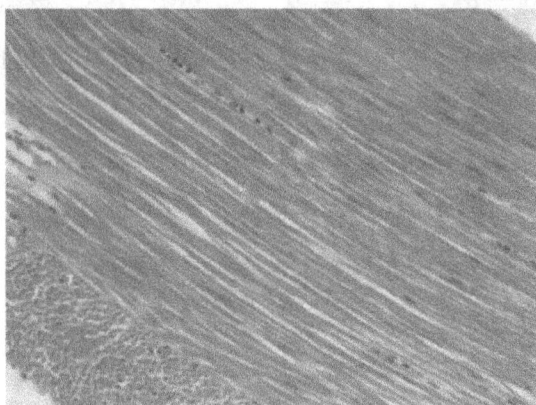

图 3-16　平滑肌　HE 染色

## 四、 案例导入

病史：张某，女，39 岁，因活动后气短、乏力 1 周，加重并发热 3 天入院。既往有发作性肌肉疼痛，双手抬举困难，双腿无力，步行困难。

体格检查：四肢萎缩变细，局部有压痛，双下肢略水肿，腱反射降低。

辅助检查：体温 38.6 ℃。肌酶谱检查明显升高。肌活检显示骨骼肌纤维粗细不一，部分横纹肌消失，呈颗粒状，肌纤维变性。

诊断与治疗：确诊为多发性肌炎。给予对症治疗和激素治疗，病情有明显好转。

问题：

1. 多发性肌炎发生的机制是什么？都有哪些临床表现？为什么肌酶谱检查明显升高？
2. 为什么部分横纹肌消失，呈颗粒状，肌纤维变性？

## 五、 思考题

1. 试比较 3 种肌组织在光镜下结构的异同。
2. 骨骼肌的横纹是如何形成的？

# 实验十七　神经组织

## 一、 实验目的

1. 掌握多极神经元的形态结构。
2. 掌握有髓神经纤维的结构特征。

## 二、 实验材料

多媒体显微图像显示系统、光学显微镜、各组织涂片和电教片、擦镜纸

## 三、 实验内容

### (一) 多极神经元

1. 取材：猫的脊髓（图 3-17）。染色：HE 染色。

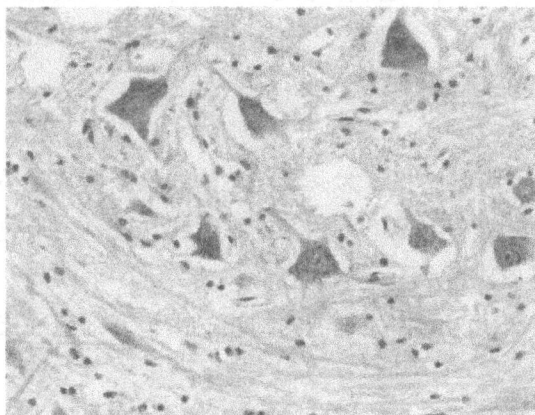

图 3-17　猫的脊髓（多极神经元）　HE 染色

2. 肉眼观察：脊髓横断面呈扁圆形。灰质位于中央，染色较深，呈"H"形或蝴蝶形，是神经元胞体集中的地方。周围染色较浅的部分为白质，是神经纤维和神经胶质集中的地方。灰质较宽的两侧突起为前角。

3. 低倍镜观察：先找到前角，内有许多体积较大、形状不规则的胞体即运动神经元。胞体周围神经元和神经胶质细胞的突起交织成网，其间小而深染的细胞核为神经胶质细胞的核。选择一较完整的神经元换高倍镜观察。

4. 高倍镜观察：神经元胞体大，形态不规则，核大而圆，染色浅，核仁大而明显；胞质内含有许多嗜碱性的团块或颗粒，为尼氏体或称嗜染质。多数胞突内可见尼氏体，该突起为树突。轴突只有一条，不易见到。轴突起始部位呈圆锥形，称为轴丘，染色淡。

## (二) 神经纤维与神经

1. 取材：猫的脊髓（图 3-18）。染色：HE 染色、硝酸银染色。

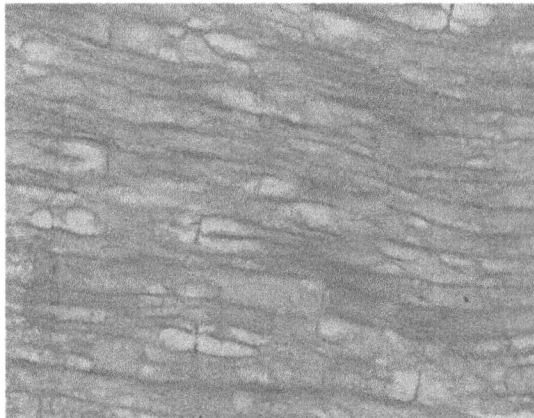

**图 3-18　猫的脊髓（有髓神经纤维纵断面）　　HE 染色**

2. 肉眼观察：标本上有两块组织，长条形的是神经的纵断面，圆形的是横断面。

3. 低倍镜观察：纵断面上，神经纤维呈平行紧密排列，纤维间界限不易被辨认。其间有少量结缔组织，在特染的标本上被染成深蓝色。

4. 高倍镜观察

（1）轴突：位于神经纤维中央，为一紫红色的线状结构，常被切断。

（2）髓鞘：位于轴突两侧，呈染色较淡的细网状，这是制片过程中髓鞘的髓磷脂被溶解，仅残留少量的蛋白质所致。

（3）神经膜：位于髓鞘两侧，为红色的细线，由施万细胞外层胞质及基膜组成，可见卵圆形的施万细胞核。

（4）郎飞结：为一缩窄部，此处的轴膜裸露。相邻两个郎飞结之间的一段神经纤维称结间体。神经纤维之间的少量结缔组织为神经内膜。

## （三）触觉小体和环层小体

1. 取材：人的手指皮（图 3-19）。染色：HE 染色。

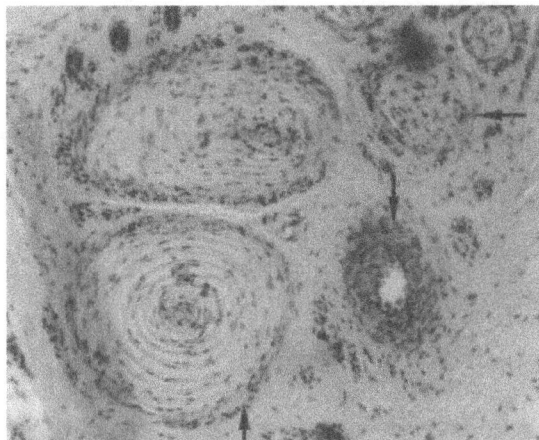

**图 3-19　人的手指皮（触觉小体和环层小体）　HE 染色**

2. 肉眼观察：紫蓝色的部位为复层扁平上皮，即表皮，其深层为结缔组织，即真皮。

3. 低倍镜观察：表皮的基底面凹凸不平，结缔组织突入其中的乳突状结构为真皮乳头层，在该层内可见淡红色的椭圆形结构，即触觉小体。在真皮深层结缔组织（网状层）内，可见体积较大、呈同心圆形排列的小体，即环层小体。

4. 高倍镜观察：触觉小体和环层小体。

# 四、案例导入

病史：许某，女，38 岁，因突发性左侧肢体无力，伴右下肢麻木一周入院，半年前曾有视物模糊，视力下降几周后缓解。

体格检查：患者神志清楚，查体配合，体温、血压正常，双侧肢体肌张力提高，右侧明显，双下肢痛温觉减退，左眼视力 4.4，右眼视力 4.3，双眼视盘色苍白。

辅助检查：磁共振检查提示胸段脊髓增粗，多发点片状高信号，病灶有明显片状强化。

诊断与治疗：患者确诊为多发性硬化（中枢神经系统炎性脱髓鞘病），给予激素以及免疫调节治疗。

**问题：**

1. 该病主要累及神经系统的哪些部位？其主要病理特点是什么？

2. 多发性硬化的可能病因有哪些？其主要症状是什么？

## 五、 思考题

1. 光镜下如何区分白质与灰质及神经细胞与神经胶质细胞？
2. 有髓神经纤维是如何形成的？

# 实验十八　神经系统

## 一、 实验目的

1. 掌握大脑皮质的层次结构。
2. 掌握小脑皮质的层次结构。

## 二、 实验材料

多媒体显微图像显示系统、光学显微镜、各组织涂片和电教片、擦镜纸。

## 三、 实验内容

### (一) 大脑

1. 取材：猴的大脑（图 3 - 20）。染色：HE 染色。

图 3 - 20　猴的大脑（大脑皮质）　HE 染色

2. 肉眼观察：大脑表面着色深的为皮质，深层着色浅的为髓质。

3. 低倍镜观察

(1) 皮质：位于大脑表面，由神经元、神经胶质细胞和无髓神经纤维组成。皮质内有许多着色深的细胞，主要为皮质内的神经元。

（2）髓质：位于皮质深层，由神经胶质和有髓神经纤维组成。

4. 高倍镜观察：选择锥体细胞相对多的区域，从皮质表层至深层，大体区分分子层、外颗粒层、外锥体细胞层、内颗粒层、内锥体细胞层及多形层。有的部位3、5层的锥体细胞胞体易分辨，呈锥体形，可见顶端伸向皮质浅层。

## （二）小脑

1. 取材：人的小脑（图3-21）。染色：HE染色。

2. 肉眼观察：表面有许多凹凸不平的沟回，最外层浅粉色的为小脑皮质分子层，最内层呈浅粉色的为小脑髓质，中间染色较深的部分为皮质颗粒层。

3. 低倍镜观察：小脑皮质分为3层。

（1）分子层：位于皮质浅层，较厚，含大量神经纤维，呈浅红色，其间可见少量的细胞核，主要为星形细胞和篮状细胞的细胞核。

（2）蒲肯野细胞层：由一层蒲肯野细胞的胞体组成，夹在分子层和颗粒层之间，细胞排列较松散，胞体大，呈梨形。

（3）颗粒层：由小神经元和神经胶质细胞组成，神经元多，排列密集，主要由颗粒细胞和高尔基细胞构成。髓质位于皮质深层，染色较浅，与皮质界限清楚。

4. 高倍镜观察：蒲肯野细胞胞体大，呈梨形，细胞核大，核仁明显。从胞体顶部发出的树突常被切断。颗粒层主要由颗粒细胞构成，其细胞核相对较大，呈圆形，染色较深。

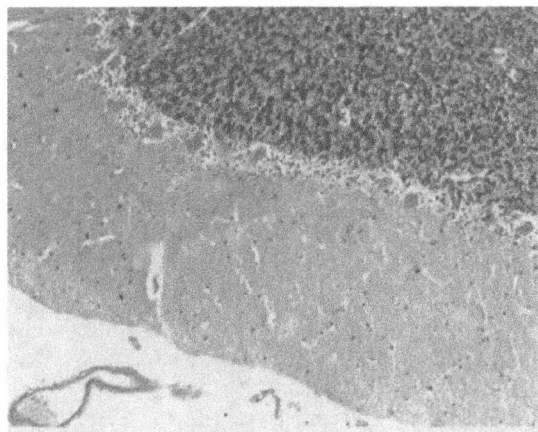

**图3-21　人的小脑（小脑皮质）　HE染色**

## 四、 注意事项

镜下注意区分大脑皮质和小脑皮质。

## 五、 思考题

1. 大脑皮质分为几层？
2. 小脑蒲肯野细胞的结构和功能如何？

# 实验十九　循环系统

## 一、 实验目的

1. 掌握心壁的组织结构。
2. 掌握大动脉、中动脉和小动脉的组织结构特点。

## 二、 实验材料

多媒体显微图像显示系统、光学显微镜、循环系统组织涂片和电教片、擦镜纸。

## 三、 实验内容

### （一）心室壁

1. 取材：羊的心室壁（图 3 - 22）。染色：HE 染色。

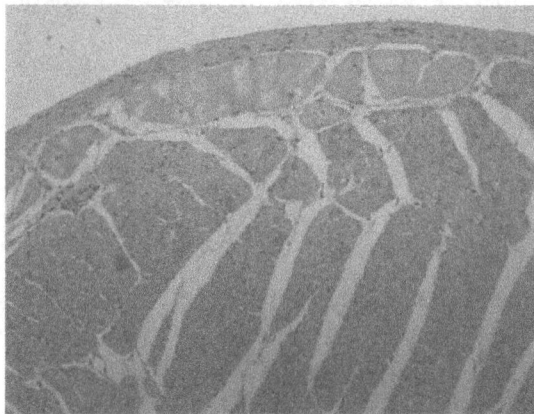

图 3 - 22　羊的心室壁　HE 染色

2. 肉眼观察：标本中凸凹不平的一面是心内膜，相对的一面是心外膜，两者之间较厚的是心肌膜。

3. 低倍镜观察：分3层膜结构，然后依次观察。

（1）心内膜：包括内皮和内皮下层。① 内皮：为靠近心腔内表面的单层扁平上皮。② 内皮下层：较薄，由细密的结缔组织构成，含少许平滑肌，但无血管。靠近心肌膜的一层，也称心内膜下层，为疏松结缔组织，内含小血管、神经和蒲肯野纤维。

（2）心肌膜：很厚，可见不同断面的心肌纤维，其间有少量的结缔组织和丰富的毛细血管。

（3）心外膜：为浆膜，由一层间皮和其下面的薄层结缔组织组成。

4. 高倍镜观察

（1）蒲肯野纤维：位于心内膜下层，比心肌纤维粗大，形状常不规则，细胞核较大，细胞质内肌原纤维较少且多分布于细胞的周边，核周的细胞质着色浅淡。

（2）闰盘：在心肌膜内心肌纤维较规则的纵断面上，横贯心肌纤维色深的线样结构，为闰盘。另外，在心肌纤维间还可以观察到不同断面的小动脉、微动脉及与其伴行的静脉血管和丰富的毛细血管。

## （二）大动脉

1. 取材：人的大动脉（图 3 - 23）。染色：HE 染色。

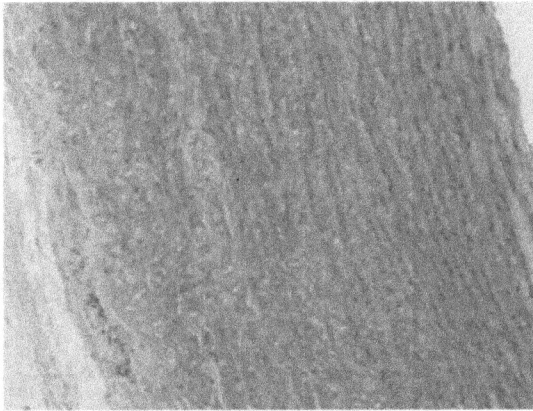

**图 3 - 23　人的大动脉　HE 染色**

2. 肉眼观察：标本呈圆形，染成红色的结构为大动脉管壁。

3. 低倍镜观察：区分管壁的 3 层膜结构及厚度比例。内膜较薄，中膜最厚，着色较深外膜为结缔组织。

4. 高倍镜观察

（1）内膜：由内皮和内皮下层构成。内皮下层因制片时管壁收缩而不明显，内弹性膜与中膜的弹性膜相连，故内膜和中膜的分界不明显。

（2）中膜：最厚，主要由 40～70 层弹性膜和夹在其间的平滑肌纤维和胶原纤维等构成弹性膜，为均质的粉红色波浪形线条。

（3）外膜：为疏松结缔组织，内含营养血管，与中膜分界不明显。

## （三）中动脉

1. 取材：人的中动脉（图 3-24）。染色：HE 染色。

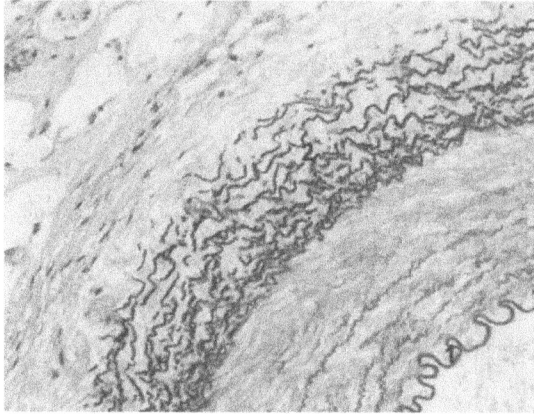

**图 3-24　人的中动脉　HE 染色**

2. 肉眼观察：标本上壁厚、腔小而圆者为中动脉。

3. 低倍镜观察：整个动脉管壁的厚度分为 3 层膜。在靠近管腔面可见一条发亮的、波浪状的粉红色线条，此为内弹性膜。在中膜与外层结缔组织的交界处，可见发亮的粉红色弹性纤维或弹性膜层，即外弹性膜。内弹性膜与其以内的部分为内膜；外弹性膜与其以外的部分为外膜；内、外弹性膜间较厚的部分为中膜。

4. 高倍镜观察：

（1）内膜：很薄，由管腔面向外可分为 3 层。① 内皮：仅见扁平或梭形的深蓝色的细胞核向管腔内突出。② 内皮下层：为内皮下极薄层的结缔组织。③ 内弹性膜：为粉红色、折光较强、弯曲呈波浪状的条带结构。

（2）中膜：最厚，主要由 10～40 层环行平滑肌构成。肌纤维间有少量染成亮红色、弯曲的弹性纤维和颜色淡的胶原纤维。

（3）外膜：稍薄，由疏松结缔组织构成，内含小血管和神经纤维。其外的弹性膜紧靠中膜分布，为多层断续的纵行弹性纤维，但不如内弹性膜明显。

## （四）中静脉

1. 取材：人的中静脉（图 3-25）。染色：HE 染色。

2. 显微镜观察：与中动脉相比，中静脉管壁较薄，3 层膜的分界不明显。

（1）内膜：很薄，由内皮和内皮下层构成，内弹性膜不明显。

（2）中膜：较薄，平滑肌数量少，排列稀疏。

（3）外膜：较厚，为疏松结缔组织。可见平滑肌束的横断面，无外弹性膜。

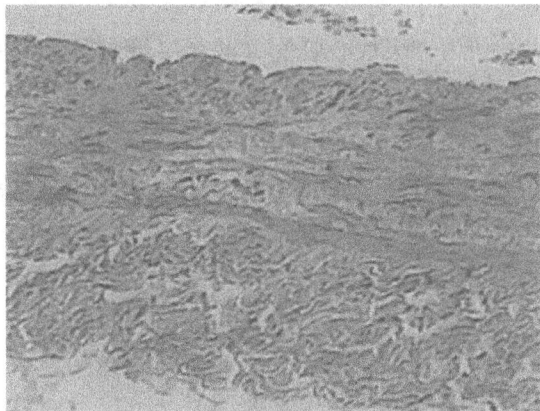

图 3-25　人的中静脉　HE 染色

## 四、注意事项

中动脉管壁的厚度，区分 3 层膜的界限，注意 3 层膜的厚度比例。

## 五、案例导入 1

病史：秦某，男，7 岁，发热咳嗽、咽痛一周，按"普通感冒"对症治疗，近感胸闷不适入院。

体格检查：患者神志清楚，精神欠佳，面色苍白，体温 38.8 ℃，血压正常，呼吸平稳，脉搏 140 次/min，心前区第一心音低钝、心律齐。

辅助检查：心电图检查见多个导联有 S-T 段改变，并有异常 Q 波。酶学检查见心肌酶谱明显增高。柯萨奇病毒抗体为阳性。

诊断与治疗：患者确诊为病毒性心肌炎，要求卧床休息并给予抗病毒及营养心肌治疗。

问题：

1. 该病主要病因是什么？感染后伴有哪些症状和体征提升心肌受累？

2. 心壁的微细结构特点有哪些？心肌同步收缩的结构基础是什么？

## 六、案例导入 2

病史：徐某，女，4 岁，因发热三天来院就诊。患儿母亲诉自出生后患儿啼哭时常伴气急，口唇青紫。其母孕期曾感冒，服用过感冒药。

体格检查：患儿发育差，口唇发绀，体温 37.6 ℃，咽部充血，扁桃体肿大。心脏听诊示胸骨左缘第二肋间可闻及响亮的连续性机器隆隆样杂音，伴有震颤。

辅助检查：超声检查示右心壁增厚，主动脉与肺动脉干之间有明显由左向右的血液分流。

诊断与治疗：患儿诊断为先天性心脏病（动脉导管未闭），择机施行手术，中断导管处血流。

**问题：**

1. 这种先天性心脏病的发病原因有哪些？为何会出现上述症状与体征？

2. 还有哪些常见的先天性心脏病？如何预防？

## 七、思考题

1. 镜下如何区分心内膜与心外膜？

2. 简述心室壁的组织结构。

# 实验二十　皮肤

## 一、实验目的

1. 掌握表皮和真皮的基本结构和功能。

2. 熟悉汗腺的结构和功能。

## 二、实验材料

多媒体显微图像显示系统、光学显微镜、皮肤各组织涂片和电教片、擦镜纸。

## 三、实验内容

### （一）手指皮

1. 取材：人的手指皮（图 3 - 26）。染色：HE 染色。

2. 肉眼观察：标本表面深红色和深面紫蓝色的部分为表皮，其下方被染成浅红色的部分为真皮和皮下组织。

3. 低倍镜观察

（1）表皮：较厚，为角化的复层扁平上皮，从基底到表面可分为 5 层，基底部凹凸不平，与真皮分界清楚。

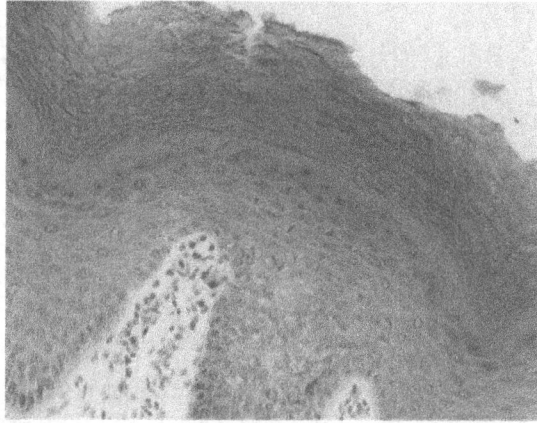

**图 3 - 26　人的手指皮　HE 染色**

（2）真皮：位于表皮下方，分为乳头层和网织层，两者间无明显界限。乳头层紧靠表皮，较薄，由疏松结缔组织组成，此层伸入表皮底部，形成许多乳头状的隆起，称真皮乳头。乳头内可见触觉小体和丰富的毛细血管。网织层在乳头层下方，较厚，由致密结缔组织构成。胶原纤维粗大排列不规则，染成粉红色。其中有较大的血管和大小不等的神经纤维束，深层可见环层小体及汗腺。

（3）皮下组织：在网织层的下方，由疏松结缔组织和脂肪组织组成，与网织层无明显分界，内含有血管、神经和汗腺。

4. 高倍镜观察

（1）表皮

① 基底层：位于基膜上，由一层矮柱状的基底细胞构成。细胞质嗜碱性较强，故被染成蓝色，细胞核呈椭圆形。

② 棘层：在基底层的上方，由 4～10 层多边形细胞组成。调暗视野光线，可见细胞的表面有许多短小的棘状突起。

③ 颗粒层：由 3～5 层较扁的梭形细胞组成。

④ 透明层：较薄，由 2～3 层扁平细胞组成。细胞界限不清，细胞质呈强嗜酸性，核退化消失，细胞呈透明均质状。

⑤ 角质层：较厚，由多层扁平的角质细胞组成。细胞已完全角化，细胞轮廓不清，细胞质呈嗜酸性均质状，被染成粉红色。其中螺旋状成串的腔隙为汗腺排泄管。

（2）真皮

汗腺位于真皮深层及皮下组织中，由分泌部和导管两部分组成。分泌部由单层锥体或立方形细胞围成，腺腔较小，腺细胞染色较浅，核圆，位于细胞近基底部。腺细胞外方有肌上皮细胞。导管由两层染色较深的立方形细胞围成。细胞较小，细胞质染色较深。

## (二) 头皮 (有毛皮)

1. 取材：人的头皮 (图 3 - 27)。染色：HE 染色。

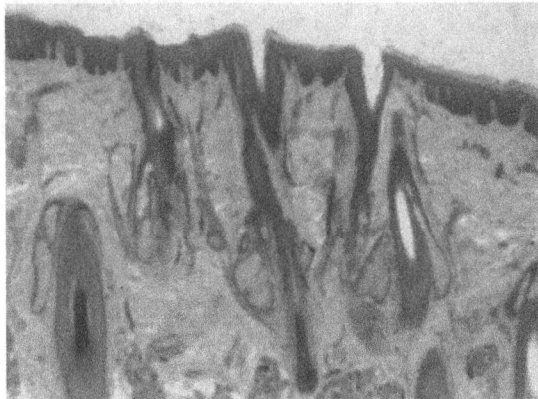

**图 3 - 27　人的头皮　HE 染色**

2. 肉眼观察：表皮深染、较薄，真皮中可见毛根。

3. 镜下观察

（1）表皮：为角化的复层扁平上皮。棘层薄，透明层和颗粒层不明显，角质层很薄，被染成粉色。

（2）真皮：乳头层不明显。

（3）皮肤附属器

① 毛发：毛干露在皮肤外部，有的已脱落；毛根位于皮肤内，被染成棕黄色或棕褐色。毛囊包裹毛根，分为两层，内层为上皮鞘，外层为结缔组织鞘。毛根和毛囊末端的膨大部分为毛球，其底面内凹处的结缔组织伸入，形成毛乳头。

② 立毛肌：为斜行的平滑肌束，连于毛根和皮肤表面。

③ 皮脂腺：位于毛囊一侧。分泌部呈泡状，染色浅，导管与毛囊相连。可见分泌部周边的细胞小，越向中心细胞越大、细胞质染色越浅；导管部由复层扁平上皮构成。

④ 汗腺：同手指皮。

## 四、注意事项

注意区分手指皮和头皮。

## 五、案例导入

病史：赵某，男，28 岁，因反复手、足部红斑、脱屑、伴有皮痒三年来院就诊。患者自述穿闷热的鞋或天热时，症状反复和加重。

体格检查：患者一般状况尚可，双手指、指间及双足趾、足趾间可见红斑、角化过度、脱屑，指（趾）甲均可见增厚、变形改变。

辅助检查：刮取鳞屑，接种培养后镜检，可见分枝分隔的真菌菌丝。

诊断和治疗：患者诊断为手足癣，要求患者保持皮肤干燥，患处清洁，并给予抗真菌感染治疗。

**问题：**

1. 表皮分为哪几个层次？该病主要侵犯哪一层？
2. 该病传染吗？我们应该怎样预防？

## 六、 思考题

1. 皮肤附属器有哪些？
2. 简述皮肤的组成及结构特点。

# 实验二十一　免疫系统

## 一、 实验目的

1. 掌握淋巴结的组织结构。
2. 掌握脾脏的组织结构。
3. 掌握胸腺的组织结构。
4. 了解扁桃体的结构。

## 二、 实验材料

多媒体显微图像显示系统、光学显微镜、免疫系统各器官组织切片和电教片、擦镜纸。

## 三、 实验内容

### （一）淋巴结

1. 取材：人/狗的淋巴结。染色：HE染色。
2. 肉眼观察：淋巴结切面呈椭圆形，为实质性器官。表面染成红色是被膜，被膜下着深蓝色为皮质；中央部分着浅蓝色的为髓质。有的标本在淋巴结的一侧有凹陷，为淋巴结门部。

3. 低倍镜观察（图 3 - 28）

（1）被膜和小梁：表面为薄层致密结缔组织构成的被膜，被膜组织伸入实质成为小梁，被膜和小梁均被染成红色，其内可有血管断面。有的标本可见淋巴结门部，其内有脂肪组织、小血管和输出淋巴管的断面。

（2）皮质：位于被膜的深面，由浅层皮质、副皮质区及皮质淋巴窦构成。

① 浅层皮质：位于被膜内侧，主要由许多圆形或椭圆形的淋巴小结构成。淋巴小结的周围部着色较深，中央部着色较浅，称为生发中心。淋巴小结之间有少量的弥散淋巴组织。

② 副皮质区：是分布于皮质深层的弥散淋巴组织，与周围组织分界不清。

③ 皮质淋巴窦：为淋巴小结与被膜之间及淋巴小结与小梁之间的不规则间隙，分别称为被膜下实和小梁周窦。

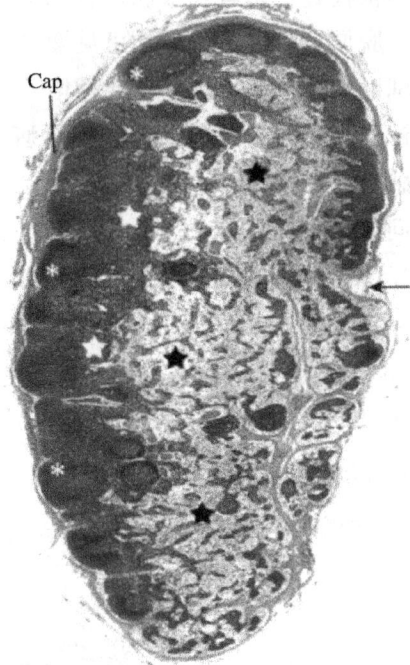

图 3 - 28　淋巴结　HE 染色　低倍
Cap 为被膜；箭头示门部；白星号示淋巴小结；
白五角星示副皮质区；黑星号示髓质

（3）髓质：位于皮质深层，由髓索和髓窦组成。髓索是呈条索状的淋巴组织，粗细不等，相互连接呈网状，细胞密集呈深蓝色，髓索之间以及髓索与小梁之间均为髓窦，髓窦较大，色浅容易分辨。

4. 高倍镜观察（图 3 - 29）

（1）被膜：由致密结缔组织所构成，被膜中可见到输入淋巴管，管壁衬有内皮，且折叠成瓣膜伸入管腔，在淋巴结的门部可见血管及输出淋巴管。

（2）皮质

① 淋巴小结：有的淋巴小结的中央着色较浅为生发中心。选择一个生发中心明显的淋巴小结进行观察。生发中心内侧为暗区，多为大淋巴细胞；外侧为明区，多为中淋巴细胞；生发中心的周围有一层密集的小淋巴细胞，尤以与暗区相对的顶部最厚，称为小结帽。

② 副皮质区：又称胸腺依赖区，其内可见高内皮的毛细血管后微静脉。

（3）髓质

① 髓索：以淋巴细胞为主，另外还有浆细胞、巨噬细胞、网状细胞等，因细胞排列紧密，不易区分。

② 髓窦：选一个较大的髓实观察，可见实壁由扁平的内皮细胞组成，窦内有淋巴细胞、星状内皮细胞和巨细胞。星状内皮细胞有突起，核大，着色浅。巨细胞为不规

则形，突起短而圆钝，胞核着色深，胞质嗜酸性强。

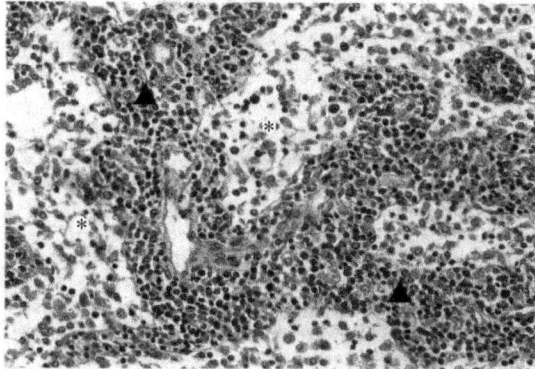

**图 3-29　淋巴结髓质光镜像　HE 染色　高倍**

三角形示髓索；星号示髓窦

## （二）脾脏

1. 取材：人的脾脏。染色：HE 染色。

2. 肉眼观察：散在分布深蓝紫色团块或条索状结构为白髓，其余大部分为红髓。

3. 低倍镜观察（图 3-30）

（1）被膜与小梁：由较厚的致密结缔组织构成。被膜组织伸入实质形成小梁，其中可有血管断面。

（2）白髓：圆球状或条索状，呈紫蓝色，散在分布其中有中央动脉的断面。中央动脉周围的弥散淋巴组织为动脉周围淋巴鞘，淋巴细胞密集。有的动脉周围淋巴鞘一侧可见脾小结（淋巴小结），亦可分出明区、暗区和小结帽。白髓与红髓交界处染色浅的为边缘区，结构较疏松。

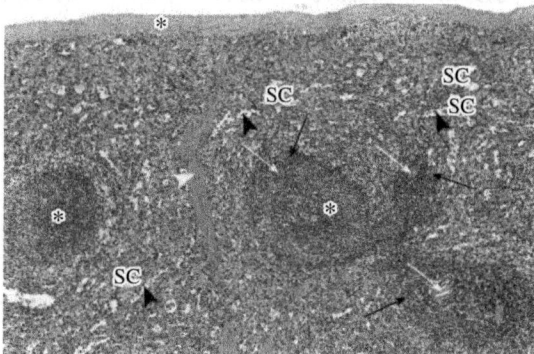

**图 3-30　脾光镜像 HE 染色　低倍**

黑星号示被膜；白短箭头示小梁；白星号示淋巴小结；白长箭头示中央动脉；
黑长箭头示动脉周围淋巴鞘；SC 为脾索；黑短箭头示脾血窦

（3）红髓：由脾索和脾血窦构成。脾索为条索状的淋巴组织，其内含有各种血细胞。脾索之间为脾血窦，有的窦腔内含有大量血细胞。

（4）边缘区：位于白髓和红髓交界处，淋巴细胞较白髓稀疏。

4. 高倍镜观察（图3-31）

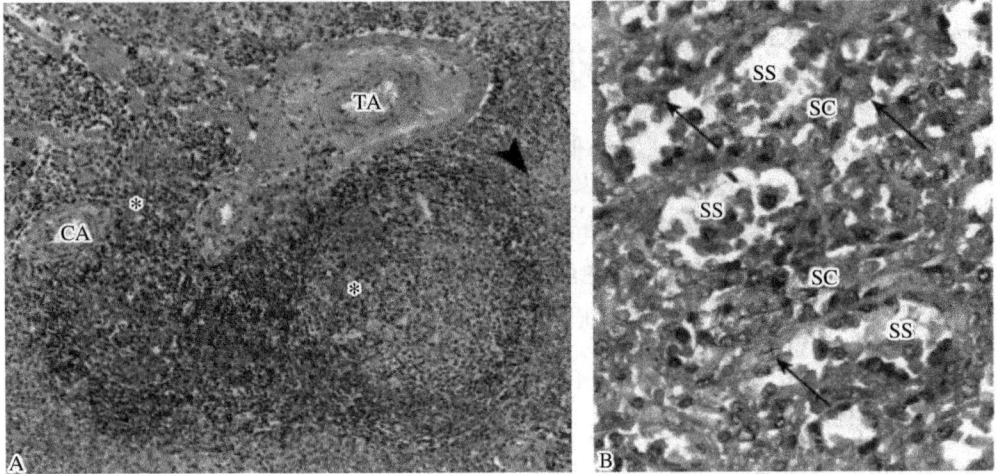

**图 3-31　脾白髓与红髓光镜像　HE 染色**

A. 白髓中倍；B. 红髓高倍；TA 为小梁动脉；CA 为中央动脉；白星号示动脉周围淋巴鞘；黑星号示淋巴小结；短箭头示边缘区；SC 为脾索；SS 为脾血窦；长箭头示内皮细胞核

（1）被膜与小梁：被膜的致密结缔组织中含弹性纤维和平滑肌纤维。被膜表面覆盖间皮（有的已脱落）。实质中有小梁的各种断面，其内有时可见管腔较大的小梁动脉和小梁静脉断面。

（2）白髓

① 动脉周围淋巴鞘：是中央动脉周围的弥散淋巴组织，呈长鞘形，可见各种切面。中央动脉管壁的内膜有内皮和内弹性膜。中膜有1~2层平滑肌环绕。淋巴组织以小淋巴细胞为主。

② 脾小结：为脾内淋巴小结，位于动脉周围淋巴鞘的一侧。脾小结内可有中央动脉分支的断面，并常有生发中心。

（3）红髓

① 脾窦（血窦）：为不规则的腔隙，窦壁内皮细胞附于脾索，呈长杆状，可见它的各种断面，含核的胞体向窦腔内隆起。窦腔内有血细胞。

② 脾索：位于脾窦之间，呈不规则条索状。主要由索状淋巴组织构成，其内富含各种血细胞、巨噬细胞等，不必分辨。

## （三）胸腺

1. 取材：小儿胸腺。染色：HE 染色。

2. 肉眼观察：标本一侧稍隆起的表面呈浅红色为被膜，它伸入胸腺内形成小叶间隔，将实质分成许多小叶。小叶的周边着深蓝紫色为皮质，中央着色较浅为髓质。

3. 低倍镜观察（图 3 – 32）

（1）被膜和小叶间隔：表面有薄层结缔组织构成的被膜，被膜伸入实质形成小叶间隔，将胸腺分成许多大小不等、不完全分隔的小叶。

（2）皮质：位于小叶的周边部分，淋巴细胞多而密集，着色较深。

（3）髓质：位于小叶的中央部分，与皮质无明显界限。其内细胞较少而排列疏松，故着色较浅。由于皮质未完全包裹小叶，相邻小叶的质彼此相邻。有的质内可见大小不一、染成粉红色的椭圆形小体，此为胸腺小体。

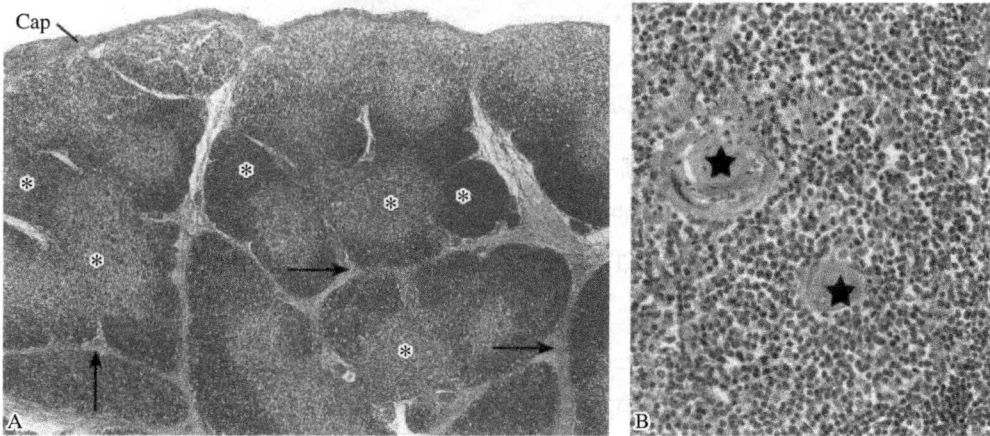

**图 3 – 32　小儿胸腺光镜像　HE 染色**

A. 低倍；B. 高倍；Cap 为被膜；箭头示小叶间隔；白星号示皮质；黑星号示髓质；五角星示胸腺小体

4. 高倍镜观察（图 3 – 32）

（1）皮质：主要由大量密集的淋巴细胞（胸腺细胞）和少量的上皮性网状细胞（胸腺上皮细胞）组成，淋巴细胞核染色深，胞质较少。上皮性网状细胞核较大，呈椭圆形，染色浅，胞质着浅红色。

（2）髓质：主要由较多的髓质上皮细胞和较少的淋巴细胞组成。细胞排列较分散。胸腺小体呈椭圆形或不规则形，由多层扁平的胸腺小体上皮细胞呈同心圆排列围成（注意胸小体与血管横切面相区别）。小体中央的细胞已变性，核消失，胞质完全角质化呈红色均质状，或崩解成碎片、结构不清。小体外层的细胞核清楚，呈新月形。

## （四）腭扁桃体

1. 取材：狗的腭扁桃体。染色：HE 染色。

2. 肉眼观察：标本呈卵圆形，表面着深蓝色的线状部分为上皮，上皮向深面（固有层）凹陷为隐窝，其周围有大量被染成蓝色的淋巴组织。淋巴组织的深面为底面，被染成粉红色的结构为被膜。

3. 低倍镜观察（图 3-33）

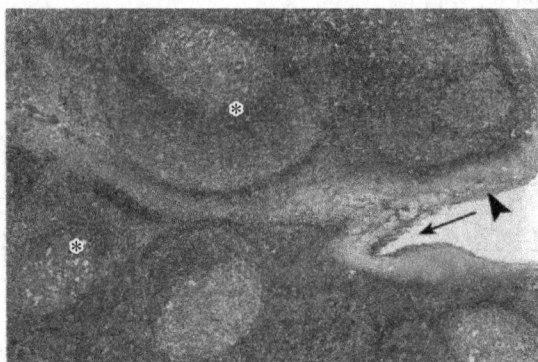

**图 3-33　腭扁桃体　HE 染色　低倍**

长箭头示隐窝；短箭头示复层扁平上皮；星号示淋巴小结

（1）黏膜上皮和隐窝：在扁桃体的外表面被覆复层扁平上皮。上皮陷入扁桃体内部形成隐窝，隐窝上皮内可见侵入的淋巴细胞，此处称为淋巴上皮组织。

（2）淋巴组织：在隐窝周围和黏膜上皮深部可见密集分布的淋巴小结和弥散淋巴组织，淋巴小结可有生发中心。

（3）被膜：在扁桃体的底面包裹着由结缔组织构成的被膜，着粉红色。在被膜外，有的切片可见一些黏液性腺泡、骨骼肌等。

## 四、注意事项

1. 镜下注意区分淋巴小结的明区、暗区。

2. 镜下注意识别动脉周围淋巴鞘，为中央动脉周围的弥散淋巴组织。

## 五、案例导入

病史：席某，男，27 岁，因发热伴咳嗽、加重伴气促 3 天入院。患者有多次吸毒史。

体格检查：患者精神欠佳，面色灰白，身体消瘦，呼吸急促，口唇及舌可见溃疡面。颈部、腹股沟可触及多个肿大淋巴结。体温 37.3 ℃，血压正常，心律齐，两肺可闻及湿啰音。

辅助检查：RBC $2.9 \times 10^{12}$/L，Hb 89 g/L，WBC $14.9 \times 10^9$/L，N 85%，PLT $125 \times 10^9$/L；HIV 抗体阳性，CD4/CD8 比值下降。X 线检查显示两肺弥漫性阴影。

诊断与治疗：患者确诊为获得性免疫缺陷综合征（AIDS，艾滋病）伴肺部感染。给予抗病毒、抗感染及免疫调节治疗。

问题：

1. 什么是艾滋病？感染后为何伴有肺部感染？

2. 艾滋病主要的传播途径有哪些？平时应怎样预防？

## 六、思考题

1. 简述淋巴器官分类并比较其异同。

2. 简述淋巴组织的形式及其分布情况。

3. T 和 B 淋巴细胞在何处产生？主要分布于何处？各执行什么功能？

4. 试比较淋巴结和脾脏在结构和功能上的异同。

5. 简述淋巴细胞再循环。

6. 什么是血-胸腺屏障？简要概括其组成。

7. 单核-吞噬细胞系统包括哪些细胞？有何功能？

# 实验二十二　内分泌系统

## 一、实验目的

1. 掌握甲状腺的组织结构，了解甲状旁腺的组织结构。

2. 掌握肾上腺皮质各带的细胞及髓质嗜铬细胞的形态特点。

3. 熟悉脑垂体各部的位置及结构特点，掌握脑垂体远侧部各种细胞的形态特点。

## 二、实验材料

多媒体显微图像显示系统、光学显微镜、内分泌系统各器官组织切片和电教片、擦镜纸。

## 三、实验内容

### （一）甲状腺

1. 取材：狗的甲状腺与甲状旁腺。染色：HE 染色。

2. 肉眼观察：在标本的一侧，有一染成蓝色的小块状结构，为甲状旁腺，其余部分为甲状腺。

3. 低倍镜观察（图 3 - 34）

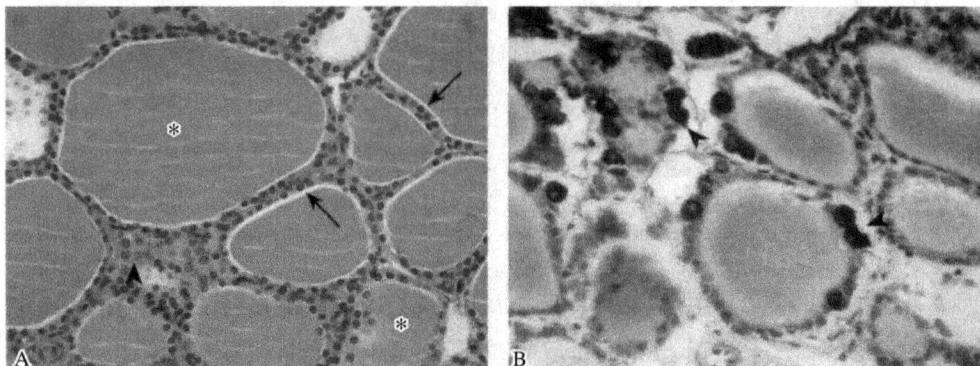

图 3 - 34　甲状腺光镜像

A. HE 染色　低倍；B. 镀银染色　高倍；长箭头示滤泡上皮；短箭头示滤泡旁细胞；星号示胶质

（1）被膜：薄层粉红色结缔组织，包在腺体的表面。

（2）实质：由许多大小不等的甲状腺滤泡构成。滤泡呈圆形或不规则形，由单层立方上皮包绕，呈均质状、粉红色胶质。滤泡间有少量结缔组织和血管。

4. 高倍镜观察（图 3 - 34）

（1）滤泡：滤泡上皮细胞大致呈立方形，核圆，胞质弱嗜碱性；细胞顶端与胶质边缘之间常见许多小空泡。滤泡可因功能状态不同而有形态差异，上皮细胞呈低柱状、胶质少者为功能活跃；反之，细胞呈扁平状，胶质多。

（2）滤泡旁细胞（C 细胞）：位于滤泡之间和滤泡上皮细胞之间，单个或成群存在。细胞体积较大，椭圆或多边形；核较大，呈圆形；胞质染色浅。

## （二）甲状旁腺

1. 取材：狗的甲状旁腺。染色：HE 染色。

2. 肉眼观察：为甲状腺一侧小团蓝染的组织。

3. 低倍镜观察

（1）被膜：由薄层结缔组织组成。

（2）实质：腺细胞密集排列成索或团状，其间有少量结缔组织和丰富的毛细血管。

4. 高倍镜观察腺细胞主要有两种细胞（图 3 - 35）。

（1）主细胞：数量很多。细胞呈多边形，由于制片时胞质收缩，细胞界限不清楚。核圆，染色较浅。

（2）嗜酸性细胞：根据动物种类不同而异（狗无嗜酸性细胞）。数量少，单个或呈小群分布于主细胞之间，较主细胞大，核小且染色深，胞质颗粒呈嗜酸性。

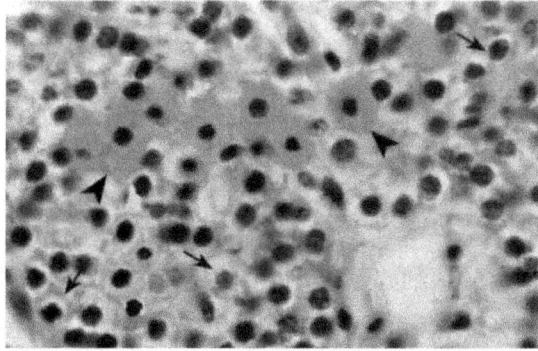

**图 3 - 35 甲状旁腺光镜像 HE 染色 高倍**

## (三) 肾上腺

1. 取材: 动物肾上腺。染色: HE 染色。(图 3 - 36)

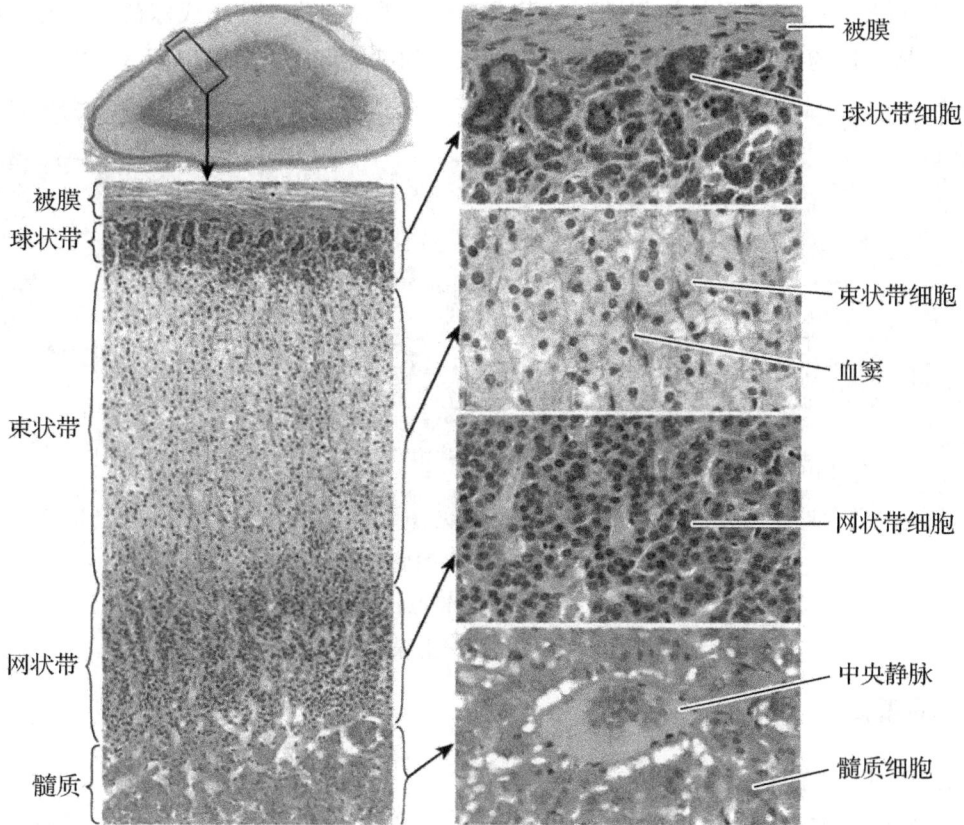

被膜

球状带细胞

束状带细胞

血窦

网状带细胞

中央静脉

髓质细胞

被膜
球状带
束状带
网状带
髓质

**图 3 - 36 肾上腺光镜像 HE 染色**

2. 肉眼可见: 标本周围染色较深的为皮质, 中央染色较浅 (或呈棕黄色) 的为髓质。

3. 低倍镜观察：表面为由薄层结缔组织构成的被膜，腺实质分为外周的皮质和中央的髓质。皮质由于细胞的形态结构与排列不同，自周边向中央依次可分为球状带、束状带和网状带。髓质位于中央，较薄，由髓质细胞、中央静脉及交感神经节细胞组成。

4. 高倍镜观察

（1）皮质

① 球状带：较窄，由柱状细胞呈袢状或实心球状排列，球间有丰富的毛细血管。

② 束状带：最宽，在球状带深部，细胞较大，为立方形或多边形，与被膜垂直排列成条索状，细胞索之间有少量结缔组织及丰富的窦样毛细血管。胞质内富含脂滴，制片过程中脂滴溶解形成空泡，故此带染色较浅。

③ 网状带：与髓质相连，分界不整齐，细胞连接成网。胞质染色较深。网眼的空隙为血窦。

（2）髓质：由多边形的细胞排列成索或密集成团，细胞内含染成棕黄色的嗜铬颗粒（未经铬盐处理的切片无此特点）。髓质中一较大的静脉即中央静脉（图 3 - 37）。

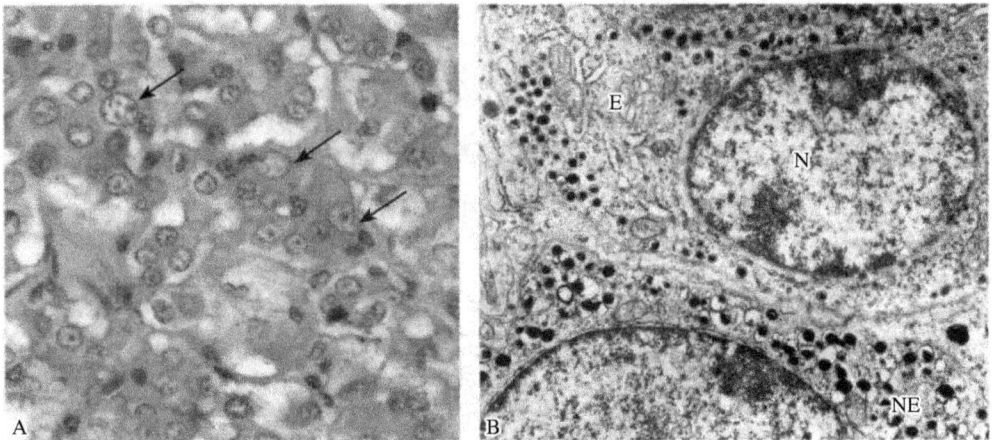

**图 3 - 37　肾上腺髓质细胞**

A. 光镜像　HE 染色　高倍；B. 电镜像；箭头示交感神经节细胞；

E 为肾上腺素细胞；NE 为去甲肾上腺素细胞；N 为细胞核

## （四）脑垂体

1. 取材：人的脑垂体。染色：HE 染色。

2. 肉眼观察：标本中染色深的是远侧部（前叶），染色浅的是神经部，两者之间有一薄层带状区域为中间部。

3. 低倍镜观察：表面为结缔组织被膜，区分远侧部、神经部和中间部（图 3 - 38）。

（1）远侧部：腺细胞密集排列成团或索状，其间有丰富的血窦。

（2）神经部：主要由神经胶质（垂体细胞）和无髓神经纤维组成。

（3）中间部：较窄，位于神经部和远侧部之间，可见几个大小不等的滤泡，腔内含有粉红色或深蓝色的胶质。

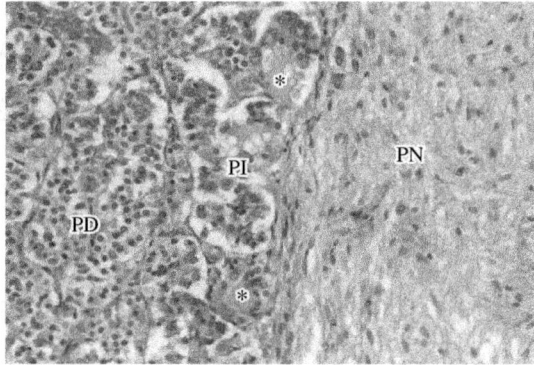

**图 3 - 38　垂体光镜像　HE 染色　低倍**
PD 为远侧部；PI 为中间部；PN 为神经部；星号示滤泡

4. 高倍镜观察

（1）远侧部：根据胞质的染色，分为三种腺细胞（图 3 - 39）。

① 嗜酸性细胞：数量较多，多分布于后外侧部。胞体较大，呈圆形或多边形，细胞界限明显，胞质呈嗜酸性。核圆，染浅紫色。

② 嗜碱性细胞：数量较少，多分布在中心或头侧，细胞较大，呈圆形或多边形，细胞界限不清楚，胞质呈嗜碱性。核圆，染色浅。

③ 嫌色细胞：数量最多，细胞最小，呈圆形或多边形。由于胞质少且染色很浅，故细胞界限不明显。

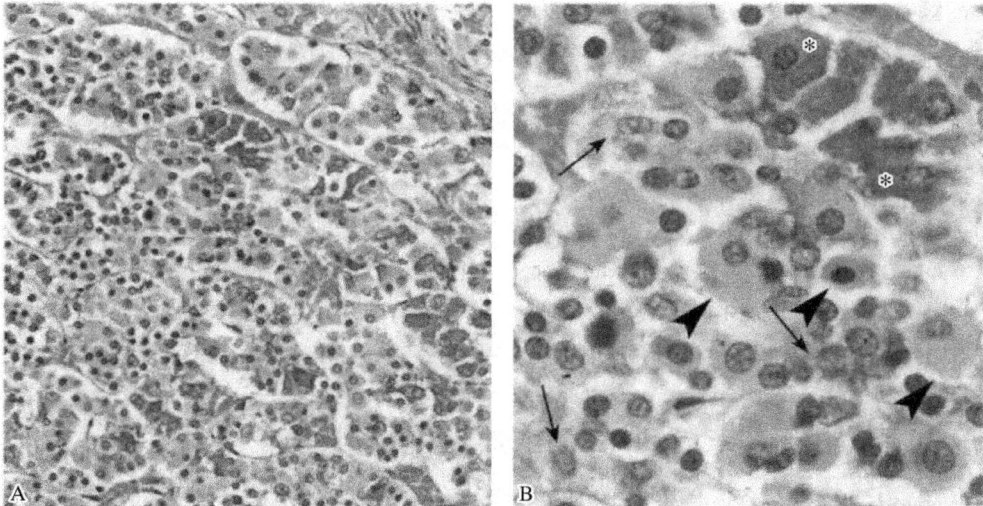

**图 3 - 39　腺垂体远侧部光镜像　HE 染色**
A. 低倍；B. 高倍；长箭头示嫌色细胞；短箭头示嗜酸性细胞；星号示嗜碱性细胞

（2）神经部：主要是有大量浅紫色的无髓神经纤维（思考：是什么神经元的轴突?），其间神经胶质细胞（垂体细胞）散在，胞浆不易看见，一般只见卵圆形的核。有的胞质内含黄色或棕黄色的色素颗粒，还可见大小不一、圆形或椭圆形浅红色的均质状小块，即赫令氏体（思考：赫令氏体的实质是什么?），有丰富的血窦。

（3）中间部：由单层立方形细胞围成滤泡，腔内有红色或灰蓝色的胶质。滤泡周围有嫌色细胞和嗜碱性细胞。

## 四、 注意事项

镜下注意观察滤泡旁细胞，位于滤泡细胞之间，也位于基底膜外的结缔组织。细胞体积较大，色浅。

## 五、 案例导入

病史：张某，女，32岁，多食、多汗、易怒一年，劳累后心慌、气短两个月后入院。

体格检查：患者发育正常，消瘦，体温37 ℃，心率110次/min，血压110/60 mmHg，眼球突出，闭合障碍，甲状腺Ⅱ型肿大，质软，无结节，双肺正常，心界稍向左扩大。双手平举实验阳性。

辅助检查：基础代谢率：＋40％（正常值±10％）。查血清T3值高于正常3倍，TSH低于正常。

诊断与治疗：患者确诊为甲状腺功能亢进症（甲亢）。给予甲状腺药物治疗及其他对症治疗。

问题：

1. 该病的主要病因是什么？该病有哪些临床症状和体征？甲状腺功能减退时又怎样？

2. 何谓呆小症？如何预防？

3. 甲状腺素的主要作用有哪些？

## 六、 思考题

1. 何谓内分泌腺？人体内有哪些独立存在的内分泌系统？它们在结构和功能上有何共同特征？

2. 下丘脑位于何处？有何内分泌功能？与脑垂体有何关系？

3. 试述肾上腺、甲状腺、甲状旁腺的组织结构，并说明其功能。

# 实验二十三　消化管

## 一、实验目的

1. 掌握消化管壁的一般组织结构。
2. 掌握食管、胃和小肠各段的组织结构特点。
3. 熟悉结肠和阑尾的组织结构特点。
4. 了解胃肠内分泌细胞、小肠腺潘氏细胞的分布及结构特点。

## 二、实验材料

多媒体显微图像互动显示系统、光学显微镜、消化管各器官组织切片和电教片、擦镜纸。

## 三、实验内容

### (一) 食管

1. 取材：人的食管。染色：HE 染色。

2. 肉眼观察：管腔不规则，腔面偏紫色的一层为上皮，其外方色淡的为黏膜下层，再向外为肌层。

3. 低倍镜观察：自内向外区分出黏膜、黏膜下层、肌层和外膜，然后依次观察（图 3 - 40）。

（1）黏膜层

① 上皮：为未角化的复层扁平上皮，注意基底面是否平坦。

② 固有层：在细密的结缔组织内可见腔小而着色较深的食管腺导管断面、淋巴组织及小血管。

③ 黏膜肌：为一层纵行平滑肌，因此所见的平滑肌纤维为横断面，此层较薄，染色较深。

（2）黏膜下层：由疏松结缔组织构成，染色浅淡，内含许多腺体，即食管腺，主要是黏液性腺，有少量混合腺。食管腺是食管的重要特征性结构。

（3）肌层：一般为两层，大致排列为内环、外纵，肌纤维类型因取材部位不同而异。环纵两层肌之间有肌间神经丛。

（4）外膜：为纤维膜。

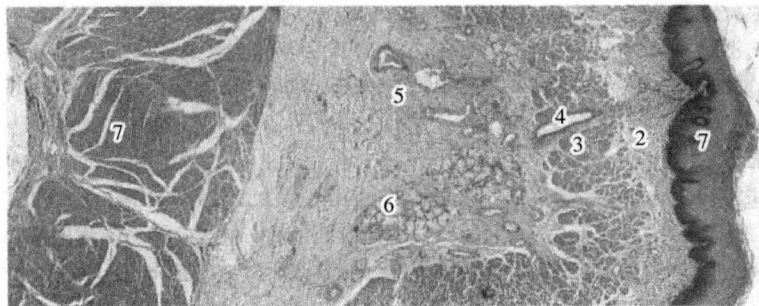

**图 3 - 40  食管光镜像  HE 染色  低倍**

1. 上皮；2. 固有层；3. 黏膜肌层；4. 食管腺导管；

5. 黏膜下层；6. 食管腺腺泡；7. 肌层（内环行肌）

4. 高倍镜观察：重点观察黏膜下层的食管腺，腺泡为黏液性（细胞核扁平，位于细胞基底部，细胞质着色浅）或混合性。注意观察肌层中肌纤维的类型，判断此段为食管的哪一段。注意肌间神经丛中神经元的结构特点。

## （二）胃

1. 取材：标本取自胃底部。染色：HE 染色。

2. 肉眼观察：不平整的一面为腔面，紫蓝色的部分为黏膜层，外面呈红色的一层为肌层，两层之间淡染的部分为黏膜下层。

3. 低倍镜观察：分清管壁的 4 层结构，重点观察黏膜层（图 3 - 41）。

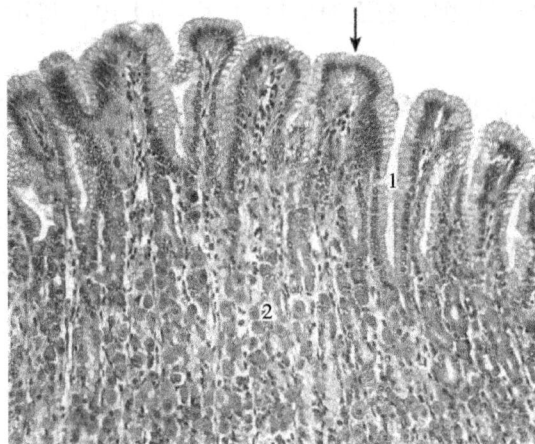

**图 3 - 41  胃底部黏膜光镜像  HE 染色**

箭头示表面黏液细胞；1 为胃小凹；2 为固有层（胃底腺）

（1）黏膜：表面为单层柱状上皮，有许多较浅的上皮凹陷形成胃小凹。上皮下为固有层，内含大量的胃底腺。腺体之间的结缔组织少。固有层下面是黏膜肌层，由内环、外纵两层平滑肌组成。

（2）黏膜下层：位于黏膜肌深面，由疏松结缔组织组成，内含血管等。

（3）肌层：较厚，由平滑肌组成，大致分为内斜、中环、外纵三层，在肌层之间可见肌间神经丛。

（4）浆膜：由疏松结缔组织和间皮构成（在制片过程中，有的间皮可能脱掉）。

4. 高倍镜观察胃底腺可见壁细胞、主细胞和颈黏液细胞，重点观察壁细胞和主细胞的特点（图3-42）。

（1）上皮：为单层柱状上皮，主要由表面黏液细胞组成，细胞核位于基部。顶部胞质充满黏原颗粒，不易着色，呈现透明区。

（2）胃底腺：固有层内可见许多不同断面的胃底腺，选择开口于胃小凹的胃底腺的纵切面观察。主要观察三种细胞。

① 主细胞（胃酶细胞）：数量最多，主要分布于胃底腺的下半部。细胞呈矮柱状，核呈圆形，位于基部。基部胞质呈嗜碱性，染成蓝色；顶部胞质呈现空泡状结构（由于酶原颗粒被溶解所致）。

② 壁细胞（泌酸细胞）：分布于上半部。胞体较大，多呈圆锥形。核圆而深染，居中，可有双核。胞质嗜酸性，着深红色（请结合壁细胞的超微结构特征解释为什么壁细胞胞质呈嗜酸性）。

③ 颈黏液细胞：数量少，分布于胃底腺的颈部。胞核较扁，呈半月状，不必分辨。

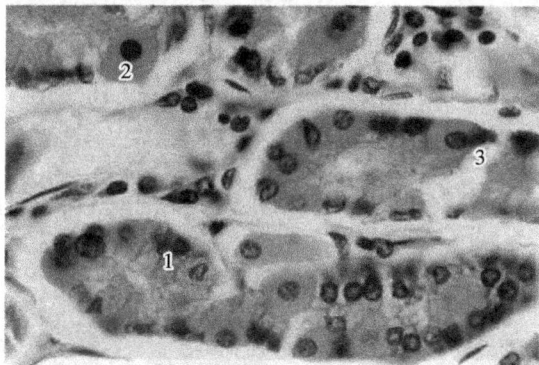

**图3-42　胃底腺光镜像　HE染色　高倍**
1为主细胞；2为壁细胞；3为颈黏液细胞

## （三）十二指肠

1. 取材：标本取自十二指肠。染色：HE染色。

2. 肉眼观察：管腔不规则，可见纵行皱襞，腔面染成紫蓝色的部分为黏膜层，外面红色的部分为肌层，两层之间淡染的部分为黏膜下层。

3. 低倍镜观察：先区分管壁的4层结构，再逐层观察。

（1）黏膜层：黏膜表面伸向肠腔的突起为绒毛的纵断面，腔内一些卵圆形的结构为绒毛的横断面。绒毛表面覆有单层柱状上皮，主要由柱状的吸收细胞构成，其间夹杂着杯状细胞（内分泌细胞需特殊染色才能显示）。上皮游离面可见微绒毛形成的深红色纹状缘，绒毛中轴为固有层的结缔组织。在绒毛纵断面中轴内可找到中央乳管和毛细血管断面，可见散在的纵行平滑肌纤维。绒毛深面固有层中可见许多肠腺的断面，其柱状的吸收细胞之间也夹杂着杯状细胞。在肠腺的底部常有三五成群的潘氏细胞，细胞呈锥体形，细胞质顶部含有许多粗大的嗜酸性颗粒，有时可见孤立的淋巴小结。黏膜肌层很薄，为红色。

（2）黏膜下层：由疏松结缔组织构成，内含许多染色淡的黏液性腺体，即十二指肠腺，此为十二指肠的重要特征性结构。可见黏膜下神经丛（图3-43）。

（3）肌层：为平滑肌，排列为内环、外纵两层，两层肌之间可见淡染的肌间神经丛。

（4）外膜：为浆膜。

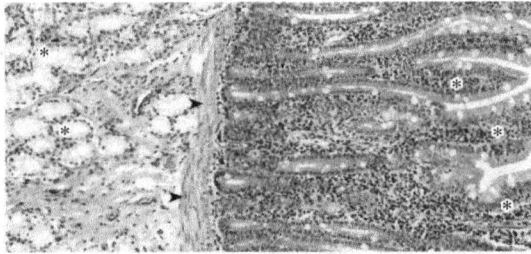

**图 3-43　十二指肠黏膜与黏膜下层光镜像　HE 染色　低倍**
黑星号示十二指肠腺；白星号示绒毛；箭头示黏膜肌层

4. **高倍镜观察**：重点观察小肠绒毛、肠腺、十二指肠腺和肌间神经丛。

（1）绒毛（图3-44）

① 表面上皮：可见吸收细胞和杯状细胞，内分泌细胞在本切片中不能显示。杯状细胞少，呈空泡状，散在于吸收细胞之间，细胞核呈月牙形或三角形、位于细胞基底部。吸收细胞游离面薄层的红色带状结构即为纹状缘。

② 中轴：绒毛中轴内见到的纵行腔隙为中央乳糜管，腔面衬以内皮。中央乳管周围还可见丰富的毛细血管、散在的纵行平滑肌和较多的淋巴细胞。

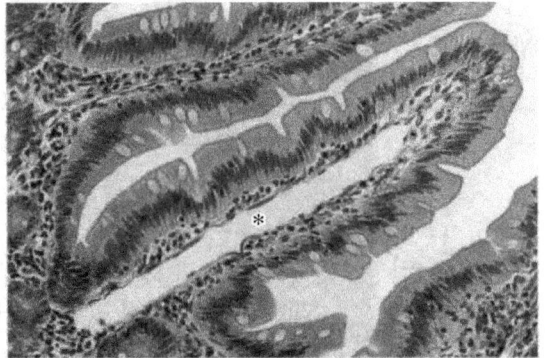

**图 3-44　小肠绒毛光镜像　HE 染色　高倍**
星号示中央乳糜管

（2）肠腺（图3-45）：其吸收细胞、杯状细胞与绒毛上皮相同，其他细胞在本切片中不能分辨。

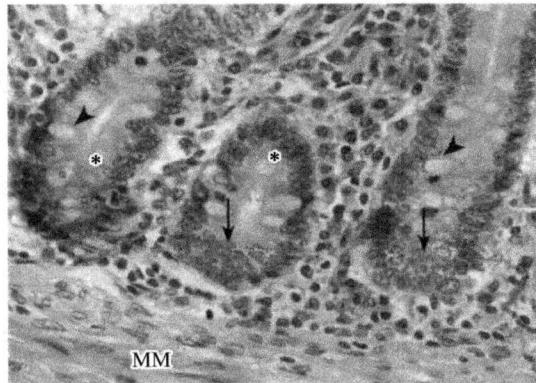

**图3-45　小肠腺光镜像　HE染色　高倍**

星号示小肠腺；长箭头示帕内特细胞；短箭头示杯状细胞；MM为黏膜肌

（3）十二指肠腺：由单层柱状的腺细胞构成，胞质染色淡，细胞核呈圆形或扁形、位于细胞基底部。有时可见到此腺导管穿透黏膜肌开口于肠腺的底部。

（4）肌间神经丛：神经丛内可见胞体较大的神经元，其胞质着色深，偏紫蓝色（因含有尼氏体）、细胞核大而圆、着色浅、可见清晰的核仁。

## （四）回肠

1. 取材：狗的回肠。染色：HE染色。

2. 肉眼观察：外观与十二指肠相似，但在黏膜层与肌层之间可见数个色深的卵圆形团块，即集合淋巴小结，为回肠的重要特征性结构。

3. 低倍镜观察：结构与十二指肠相同，但绒毛上皮和肠腺中杯状细胞数量增多，固有层或黏膜下层内可见集合淋巴小结（图3-46）。注意绒毛外形有何改变。

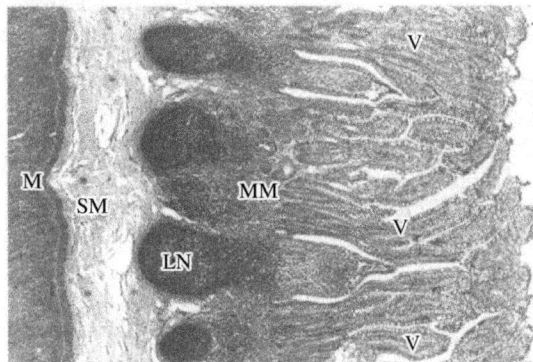

**图3-46　回肠光镜像　HE染色　低倍**

V为绒毛；MM为黏膜肌；SM为黏膜下层；M为肌层；LN为淋巴小结

4. 高倍镜观察：绒毛、杯状细胞、中央乳糜管、肠腺和肌间神经丛。

## 四、注意事项

1. 壁细胞、主细胞和颈黏液细胞：在胃底腺的黏膜固有层中观察。

2. 中央乳糜管：在小肠绒毛中轴的固有层结缔组织内观察，有 1～2 条纵行毛细淋巴管。

## 五、案例导入

病史：李某，男，36 岁，间断性上腹痛两年多，以空腹痛为主，并伴反酸、嗳气，进食后可暂时缓解，因近一个月发作频繁并加重入院。

体格检查：患者神志清楚，自动体位，腹平软，剑下压痛阳性，无反跳痛，腹部未触及包块。

辅助检查：胃十二指肠镜检查示十二指肠球部前壁 0.4 cm×0.5 cm 大小的溃疡，周围黏膜充血水肿。降段上部未见异常。上消化道钡餐造影检查示龛影及激烈征。

诊断与治疗：患者确诊为十二指肠溃疡，给予饮食调理及药物治疗。

问题：

1. 十二指肠溃疡形成的原因是什么？为什么患者多空腹痛，进食后缓解？

2. 十二指肠如何防止胃酸和胃蛋白酶的侵蚀？

## 六、思考题

1. 试述胃壁的组织结构特点及功能。

2. 比较食管、胃底、十二指肠、空肠和回肠黏膜及黏膜下层的主要结构特点。

3. 小肠扩大吸收表面积的方式有哪 3 种？试述其形成、结构及在消化吸收中的作用。

# 实验二十四　消化腺

## 一、实验目的

1. 掌握肝脏的光镜结构和超微结构。

2. 掌握胰腺的光镜结构特点。

## 二、实验材料

多媒体显微图像互动显示系统、光学显微镜、消化腺各器官组织切片和电教片、擦镜纸。

## 三、实验内容

### （一）肝脏

1. 取材：人或猪的肝脏。染色：HE染色。

2. 肉眼观察：标本染紫红色处为实质，染色浅的地方为门管区。

3. 低倍镜观察

（1）肝小叶：呈多边形或不规则形，分界不清。可根据邻近几个肝门管区的位置以及中央静脉大致划分其范围。在小叶中央先找到中央静脉，以中央静脉为中心，周围呈放射状排列的红色条索状结构即肝索，肝索之间为肝血窦。胆小管和窦周隙在本切片中不能被分辨（图3-47）。

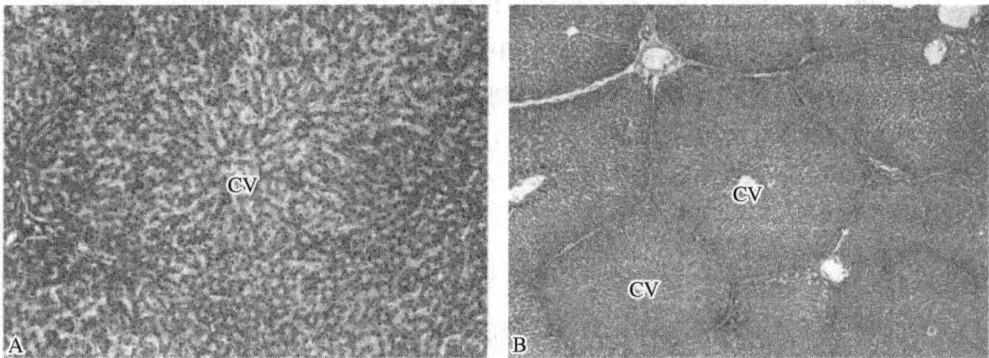

**图3-47 肝小叶横切面光镜像 HE染色 低倍**

A. 人肝；B. 猪肝；CV为中央静脉

（2）门管区：在相邻的肝小叶之间，结缔组织较多的区域，其内可见小叶间动脉、小叶间静脉、小叶间胆管3种管道的断面。

（3）小叶下静脉：在相邻肝小叶之间，可见单独的小静脉管道，腔大而不规则。

4. 高倍镜观察

（1）肝小叶（图3-48）

① 肝细胞索（肝板）：由肝细胞单行排列成凹凸不平的板状结构，围绕中央静脉呈放射状排列，并互相连接成网。肝细胞体积较大，多边形，内含1~2个核，位于中央，核仁明显，胞质染嗜酸性，可见小空泡（制片时脂肪、糖原被溶解所致）。

② 肝血窦：为肝细胞索之间的间隙。窦壁由内皮细胞组成。内皮细胞核呈扁圆形，染色较深，不易辨认。窦腔不规则，可见体积较大、具有突起的星形细胞，即肝巨噬细胞或称库普弗细胞，常以突起与窦壁相连，核染色较浅，胞质丰富。

③ 中央静脉：位于肝小叶中央，壁薄而不完整，由内皮和少量结缔组织构成，有孔与血窦相连。

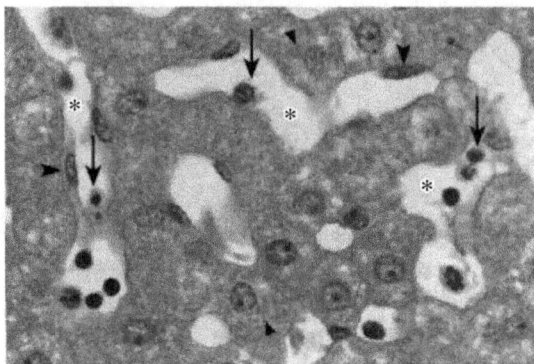

**图 3-48　肝索与肝血窦光镜像　HE 染色　高倍**
三角形示肝细胞；星号示肝血窦；短箭头示内皮细胞；长箭头示巨噬细胞

（2）肝门管区：结缔组织中有 3 种伴行的管道，但每种管道断面往往不止一个。

① 小叶间动脉：腔小而圆，管壁厚，中膜有环形平滑肌。

② 小叶间静脉：腔大壁薄，管腔不规则。

③ 小叶间胆管：由单层立方上皮构成（胞质清亮，核圆，着色较深）。

## （二）胰腺

1. 取材：人的胰腺。染色：HE 染色。

2. 肉眼观察：腺实质被浅色的线条分割成许多不规则的紫红色小区，即胰腺小叶。

3. 低倍镜观察（图 3-49）：可见表面的结缔组织被膜和其深入实质分隔形成的大小不等的胰腺小叶。小叶内有大量染成紫红色的浆液性腺泡，可见导管。腺泡之间散在的、大小不等的浅色细胞团即胰岛。小叶间结缔组织中可见较大的小叶间导管和血管。导管内可见红色分泌物。

4. 高倍镜观察

（1）腺泡：为纯浆液性腺泡。腺细胞呈锥体形，细胞核呈圆形，位于基部，

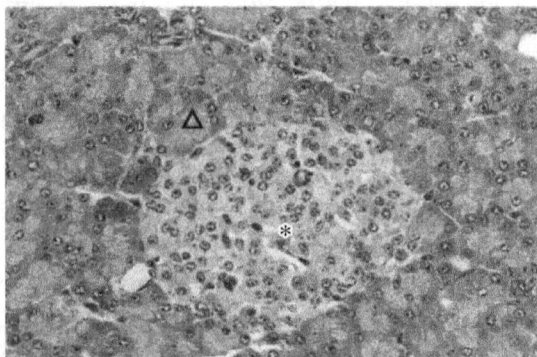

**图 3-49　胰腺光镜图 HE　染色　低倍**
三角形示外分泌部（腺泡）；
星号示内分泌部（胰岛）

基部细胞质呈嗜碱性（为什么？与何功能有关？），细胞顶部含嗜酸性的酶原颗粒，被染成红色。腺泡中央有泡心细胞，这是胰腺外分泌腺泡的一个主要结构特征。该细胞较小，细胞质着色淡，细胞界限不易分清，可见其圆形或卵圆形、着色浅淡的细胞核，有时可见闰管与泡心细胞相连。注意腺泡外有无肌上皮细胞（图3-50）。

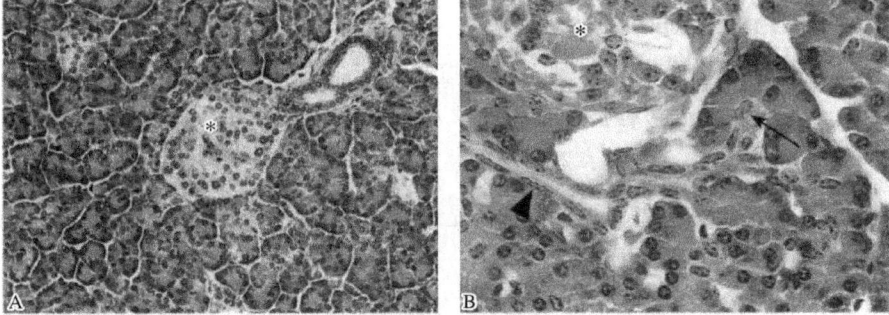

**图 3-50 胰腺泡心细胞和闰管光镜像 HE 染色**
A. 低倍；B. 高倍；星号示胰岛；三角形示闰管；箭头示泡心细胞

（2）闰管：闰管较长，在腺泡之间容易被找到。其管腔小，上皮低，由单层扁平细胞构成。

（3）胰岛（图3-51）：周围有少量结缔组织。细胞数目不定，染色浅，腺细胞呈不规则排列，相互连接成索或团，细胞间毛细血管丰富。腺细胞的类型不易区分。

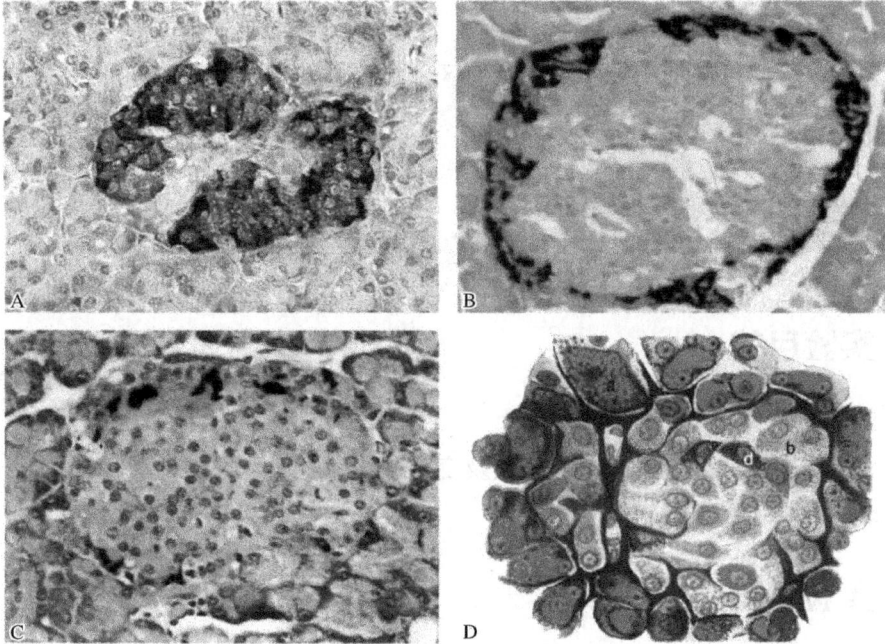

**图 3-51 胰岛细胞**
A. 胰岛素免疫细胞化学染色示 B 细胞；B. 胰高血糖素免疫细胞化学染色示 A 细胞；
C. 生长抑素免疫细胞化学染色示 D 细胞；D. 胰岛 3 种细胞模式图；a. A 细胞；b. B 细胞；c. D 细胞

（4）小叶间导管：位于小叶间结缔组织内，管腔更大，由单层立方或单层柱状上皮构成。

（5）小叶内导管：在腺泡之间，管腔增大，由单层扁平或立方上皮构成。

## 四、 案例导入

**病史：** 刘某，男，48 岁，骤发剧烈上腹痛，伴腹胀、恶心、呕吐一天入院。

**体格检查：** 患者神志清楚，表情痛苦，体温 38.9 ℃，腹肌紧张，上腹有压痛、反跳痛。

**辅助检查：** 血清淀粉酶和尿淀粉酶明显升高。超声检查显示胰头、胰体明显肿大，胰管增粗。

**诊断与治疗：** 患者诊断为急性胰腺炎。给予解痉、止痛、抑制胰酶分泌、抗感染、营养支持等治疗，患者病情好转。

**问题：**

1. 该病的主要诱因是什么？会有哪些临床症状和体征？为什么血清淀粉酶和尿淀粉酶明显升高？

2. 胰腺有哪些自我保护机制？胰蛋白酶激活的部位和条件分别是什么？

## 五、 思考题

1. 胰腺外分泌部腺泡与腮腺腺泡有何区别？泡心细胞是如何形成的？

2. 光镜下如何识别肝脏？

# 实验二十五　呼吸系统

## 一、 实验目的

1. 掌握气管壁的 3 层结构。

2. 掌握肺内导气部各段的结构特点及变化规律。

3. 掌握肺内呼吸部的组织结构。

## 二、 实验材料

多媒体显微图像互动显示系统、光学显微镜、呼吸系统各器官组织切片和电教片、擦镜纸。

## 三、 实验内容

### (一) 气管

1. 取材：狗的气管。染色：HE 染色。

2. 肉眼观察：标本为气管的横断面，腔面为黏膜，蓝色 "C" 形结构是透明软骨环。

3. 低倍镜观察：低倍镜下，管壁由内向外依次为黏膜层、黏膜下层和外膜（图 3-52）。

（1）黏膜层：黏膜表面为假复层纤毛柱状上皮，上皮下基膜明显，呈均质红染的条带状结构。上皮下方为固有层，由疏松结缔组织构成，内含丰富的血管、淋巴管和弹性纤维，以及一些腺体和少量的平滑肌。

（2）黏膜下层：黏膜下层为疏松结缔组织，与固有层和外膜无明显界限，内含较多的混合性腺（气管腺）及小血管。

（3）外膜：较厚，由透明软骨和疏松结缔组织构成，其中可见 "C" 形透明软骨环，缺口处由平滑肌和致密结缔组织相连接，有时可见混合腺和脂肪细胞。

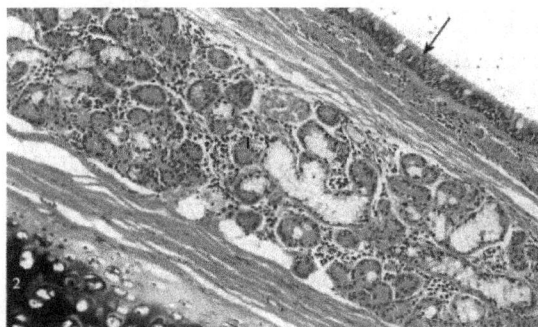

**图 3-52  气管光镜像  HE 染色  低倍**

箭头示黏膜上皮；1. 黏膜下层气管腺；2. 外膜透明软骨

4. 高倍镜观察（图 3-53）

（1）假复层纤毛柱状上皮：其中最多的是纤毛细胞，杯状细胞亦较多，刷细胞、小颗粒细胞、基细胞不易区分。

（2）混合性腺：由浆液性腺泡和黏液性腺泡组成，有时可见半月。

### (二) 肺

1. 取材：狗肺。染色：HE 染色。

2. 肉眼观察：标本呈海绵状，大部分

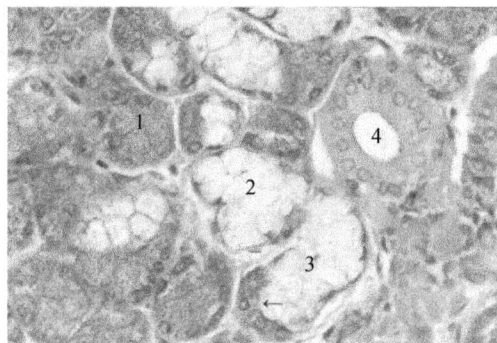

**图 3-53  混合性腺  高倍**

1. 浆液性腺泡；2. 黏液性腺泡；

3. 混合性腺泡；4. 导管；↑ 浆半月

是肺呼吸部，其内可见大小不等的腔隙，是肺内小支气管及各级分支和伴行的动脉、静脉的断面。

3. 低倍镜观察（图3-54、图3-55）：在标本一侧可见肺的表面被覆由薄层结缔组织和间皮共同构成的浆膜（被膜），实质内可见大量呈空泡状的肺泡，以及不同口径的支气管的分支和血管的断面。要注意伴行的肺血管分支与各级肺内支气管的区分；管壁厚、着色红、管腔大者为肺动脉血管；管壁薄、管腔大而不规则者为肺静脉血管；肺内各级支气管的分支，可根据管腔的大小，管壁的厚薄、上皮的类型（及有无杯状细胞）、固有层和平滑肌的厚薄、腺体和软骨的有无来辨别。

（1）小支气管：管壁厚，结构与气管基本相似；但管径变小，管壁变薄，三层分界不明显。其主要变化是：上皮仍为假复层纤毛柱状上皮，但上皮渐薄，杯状细胞渐少，黏膜下层内腺体变少，外膜中的软骨呈小片状，其间有间断的环形平滑肌束。

（2）细支气管：管腔变小，管壁变薄，上皮由假复层纤毛柱状上皮逐渐变为单层纤毛柱状上皮，腺体、软骨和杯状细胞减少或消失，而环形平滑肌相对增多。

（3）终末细支气管：管腔小，黏膜皱襞明显，上皮为单层柱状上皮，无杯状细胞，腺体和软骨均已消失，平滑肌形成了完整的环行层。

（4）呼吸性细支气管：管壁不完整，缺损处连有少量肺泡。上皮为单层立方上皮，上皮下有少量结缔组织和平滑肌。

（5）肺泡管：管壁上有许多肺泡开口，自身的管壁结构很少，仅存在于相邻的肺泡开口之间。在切片中呈现结节状膨大，表面为单层立方或扁平上皮，上皮下为平滑肌纤维。

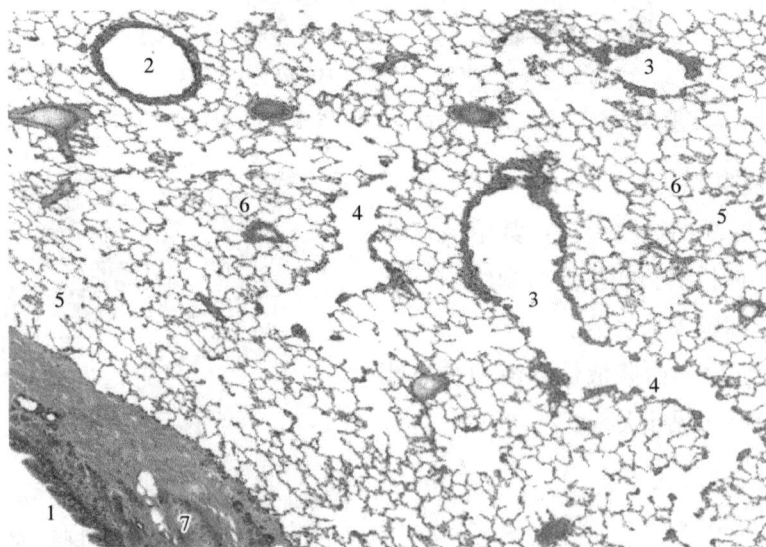

**图3-54　肺光镜像　HE染色　低倍**

1. 小支气管；2. 终末细支气管；3. 呼吸性细支气管；4. 肺泡管；5. 肺泡囊；6. 肺泡；7. 透明软骨

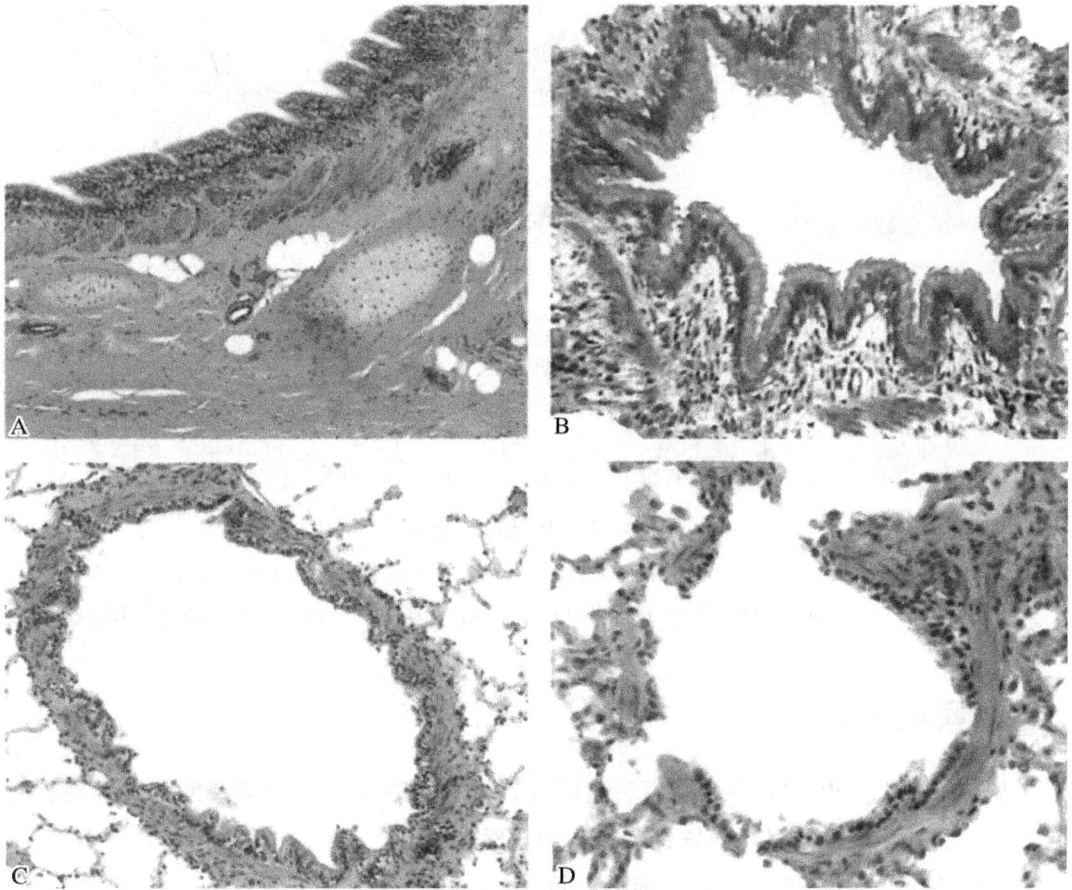

**图 3-55 肺光镜像 HE 染色 低倍**
A. 小支气管；B. 细支气管；C. 终末细支气管；D. 呼吸性细支气管

（6）肺泡囊：是若干肺泡共同围成的囊腔。囊壁由肺泡围成，相邻的肺泡间无结节状膨大。

（7）肺泡：为半球形小囊，彼此相连，可开口于呼吸性细支气管、肺泡管，或围成肺泡囊。肺泡壁很薄，由单层扁平或立方形的肺泡上皮和基膜构成。相邻肺泡之间的薄层结缔组织为肺泡隔。

4. **高倍镜观察**（图 3-56）

（1）肺泡上皮：有两种。一种为Ⅰ型肺泡细胞，其细胞极薄，核扁平；另一种为Ⅱ型肺泡细胞，其细胞呈立方形或圆形，核圆，胞质着色浅。

（2）肺泡隔：其内含有丰富的毛细血管网，肺泡隔和肺泡腔内可见肺巨噬细胞或尘细胞，内含吞噬的黑色尘粒。

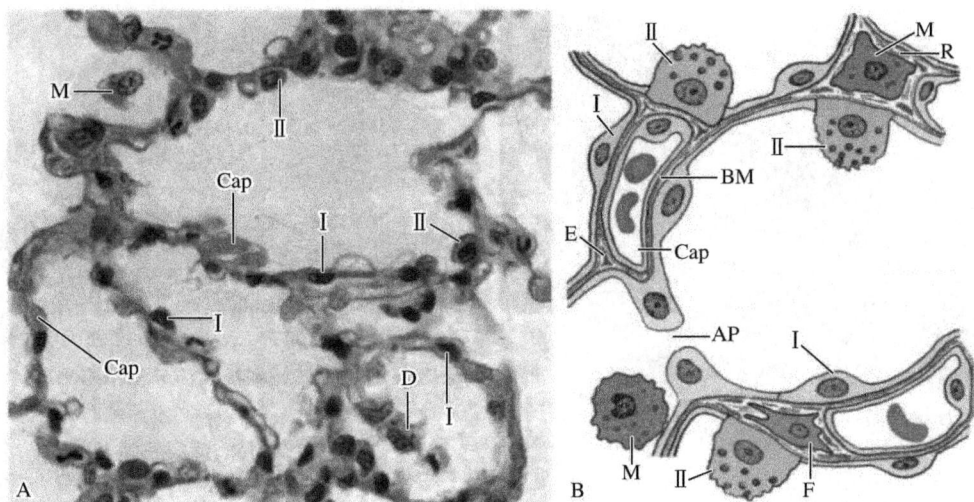

**图 3 - 56　肺泡与肺泡隔**

A. 光镜像　高倍；B. 模式图；Ⅰ为Ⅰ型肺泡细胞；Ⅱ为Ⅱ型肺泡细胞；Cap 为毛细血管；BM 为基膜；
　　F 为成纤维细胞；E 为弹性纤维；R 为网状纤维；AP 为肺泡孔；M/D 为巨噬细胞/尘细胞

## 四、案例导入

病史：赵某，男，30 岁，酗酒后遭雨淋，于当天晚上突然起病，寒战、高热、呼吸困难、胸痛，继而咳嗽，咳铁锈色痰，急送医院就诊。

体格检查：体温 39.1 ℃，左肺下叶闻及大量湿啰音。

辅助检查：血常规示 WBC $15 \times 10^9$/L，N 80%；X 线检查示左肺下叶有大片致密阴影。

诊断与治疗：患者被诊断为大叶性肺炎，经抗生素治疗，病情好转，各种症状逐渐消失，于入院后第 8 天自感无症状出院。

问题：

1. 什么是大叶性肺炎？左肺下叶为什么会出现大片致密阴影？肺组织的结构有哪些变化？

2. 患者为何出现高热、寒战、白细胞计数增多？为什么起病急、病情重、预后好？

## 五、思考题

1. 呼吸道的一般结构包括哪些？气管的结构特点与功能有何关系？

2. 肺实质的各部分组成有哪些？如何正确识别肺内各个结构？

3. 肺泡的结构与功能有何关系？

# 实验二十六　泌尿系统

## 一、实验目的

1. 掌握肾小体、肾小管各段和集合管的结构特点及其相互间的关系。
2. 熟悉球旁复合体的组成、结构及功能。
3. 熟悉膀胱壁的结构。

## 二、实验材料

多媒体显微图像互动显示系统、光学显微镜、泌尿系统各器官组织切片和电教片、擦镜纸。

## 三、实验内容

### (一) 肾脏

1. 取材：狗/猪肾。染色：HE 染色。

2. 肉眼观察：标本呈锥体形，锥体底部染色较深的为皮质，其中可见圆点状散在分布的肾小体；顶部染色略浅，为髓质（肾锥体）。皮质内可见红色条纹状结构，为髓放线。

3. 低倍镜观察（图 3-57）：表面为致密结缔组织构成的被膜。其深面为皮质，内有球状的肾小体和各种肾小管的断面。在皮、髓质交界处有弓形动、静脉的断面。髓质主要由平行的直行管道组成。髓质中的直行泌尿小管呈辐射状深入皮质称为髓放线，主要由一些直行的集合小管和肾小管直部组成。位于髓放线之间的皮质称为皮质迷路，由肾小体和肾小管曲部构成。

4. 高倍镜观察（图 3-58、图 3-59）：主要观察皮质迷路内的肾小体、近曲小管、远曲小管和致密斑。

（1）肾小体：断面呈圆形，由肾血管球和肾小囊组成。偶见有入球、出球微动脉出入的血管极或与近曲小管相连的尿极，靠近血管极的远曲小管其靠近肾小体侧的上皮细胞增高、变窄，密集排列，形成一个椭圆形斑，为致密斑。肾小体中央的毛细血管团即肾血管球。肾小囊分脏层和壁层。肾小囊脏层细胞又称为足细胞，紧贴毛细血管外面；壁层为单层扁平上皮，肾小囊脏、壁层之间是肾小囊腔。在 HE 染色标本中毛细血管内皮细胞、足细胞和球内系膜细胞不易分辨。

（2）近曲小管：分布在肾小体附近，断面较多，管壁较厚，管腔小而不规则。管壁上皮为立方形或锥体形上皮，细胞分界不清，细胞质呈强嗜酸性，被染成深红色，核圆、位于基部。腔面有排列紧密的刷状缘，基部有纵纹。

（3）远曲小管：也分布在肾小体附近，与近曲小管相比断面少、管径小、管壁较薄、管腔相对较大而规则，由单层立方上皮围成，细胞界限较清楚，细胞质呈弱嗜酸性，呈浅红色，核圆、位于中央。腔面无刷状缘，基底部可见纵纹。

髓放线和髓质主要有近端小管和远端小管的直部、细段和集合小管。

① 近直小管和远直小管：可在髓放线和髓质近皮质处找到，结构分别与其曲部相似。

② 细段：在髓质深部易见，管径细小，管壁为单层扁平上皮，但比毛细血管管壁稍厚，细胞核呈椭圆形且突向管腔，胞质色浅。

③ 集合小管：上皮为单层立方形或柱状上皮，细胞界限清楚，胞质明亮，核圆。随着集合小管的汇合，管壁由单层立方上皮移行为柱状上皮。近肾乳头处称为乳头管，上皮变为高柱状。

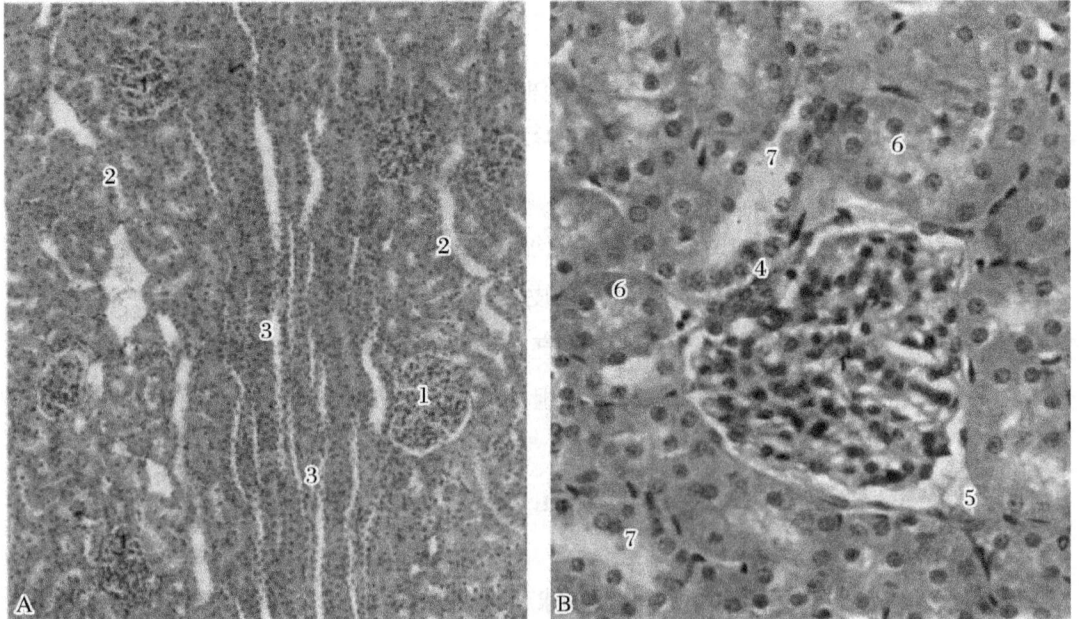

**图 3 - 57　肾皮质光镜像　HE 染色**
A. 低倍；B. 高倍；1 为肾小体；2 为皮质迷路；
3 为髓放线；4 为血管极；5 为尿极；6 为近曲小管；7 为远曲小管

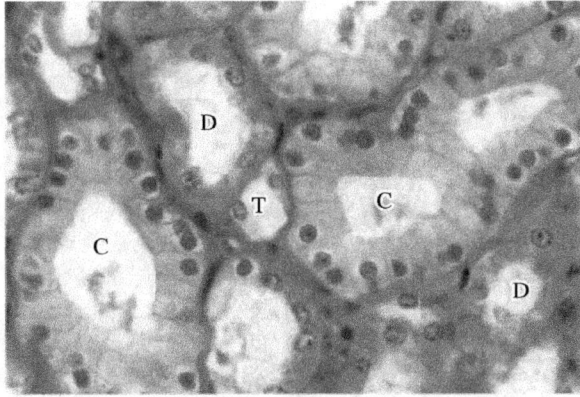

**图 3 - 58　肾髓质光镜像　HE 染色　高倍**

D 为远直小管；T 为细段；C 为集合管

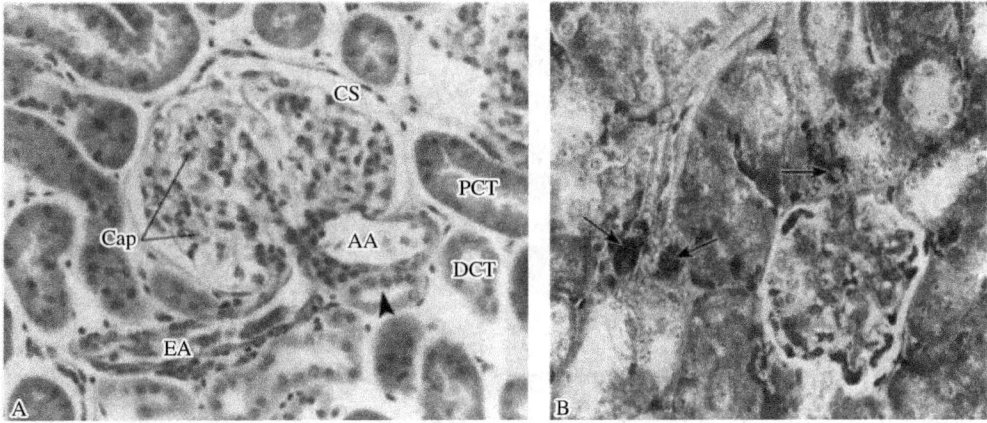

**图 3 - 59　球旁细胞光镜像　高倍**

A. HE 染色；B. Bowie 染色；AA 为入球微动脉；EA 为出球微动脉；PCT 为近曲小管；
DCT 为远曲小管；长箭头示球旁细胞；短箭头示致密斑；Cap 为毛细血管；CS 为肾小囊腔

## (二) 膀胱

1. 取材：人膀胱。染色：HE 染色。

2. 肉眼观察：标本成方形，一侧表面着色较深，为黏膜上皮处。

3. 低倍镜观察：依次区分黏膜层、肌层和外膜（图 3 - 60）。

（1）黏膜：由变移上皮和固有层组成。

（2）肌层：肌层由平滑肌组成，分为内纵、中环、外斜 3 层。

（3）外膜：大部分为纤维膜，膀胱顶部的为浆膜。

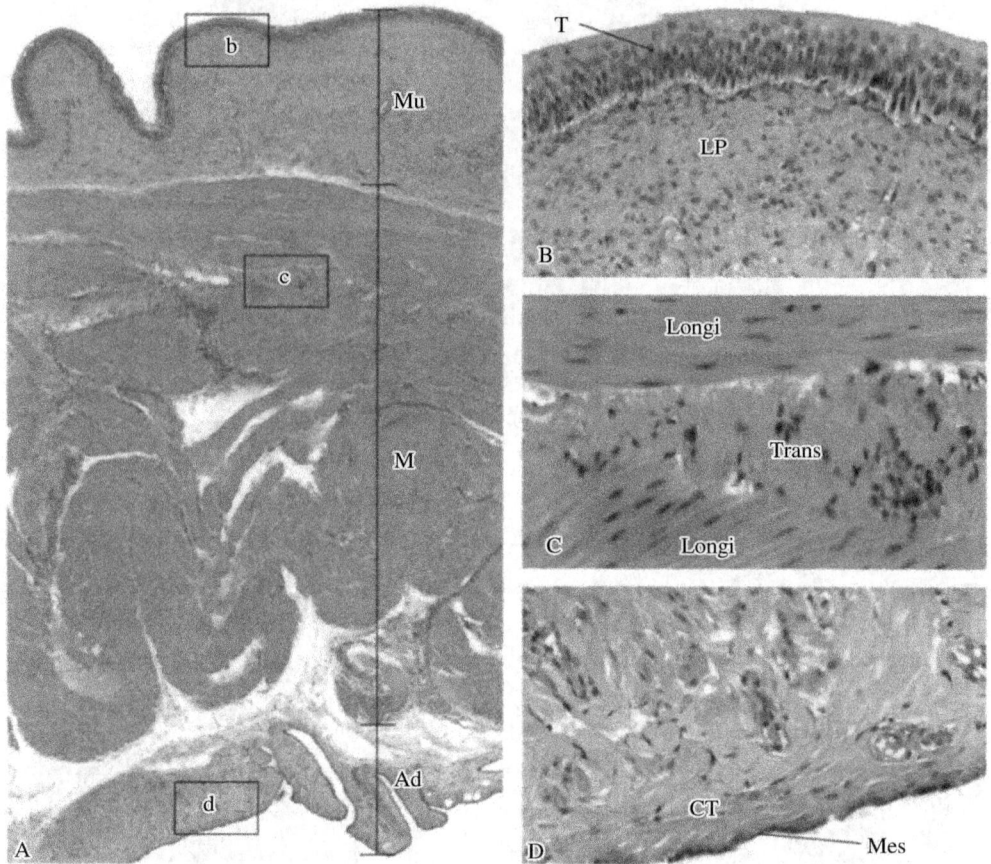

**图 3-60 膀胱壁光镜像 HE 染色**

A. 低倍；B～D. 中倍；B. A 中方框 b 的放大，示黏膜（Mu）变移上皮（T）和固有层（LP）；
C. A 中方框 e 的放大，示肌层（M）平滑肌纵（Longi）、横（Trans）切面，D. A 中方框 d 的放大，示外膜（Ad）疏松结缔组织（CT）和间皮（Mes）

## 四、案例导入 1

病史：陈某，男，50 岁，因间断性双下肢水肿 3 年、多尿、夜尿 2 个月、尿量明显减少 3 天入院。患者自述 10 岁时曾患"肾炎"。

体格检查：神志清楚，贫血貌，双踝部可凹陷性水肿。血压 184/110 mmHg。

辅助检查：血常规示 HB 70 g/L，血肌酐 855 mmol/L。尿常规示尿蛋白（＋＋＋），脓细胞（－）。

诊断与治疗：患者诊断为慢性肾炎、慢性肾功能衰竭、尿毒症。先给予饮食和对症治疗，后接受透析治疗。

问题:

1. 何谓尿毒症? 试分析肾的组织结构变化。

2. 患者为何出现血压升高、尿蛋白和双下肢水肿? 为什么要接受透析治疗?

3. 你认为患者需要多喝水还是限制水量? 为什么?

## 五、 案例导入 2

病史:任某,男,32 岁,因双侧腰痛 2 年、近几个月自感加重、出现血尿 2 天来院就诊。

体格检查:患者一般状况尚可,体温 36.4 ℃,血压 155/100 mmHg,腰围较粗,肾区有压痛。

辅助检查:超声检查示双肾增大明显,均可见多个无回声囊泡,最大者约 3.2 cm× 2.8 cm。尿常规示红细胞(+),尿蛋白(+)。

诊断与治疗:患者诊断为多囊肾。给予饮食及生活指导并准备囊肿去顶减压术等治疗。

问题:

1. 多囊肾是如何形成的? 为何进行性加重?

2. 泌尿系统还有哪些常见畸形?

## 六、 思考题

1. 试述一个肾单位各部的位置、形态结构特点与功能。

2. 原尿形成的结构基础是什么? 蛋白尿形成的部位及原因是什么?

3. 光镜下如何区分近曲小管、远曲小管? 为什么切片中近曲小管比远曲小管的断面多?

# 实验二十七　男性生殖系统

## 一、 实验目的

1. 掌握睾丸的一般组织结构、精子发生的过程和睾丸间质细胞的形态特点。

2. 掌握前列腺的组织结构特点。

3. 熟悉附睾的组织结构特点。

4. 了解输精管、精囊腺的管壁组织结构。

## 二、实验材料

多媒体显微图像互动显示系统、光学显微镜、男性生殖系统各器官组织切片和电教片、擦镜纸。

## 三、实验内容

### (一) 睾丸

1. 取材：人睾丸。染色：HE 染色。

2. 肉眼观察：睾丸为半圆形的断面，其一侧小的长条形结构是附睾。两者之间可见纵隔。

3. 低倍镜观察（图 3-61）

（1）被膜和纵隔：睾丸外表面有浆膜（间皮和结缔组织），其深面较厚的一层致密结缔组织为白膜，白膜在睾丸的后缘增厚的部分为睾丸纵隔，含有的不规则的腔隙为睾丸网。

（2）实质：内有许多生精小管断面。生精小管管壁厚，由排列为多层的生精上皮构成，生精小管之间的结缔组织内血管丰富，并含间质细胞。睾丸纵隔内可见大小不等、形态不规则的睾丸网断面和单层立方上皮构成的直细精管断面，两者的有无与切片部位的不同有关。

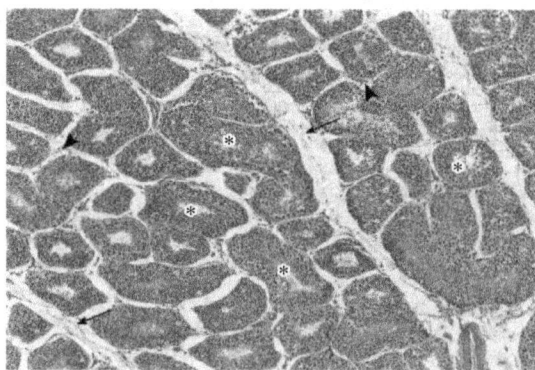

**图 3-61 生精小管光镜像 HE 染色 低倍**

星号示生精小管；长箭头示小叶隔；短箭头示睾丸间质

4. 高倍镜观察（图 3-62）

（1）生精小管：由生精上皮组成，包括生精细胞和支持细胞。小管外有基膜及肌样细胞和结缔组织。

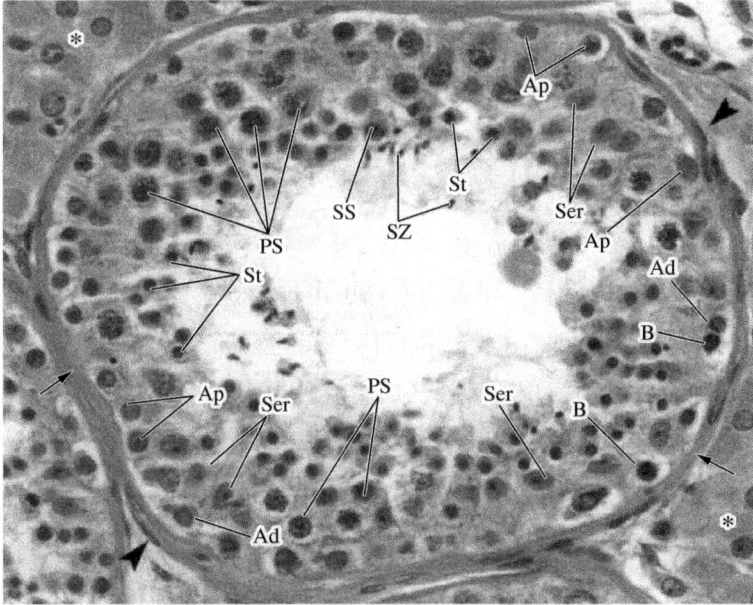

**图 3 - 62  生精小管光镜像  HE 染色  高倍**

Ad 为暗 A 型精原细胞；Ap 为亮 A 型精原细胞；B 为 B 型精原细胞；PS 为初级精母细胞；SS 为次级精母细胞；
S 为精子细胞；SZ 为精子；Se 为支持细胞；星号示间质细胞；长箭头示基膜；短箭头示肌上皮细胞

① 生精细胞包括下列部分：

精原细胞：紧贴基膜，较小，呈圆形或立方形，核圆，着色较深。

初级精母细胞：位于精原细胞近腔侧，胞体大，呈圆形，细胞多处于分裂象，核常呈丝球状。

次级精母细胞：在初级精母细胞的近腔侧，胞体较小，成群存在，由于存在时间短，在切片上不易见到。

精子细胞：位于近腔面，细胞小，呈圆形。核小，染色深。

精子：多靠近管腔，头部呈深紫蓝小点状，尾部不易见到。

② 支持细胞分布于各级生精细胞之间，但整个细胞轮廓不清。从小管基底伸达管腔。细胞核呈卵圆形或三角形，染色淡，核膜、核仁明显。

（2）睾丸间质：为生精小管间的结缔组织，有成群存在的间质细胞，呈圆形或多边形，核圆，胞质嗜酸性，染成红色（图 3 - 63）。

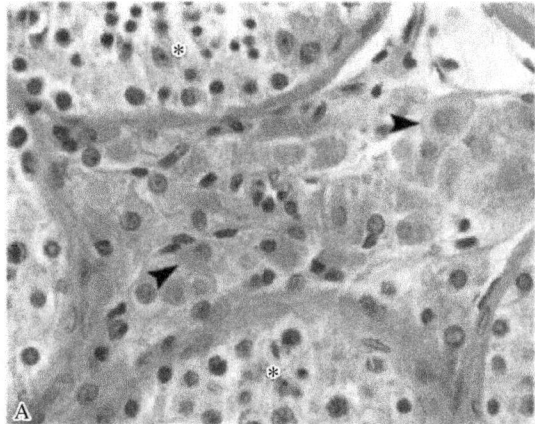

**图 3 - 63  睾丸间质  HE 染色  高倍**

星号示生精小管；短箭头示间质细胞

（3）精直小管：管径较细，管壁为单层矮柱状上皮，无生精细胞。

（4）睾丸网：在睾丸纵隔内，管壁为单层立方上皮。

## （二）附睾

1. 取材：人附睾。染色：HE 染色。

2. 肉眼观察：呈暗红色不规则形。

3. 低倍镜观察（图 3－64）：重点观察输出小管和附睾管两种管道。

（1）输出小管：与睾丸网相连接，构成附睾头的大部，远端与附睾管相连。管壁上皮由高柱状细胞与低柱状细胞相间排列构成，故腔面起伏不平。

（2）附睾管：管壁上皮由假复层纤毛柱状细胞构成，细胞表面有微绒毛（静纤毛）。管腔面规则，腔内见许多精子。

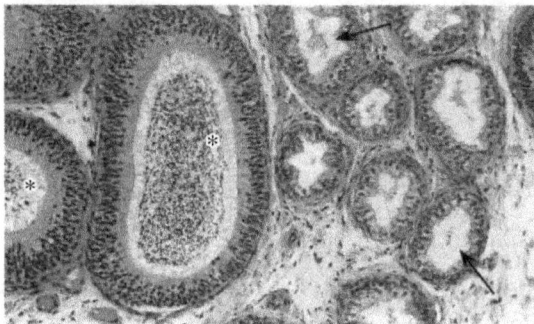

**图 3－64　附睾光镜像　HE 染色　低倍**
箭头示输出小管；星号示附睾管

4. 高倍镜观察：重点观察输出小管和附睾管管壁的特点。

（1）输出小管：因管壁由低柱状细胞、高柱状纤毛细胞相间排列而成，故管腔面不规则。上皮外有少量结缔组织和平滑肌。

（2）附睾管：管壁上皮为假复层纤毛柱状上皮，由柱状细胞和基细胞组成。细胞顶端有排列整齐的静纤毛，腔面平整，腔内可见精子。上皮外结缔组织内含薄层平滑肌和血管。

## （三）前列腺

1. 取材：人前列腺。染色：HE 染色。

2. 肉眼观察：实质中可见许多不规则的小腔隙，多为前列腺腺泡。

3. 低倍镜观察：表面有由致密结缔组织及平滑肌组成的被膜，并深入实质。实质中有大小不等、形态不一的前列腺腺泡，腺泡腔面起伏不平，有的腺腔内可看到嗜酸性的前列腺凝固体。腺泡之间有结缔组织和大量的平滑肌纤维。

4. 高倍镜观察（图 3 - 65）：重点观察前列腺腺泡和凝固体。

（1）前列腺腺泡：腺泡上皮形态多样，为单层立方上皮、单层柱状上皮或假复层柱状上皮，腺腔较大，形状不规则。

（2）凝固体：在腺泡腔内可见大小不等、圆形或椭圆形的前列腺凝固体，被染成了红色。

（3）被膜和基质的结缔组织中含有丰富的平滑肌。

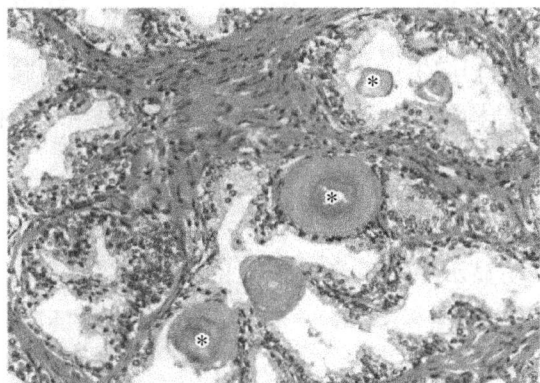

**图 3 - 65　前列腺光镜像　HE 染色　高倍**
星号示前列腺凝固体

## 四、　注意事项

生精小管的横切面中，生精上皮由多层细胞构成，需区分不同发育阶段的生殖细胞。

## 五、　案例导入

病史：李某，男，58 岁，因排尿困难、尿流变细、尿频和夜尿增多来院就诊。

体格检查：直肠肛诊示前列腺Ⅱ度肿大，质硬，有压痛。

辅助检查：超声检查示前列腺大小 5.6 cm×5.5 cm，回声欠均匀，形态饱满，包膜完整，向膀胱内突出明显，输尿管及膀胱未见异常。

诊断与治疗：患者诊断为前列腺增生。建议患者住院观察并准备手术治疗。

问题：

1. 前列腺增生会出现哪些临床症状？为什么？前列腺发生了哪些组织学变化？

2. 前列腺的组织特点是什么？增生好发于前列腺什么部位？

# 实验二十八　女性生殖系统

## 一、实验目的

1. 掌握卵泡发育的基本过程和各级卵泡的结构特点。
2. 掌握黄体的形成及组织结构特点。
3. 掌握子宫壁的结构和增生期、分泌期以及月经期子宫内膜的结构特点。
4. 了解乳腺的组织结构特点以及静止期和哺乳期乳腺组织结构的异同。

## 二、实验材料

多媒体显微图像互动显示系统、光学显微镜、女性生殖系统各器官组织切片和电教片、擦镜纸。

## 三、实验内容

### (一) 卵巢

1. 取材：猫或兔卵巢（纵切面）。染色：HE 染色。

2. 肉眼观察：切面近似卵圆形，外周较厚、致密，染色深的为皮质，有许多大小不等的各级泡。中央较疏松、染色浅，为髓质，内有小空泡状结构，即次级卵泡。

3. 低倍镜观察：自外向内分出被膜、皮质、髓质。

(1) 被膜：① 表面上皮为单层立方或扁平上皮；② 白膜为薄层致密结缔组织。

(2) 皮质：占卵巢的大部分，主要由各级卵泡及大量的结缔组织构成，此处的结缔组织细胞成分较多、密集、呈梭形。

(3) 髓质：为结缔组织，只占实质的一小部分，染色浅，含丰富的血管。在卵巢门的附近有一些平滑肌。

4. 高倍镜观察：重点观察不同发育阶段的卵泡。

(1) 原始卵泡（图 3-66）：位于皮质浅层，数量最多，体积小，卵泡中央为一个初级卵母细胞，周围为单层扁平的卵泡细胞。初级卵母细胞呈圆形，体积较大，核大而圆，核仁明显。

(2) 初级卵泡（图 3-67）：初级卵母细胞体积增大，卵泡细胞由单层扁平变为单层立方或单层柱状，或增殖为多层，最里面的一层卵泡细胞为柱状、呈放射状排列、称为放射冠。在卵母细胞与卵泡细胞之间出现一层均质的嗜酸性膜，称为透明带。

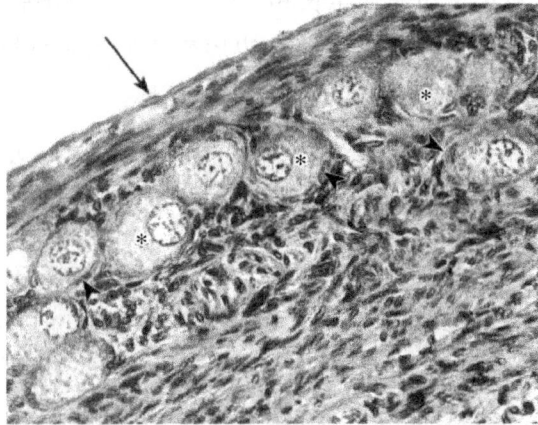

**图 3 - 66  原始卵泡光镜像  HE 染色  高倍**

长箭头示表面上皮；短箭头示卵泡细胞；星号示初级卵母细胞

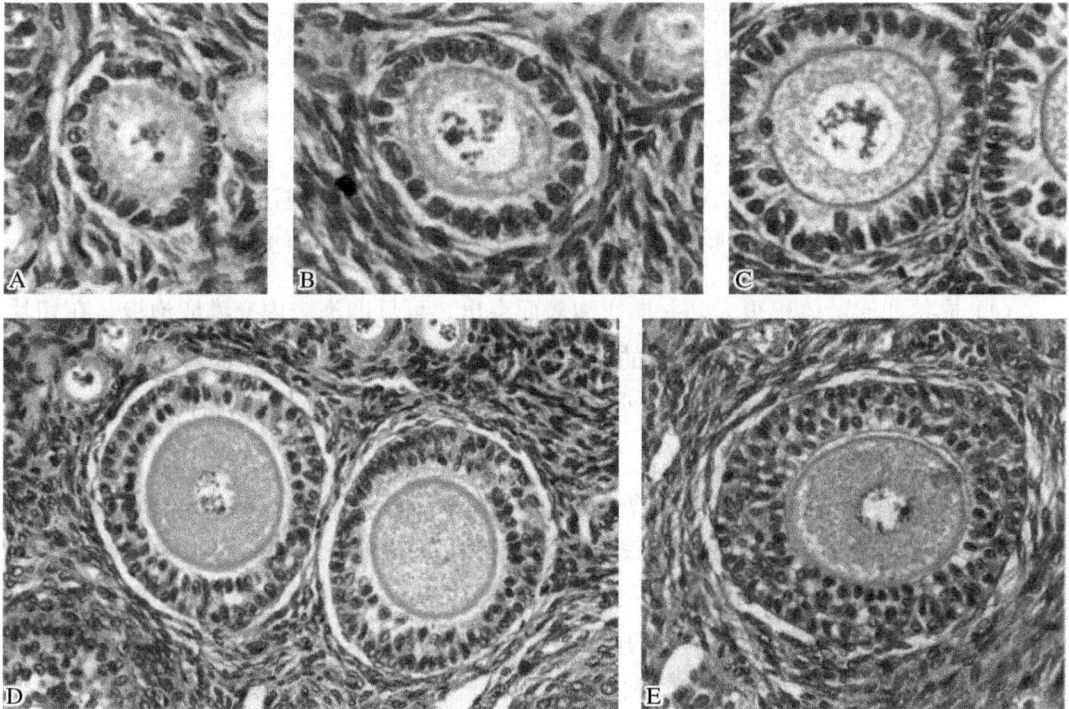

**图 3 - 67  早期和晚期初级卵泡光镜像  HE 染色  高倍**

A—C. 早期初级卵泡，卵泡细胞呈单层立方（A）、单层矮柱状（B）或单层高柱状（C）；
D 和 E. 晚期初级卵泡，卵泡细胞呈复层

（3）次级卵泡（图 3 - 68）：卵泡细胞层数进一步增多，细胞间出现大小不等的腔隙，并逐渐合并成一个大腔，为卵泡腔。腔内充满卵泡液，初级卵母细胞及其周围的透明带、放射冠及部分卵泡细胞突入卵泡腔内，形成卵丘。卵泡腔周围的数层卵泡细

胞构成卵泡壁，称为颗粒层，与卵泡生长相伴随，周围基质细胞向卵泡聚集形成卵泡膜。卵泡膜分化为两层。内层主要是一些多边形或梭形的膜细胞及丰富的毛细血管；外层主要由结缔组织构成，与周围结缔组织无明显分界。

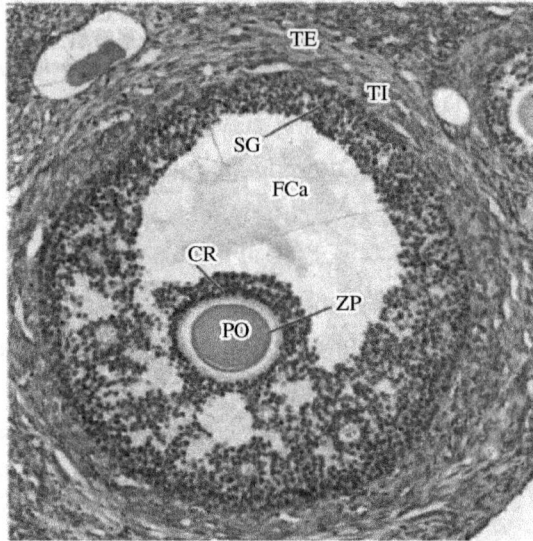

**图 3‑68　次级卵泡光镜像 HE 染色中倍**
PO 为初级卵母细胞；ZP 为透明带；CR 为放射冠；
FCa 为卵泡腔；SG 为颗粒层；TI 为内膜层；TE 为外膜层

（4）成熟卵泡：体积很大，并向卵泡表面突出。可见卵泡腔内充满卵泡液，在切片上显示为呈粉色的小颗粒。卵丘内的初级卵母细胞很大，透明带和放射冠更明显，卵泡膜发育充分，内膜层细胞内充满小脂滴，毛细血管丰富。由于取材时间不易掌握，切片中不易见到成熟卵泡。

（5）闭锁卵泡：见于卵泡发育的各个阶段。主要表现为卵母细胞退化或消失，透明带塌陷、皱缩甚至消失，卵泡颗粒层细胞萎缩、溶解或消失。晚期的闭锁卵泡仅见红色不规则的透明带残迹。

（6）间质腺：兔等啮齿类动物的卵巢中有许多排列成团或索状的间质腺。其细胞体积大，呈多边形，细胞质着色浅，细胞核呈圆形。

（7）黄体（图 3‑69）：为较大的、着色浅的一团细胞，其周围有结缔组织包绕。细胞排列成团索状，细胞间血管丰富。颗粒黄体细胞较大，呈多边形，核圆或卵圆、位于细胞中央，胞质呈粉红色，内含许多脂滴，制片过程中被溶解，呈小空泡。膜黄体细胞胞体较小，着色较深，位于颗粒黄体细胞团的周边部分。

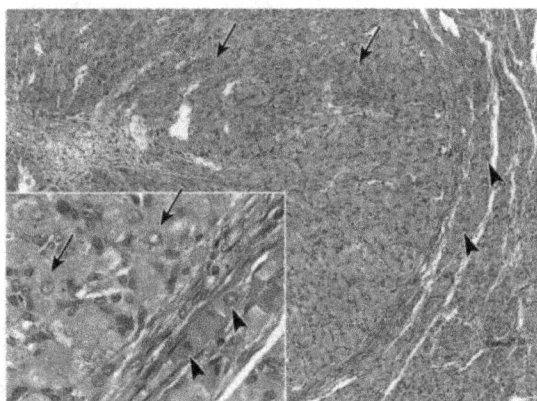

**图 3 - 69　黄体光镜像　HE 染色　低倍和高倍**

长箭头示颗粒黄体细胞；短箭头示膜黄体细胞

## (二) 输卵管

1. 取材：人输卵管壶腹部。染色：HE 染色。

2. 肉眼观察：切片为输卵管壶腹部的横切面，管腔中有许多皱襞突入。

3. 低倍镜观察（图 3 - 70）：

（1）黏膜皱襞：黏膜形成发达的皱襞，上皮为单层柱状，由分泌细胞和纤毛细胞组成。固有层甚薄。

（2）肌层：为内环、外纵两层平滑肌。

（3）浆膜：由疏松结缔组织和间皮组成。

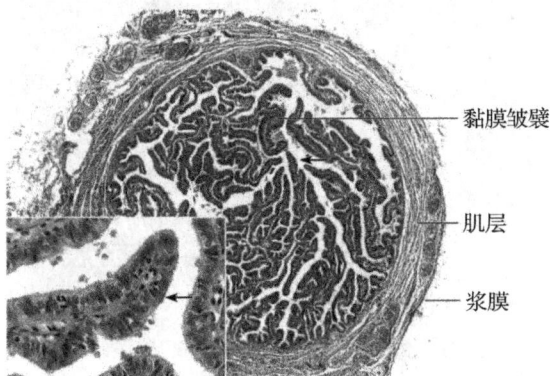

黏膜皱襞

肌层

浆膜

**图 3 - 70　输卵管壶腹部光镜像　HE 染色　低倍**

（左下插图）箭头示黏膜皱襞

4. 高倍镜观察：上皮有纤毛的细胞较大，着色较浅。无纤毛的分泌细胞较细而高，着色深。

## （三）子宫（分泌期）

1. 取材：人子宫。染色：HE染色。

2. 肉眼观察：标本呈矩形，其一侧被染成蓝紫色的是子宫内膜，其余被染成红色的是肌层。

3. 低倍镜观察：先区分子宫壁的三层结构，再重点观察子宫内膜。

（1）子宫内膜：由上皮和固有层构成。固有层较厚，分为浅层和深层。浅层是功能层，其内有很多弯曲扩张的腺体和成串排列的小动脉，腔内有较多被染成粉红色的分泌物，腺腔内常有分泌物。深层较薄，是基底层，内含的子宫腺腺体直，腺腔小，着色较深。

（2）肌层：较厚，为平滑肌。大致可分为内纵、中环、外纵三层。

（3）外膜：为浆膜。

4. 高倍镜观察（图3-71）：重点观察子宫内膜的上皮和固有层。

（1）上皮：为单层柱状上皮，少数细胞表面有纤毛。

（2）固有层：由富含细胞的幼稚结缔组织构成。

① 基质细胞：体积大，细胞核呈椭圆形，细胞核和细胞质着色浅。

② 子宫腺：为单层柱状上皮，腺腔大小形态不等，可见嗜酸性的分泌物，腺细胞着色浅，在细胞核的下方或上方可见空泡。

③ 血管：在功能层可见成串的微动脉断面，这些为螺旋动脉的断面。

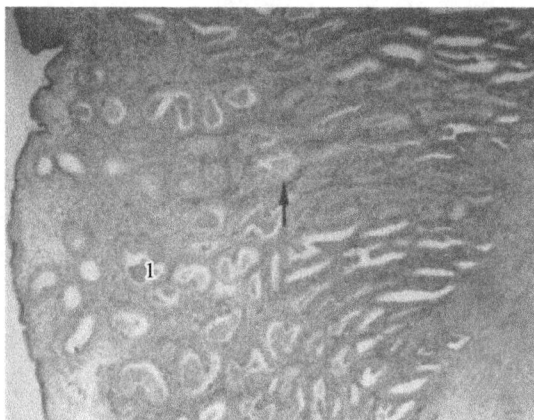

图3-71 子宫内膜分泌期光镜像 HE染色 高倍镜

## 四、案例导入

病史：陈某，女，30岁，因月经不规则，量少2年，闭经半年伴有潮热、多汗、失眠、健忘和焦虑来院就诊。

体格检查：妇科检查示子宫卵巢均小于正常。

辅助检查：血清检查示雌孕激素水平低，FSH 和 LH 均较高。超声检查示子宫偏小，双侧卵巢明显萎缩。

诊断与治疗：患者为卵巢功能早衰。给予心理辅导及雌孕激素代替治疗缓解症状。

**问题：**

1. 什么是卵巢功能早衰？卵巢和子宫有哪些组织形态学变化？

2. 患者为何出现潮热、多汗、失眠、健忘和焦虑等症状？如何预防卵巢早衰？

## 五 思考题

1. 试述各级生精细胞在生精小管中的形态特点和位置变化。

2. 试述睾丸间质细胞和支持细胞的结构和功能。

3. 光镜下如何区分附睾中的输出小管和附睾管？

4. 试述卵泡发育的基本过程和各级卵泡的结构特点。

5. 试述黄体和间质腺的结构特点。光镜下如何区分？

6. 试述子宫内膜分泌期与增生期的组织结构特点。

### 本章参考文献

[1] 魏丽华,苏衍萍,崔海庆.组织学与胚胎学实验指导和图谱[M].2 版.上海:上海科学技术出版社,2012.

[2] 李和,李继承.组织学与胚胎学[M].3 版.北京:人民卫生出版社,2015.

[3] 苏衍萍.组织学与胚胎学[M].2 版.北京:中国科学技术出版社,2022.

[4] 韩芳.组织学与胚胎学[M].4 版.北京:高等教育出版社,2022.

[5] 唐军民,张雷.组织学与胚胎学[M].4 版.北京:北京大学医学出版社,2018.

[6] Larsen W J. Human Embryology[M].北京:人民卫生出版社,2009.

[7] 李继承,曾园山.组织学与胚胎学[M].9 版.北京:人民卫生出版社,2018.

第三部分

人体机能与调控

# 第四章
# 生理学

## 实验二十九　制备坐骨神经腓肠肌标本

### 一、实验目的和原理

蛙类的一些基本生命活动规律与温血动物相似，而维持其离体组织正常活动所需的理化条件比较简单，易于建立和控制。因此，在实验中常用蟾蜍或蛙的坐骨神经腓肠肌标本来观察兴奋与兴奋性、刺激与肌肉收缩等基本生命现象和过程。故制备坐骨神经腓肠肌标本是机能学实验中必须掌握的一项基本技术。本实验要求掌握制备坐骨神经腓肠肌标本的技能，并获得兴奋性良好的标本。

### 二、实验材料

蟾蜍或蛙；蛙板、玻璃分针、普通剪刀、手术剪、镊子、探针、玻璃分针、蛙钉、瓷盘、滴管、培养皿、锌铜弓；任氏液。

### 三、实验步骤

1. 破坏脑和脊髓

取蟾蜍一只，用自来水冲洗干净。左手握住蟾蜍，用食指按压其头部前端，拇指按压背部，右手持探针于枕骨大孔处垂直刺入，向前通过枕骨大孔刺入颅腔，左右搅动充分捣毁脑组织。然后将探针抽回至进针处，再向后刺入脊椎管，反复提插捣毁脊髓。此时如蟾蜍四肢松软、呼吸消失，表明脑和脊髓已完全破坏，否则应按上法反复进行。

2. 剪除躯干上部及内脏

在骶髂关节水平以上1～2 cm处剪断脊柱，左手握住蟾蜍后肢，用拇指压住骶骨，使蟾蜍头与内脏自然下垂，右手持普通剪刀，沿脊柱两侧剪除一切内脏及头胸部，留下后肢、骶骨、脊柱以及紧贴于脊柱两侧的坐骨神经。剪除过程中注意勿损伤坐骨神经。

3. 剥皮

左手握紧脊柱断端（注意不要握住或压迫神经），右手握住其上的皮肤边缘，用力向下剥掉全部后肢的皮肤。把标本放在盛有任氏液的培养皿中。将手及用过的剪刀、镊子等全部手术器械洗净，再进行下面的步骤。

4. 分离两腿

用镊子夹住脊柱将标本提起，背面朝上，剪去向上突起的尾骨（注意勿损伤坐骨神经）。然后沿正中线用剪刀将脊柱和耻骨联合中央劈开两侧大腿，并完全分离，注意保护脊柱两侧灰白色的神经。将两条腿浸入盛有任氏液的培养皿中。

5. 制作坐骨神经腓肠肌标本

取一条腿放置于蛙板上或置于蛙板上的小块玻璃板上。

（1）游离坐骨神经：将腿标本腹面朝上放置（图 4-1）。用玻璃分针沿脊柱旁游离坐骨神经，并于近脊柱处穿线结扎神经。再将标本背面朝上放置，把梨状肌及其附近的结缔组织剪去。循坐骨神经沟（股二头肌与半膜肌之间的裂缝处），找出坐骨神经的大腿段。用玻璃分针仔细剥离，然后从脊柱根部将坐骨神经剪断，手执结扎神经的线将神经轻轻提起，剪断坐骨神经的所有分支，并将神经一直游离至腘窝。

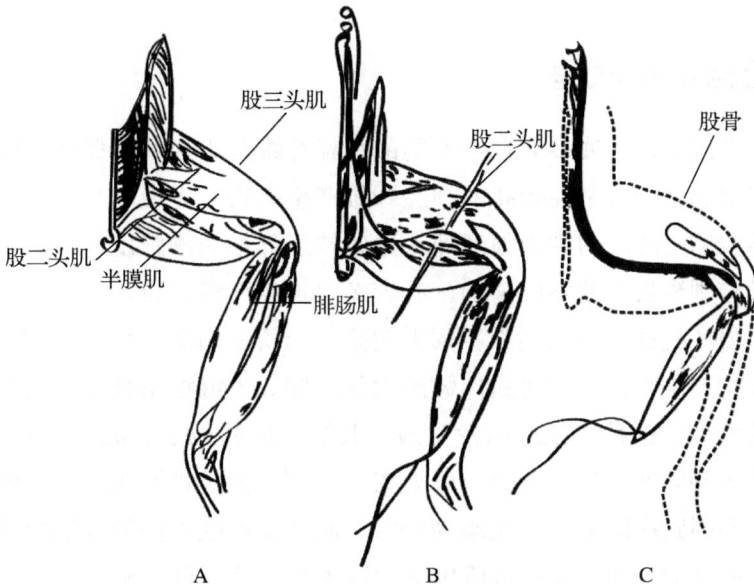

图 4-1　坐骨神经腓肠肌标本

（2）完成坐骨神经小腿标本：将游离干净的坐骨神经搭于腓肠肌上，在膝关节周围剪掉全部大腿肌肉，并用普通剪刀将股骨刮干净。然后从股骨中部剪去上段股骨，保留的部分就是坐骨神经小腿标本。

（3）完成坐骨神经腓肠肌标本：将上述坐骨神经小腿标本在跟腱处穿线结扎后，于结扎处远端剪断跟腱，游离腓肠肌至膝关节处，然后从膝关节处将小腿其余部分剪掉。这样就制得一个具有附着在股骨上的腓肠肌并带有支配腓肠肌的坐骨神经的标本。

6. 检查标本兴奋性

用经任氏液湿润的锌铜弓轻轻接触一下坐骨神经，如腓肠肌发生迅速而明显的收缩，则表明标本的兴奋性良好，即可将标本放在盛有任氏液的培养皿中，以备实验用。若无锌铜弓，亦可用中等强度单个电刺激测试神经肌肉标本的兴奋性。

## 四、 注意事项

1. 操作过程中，勿污染、压榨、损伤、过度牵拉神经和肌肉。
2. 经常给神经肌肉上滴加任氏液，防止表面干燥，以保持其正常兴奋性。

## 五、 思考题

制备的坐骨神经腓肠肌标本兴奋性如何？有哪些操作体会？

# 实验三十　不同刺激强度和频率对骨骼肌收缩的影响

## 一、 实验目的和原理

一条坐骨神经干是由许多兴奋性不同的神经纤维所组成的。保持足够的刺激时间不变，刚好能引起其中兴奋性较高的神经纤维产生兴奋，表现为受这些神经纤维支配的肌纤维发生收缩，此时的刺激强度即为这些神经纤维的阈强度，具有此强度的刺激叫阈刺激。随着刺激强度的不断增加，有较多的神经纤维兴奋，肌肉的收缩反应也相应逐步增大，强度超过阈值的刺激叫阈上刺激。当阈上刺激强度增大到某一值时，神经中所有纤维均产生兴奋，此时肌肉做最大的收缩。再继续增强刺激强度，肌肉收缩反应不再继续增大。这种能使肌肉发生最大收缩反应的最小刺激强度称为最适强度。具有最适强度的刺激称为最大刺激。可见在一定范围内，骨骼肌收缩力的大小决定于刺激的强度。不同频率的电脉冲刺激神经时，肌肉会产生不同的收缩反应。若刺激频率较低，每次刺激的时间间隔超过肌肉单次收缩的持续时间，则肌肉的反应表现为一连串的单收缩；若刺激频率逐渐增加，刺激间隔逐渐缩短，肌肉收缩的反应可以融合，开始表现为不完全强直收缩，以后成为完全强直收缩。本实验目的在于观察刺激强度和肌肉收缩力量及刺激频率和肌肉收缩形式之间的关系，从而认识机体在自然状态下骨骼肌的收缩形式及其生理意义。

## 二、 实验材料

蟾蜍或蛙；蛙类手术器械、SMUP-PC 生理信号处理系统、肌动器（肌槽）、张力换能器；任氏液。

## 三、 实验步骤

1. 制备坐骨神经腓肠肌标本，在任氏液中浸泡 10～15 min。

2. 实验装置：坐骨神经-腓肠肌标本的股骨固定于肌槽插孔中。坐骨神经放置在刺激电极上，将腓肠肌肌腱上的丝线系于张力换能器（全量程 100 g 或 50 g）的着力点上，调节肌槽与换能器之间的位置和距离，使丝线垂直、松紧度合适，并令肌肉处于自然拉长的长度。

按图 4-2 连接实验装置，打开微机、四路放大器的电源开关，指示灯亮，在菜单条目中选择"骨骼肌单收缩与复合收缩"程序，打开信号处理系统主界面，点击显示屏上快捷方式图标（也可运行中设置直接进行处理系统程序）。肌肉收缩信号由压力放大通道输入处理系统。四路放大器 D/A-1 或 D/A-2 输出接刺激电极，D/A-1 或 D/A-2 的输出幅度，由电位器顺时针方向调节，强度在 1～5 V 的范围内连续可调，也可由主界面右侧灰色三角按钮调整各项参数，上下三角表示设置量的增大或减小，数值由三角旁的数值框显示。

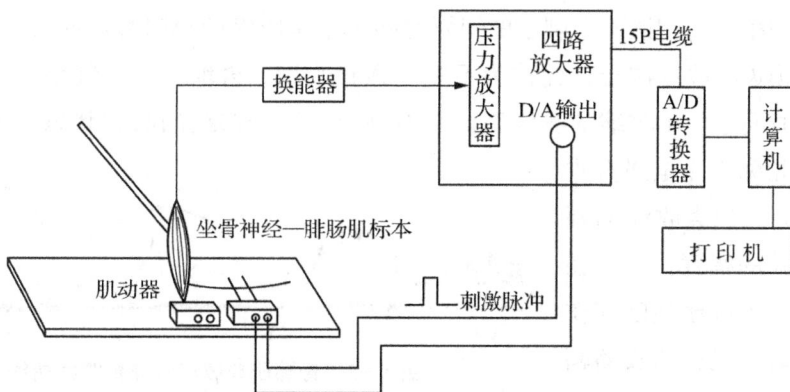

**图 4-2 仪器连接示意图**

## 四、 结果整理及分析

程序参数设置如下：

扫描控制：触发扫描；扫描速度调节由"《"或"》"改变 X 轴的坐标时间。一般为 0.4～0.8 s/div。

刺激器控制：根据需要设置前延时，脉冲宽度为 0.1～0.3 ms，调节脉冲强度、刺激时间。

1. 不同刺激强度对腓肠肌收缩的影响

按键盘空格键或单击"刺激"按钮，刺激脉冲输出，屏幕显示收缩曲线，改变脉冲强度，观察不同刺激强度与肌肉收缩力量之间的关系。

（1）确定本组所制备标本产生兴奋收缩所需阈强度，并辨认肌肉收缩的三个时期。肌肉兴奋的外在表现是收缩。肌肉收缩有两种形式，一种为等长收缩，另一种为等张收缩。给活着的肌肉一个短暂的有效刺激，肌肉将发生一次（等张或等长）收缩，此称为单收缩。单收缩的全过程可以分为潜伏期、收缩期和舒张期。其具体时间和收缩幅度可因不同动物和不同肌肉及肌肉当时的机能状态的不同而各不相同。蟾蜍腓肠肌的单收缩共历时约 0.12 s，其中潜伏期 0.01 s、收缩期 0.05 s、舒张期 0.06 s。

（2）逐渐增大脉冲强度，观察刺激强度与肌肉收缩力量之间的关系，找到最适强度和最大刺激。

2. 不同刺激频率对腓肠肌收缩的影响

将刺激强度固定在最适强度，调整频率、刺激时间，相继给肌肉两个有效刺激，且使两个刺激的间隔时间小于该肌肉单收缩的总时程，则引起肌肉的收缩可以总和起来，出现一相继连续的两个收缩，称此为复合收缩。当给肌肉一连串有效刺激时，可因刺激频率不同，肌肉呈现不同的收缩形式。如果刺激频率很低，即相继两个刺激的间隔大于单收缩的总时程，肌肉出现一连串的在收缩波形上彼此分开的单收缩。若逐渐增大刺激频率，使相继两个刺激的间隔时间小于单收缩的总时程，而大于其收缩期，肌肉则呈现锯齿状收缩波形，此称为不完全强直收缩。再增大刺激频率，使相继两个刺激的间隔时间小于单收缩的收缩期，肌肉将处于完全持续的收缩状态，看不出舒张期的痕迹，此称为完全强直收缩（图 4-3）。强直收缩的幅度大于单收缩的幅度，并且在一定范围内，当刺激强度和作用时间不变时，肌肉的收缩幅度随着刺激频率的增加而增高。在体骨骼肌的收缩都是强直收缩。

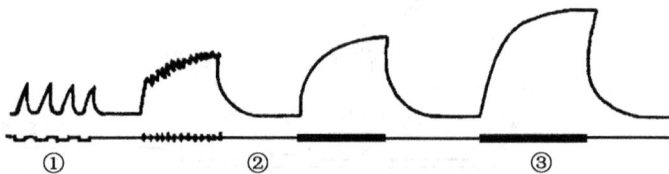

图 4-3　骨骼肌单收缩和复合收缩曲线
① 单收缩；② 不完全强直收缩；③ 完全强直收缩

## 五、注意事项

1. 每次刺激后不管肌肉有无收缩，只要有刺激，都需要记录。如有肌肉收缩，则待肌肉收缩完全恢复至基线后，再进行下一次刺激，使每次肌肉收缩的曲线起点均在同一水平上。

2. 每两次刺激之间要让标本休息 0.5 min，并用任氏液湿润标本，以保持良好兴奋性。

## 六、 思考题

1. 骨骼肌的收缩与刺激强度之间的关系如何？
2. 为什么在达到最大刺激之前，骨骼肌收缩会随刺激强度的增加而增大幅度？
3. 为什么刺激频率增加时，肌肉收缩幅度也增大？
4. 如果刺激直接施加在肌肉上会出现什么现象？为什么？

# 实验三十一　出血时间和凝血时间的测定

## 一、 实验目的和原理

学习出血时间、凝血时间的测定方法。出血时间是指从小血管破损出血起至自行停止出血所需的时间，实际是测量微小血管口封闭所需时间。出血时间的长短与小血管的收缩，血小板的黏着、聚集、释放及收缩等功能有关。出血时间测定，可检查生理止血过程是否正常及血小板的数量和功能状态。凝血时间是指血液流出血管到出现纤维蛋白细丝所需的时间，测定凝血时间主要反映有无凝血因子缺乏或减少。

## 二、 实验材料

人；采血针、75%乙醇棉球、干棉球、秒表、滤纸条、玻片及大头针等。

## 三、 实验步骤

1. 出血时间的测定

用 75%乙醇棉球消毒耳垂或末节指端后，用消毒后的采血针快速刺入皮肤 2～3 mm 深，让血自然流出。立即记下时间，每隔 30 s 用滤纸条轻触血液，吸去流出的血液，使滤纸上的血点依次排列，直到无血液流出为止，记下开始出血至停止出血的时间，或以滤纸条上血点数除以 2 即为出血时间。正常人为 1～4 min。

2. 凝血时间的测定

操作同上，刺破耳垂或指端后，用玻片接下自然流出的第一滴血，立即记下时间，然后每隔 30 s 用针尖挑血一次，直至挑起细纤维血丝止。从开始流血到挑起细纤维血丝的时间即为凝血时间。正常人为 2～8 min。

## 四、注意事项

1. 采血针应锐利，让血自然流出，不可挤压。刺入深度要适宜，如果过深，组织受损过重，反而会使凝血时间缩短。

2. 针尖挑血，应朝向一个方向横穿直挑，勿多方向挑动和挑动次数过多，以免破坏纤维蛋白网状结构，造成不凝血假象。

## 五、思考题

1. 出血时间和凝血时间延长的临床意义是什么？
2. 试述正常的生理止血过程。

# 实验三十二　红细胞渗透脆性的测定

## 一、实验目的与原理

掌握测定红细胞渗透脆性的方法，测定不同鱼类红细胞渗透脆性并理解细胞外液渗透压对维持细胞正常形态与功能的重要性。

正常情况下，动物红细胞内的渗透压与血浆的渗透压相等，哺乳动物约相当于 0.9% NaCl 溶液的渗透压，鱼类的等渗溶液为 0.85%～1.0% NaCl 溶液。将红细胞置于等渗溶液中，其形态和容积可保持不变。若将红细胞悬浮于低渗的 NaCl 溶液中，则水分进入红细胞使之膨胀甚至破裂溶解，但红细胞对低渗溶液具有一定的抵抗力，其抵抗力大小与红细胞膜脆性有关。

通常用不同浓度的 NaCl 溶液来测定红细胞膜的渗透脆性。红细胞膜渗透脆性大的，则对低渗 NaCl 溶液的抵抗力小，NaCl 溶液的渗透压稍有降低，此类红细胞便发生破裂而溶血。反之，脆性小的则对 NaCl 溶液的抵抗力大，NaCl 溶液的渗透压降到很低时才使这些红细胞破裂溶血。刚能引起一部分红细胞溶解的低渗 NaCl 的浓度可以代表最小抵抗值；使全部红细胞溶解的 NaCl 浓度为最大抵抗值。通常就以抵抗值表示红细胞的渗透脆性。刚成熟的红细胞，其膜的渗透脆性较小，而衰老的红细胞膜的渗透脆性较大。

## 二、实验材料

鲤鱼、鲫鱼或草鱼；5 mL 无菌注射器，消毒棉球，中试管，小试管，试管架，滴管，1% NaCl 溶液，蒸馏水，75%乙醇，碘酒，凹瓷盘，1%肝素或10%草酸钾溶液，3.8%枸橼酸钠。

## 三、 实验步骤

1. 取小试管 10 支，编号后，按表 4 - 1 制成不同浓度的 NaCl 溶液。

**表 4 - 1   不同浓度的 NaCl 溶液配制**

| 试管号 | 1 | 2 | 3 | 4 | 5 | 6 | 7 | 8 | 9 | 10 |
|---|---|---|---|---|---|---|---|---|---|---|
| 1% NaCl/mL | 0.90 | 0.65 | 0.60 | 0.55 | 0.5 | 0.45 | 0.40 | 0.35 | 0.30 | 0.25 |
| 蒸馏水/mL | 0.1 | 0.35 | 0.40 | 0.45 | 0.5 | 0.55 | 0.6 | 0.65 | 0.70 | 0.75 |
| NaCl 溶液浓度/% | 0.9 | 0.65 | 0.60 | 0.55 | 0.5 | 0.45 | 0.40 | 0.35 | 0.30 | 0.25 |

2. 用润湿过抗凝剂的注射器从鱼尾静脉采 1 mL 血，立即向每一试管中各加一滴血，将试管夹在两掌心中迅速搓动，使血液与管内 NaCl 溶液混匀（切勿用力震荡），室温下放置 2 h 后观察结果。多余血液注入盛有 0.1 mL 3.8% 枸橼酸钠的试管内，加以混合，以备重复实验使用。

3. 观察结果：记录开始溶血和完全溶血的两管 NaCl 溶液浓度。按下列标准判断有无溶血、不完全溶血或完全溶血。

（1）上清液无色，管底为混浊红色或有沉淀的红细胞，表示没有溶血。

（2）上清液呈淡红色，管底为混浊红色表示只有部分红细胞破裂溶解，为不完全溶血。开始出现部分溶血的 NaCl 溶液浓度，即为红细胞的最小抵抗值，也是红细胞的最大脆性。

（3）管内液体完全变成透明的红色，管底无细胞沉积，为完全溶血。引起红细胞完全溶解的最低 NaCl 溶液浓度，即为红细胞的最大抵抗值，即红细胞的最小脆性。

## 四、 注意事项

1. 配制 1.0% NaCl 溶液，称量必须准确。

2. 取血时一定要避免溶血。

3. 滴加血液时要靠近液面，使血滴轻轻滴入溶液以免血滴冲击力太大，使红细胞破损而造成溶血的假象。

4. 加入血滴后，轻轻摇匀溶液，切勿剧烈振荡。

5. 应在光线明亮处观察结果。如对完全溶血管有疑问，可用离心机离心后，取试管底部液体一滴，在显微镜下观察是否有红细胞存在。

## 五、 思考题

影响红细胞渗透脆性的因素是什么？

## 实验三十三　心血管活动的神经体液调节

### 一、实验目的和原理

心脏和血管的活动受神经、体液和自身调节机制的调节。神经调节是指中枢神经系统通过反射调节心血管的活动，各种内外感受器的传入信息进入心血管中枢后，经过中枢的整合处理，改变了交感和副交感传出神经的紧张性活动，进而改变心排血量和外周阻力，使动脉血压得到调节。支配心脏的交感神经兴奋时，末梢释放去甲肾上腺素（NE），激活心肌膜上的 $\beta_1$ 受体，使心率加快，心肌收缩力加强，心内兴奋传导加速，从而使心排血量增加；支配心脏的迷走神经兴奋时，末梢释放乙酰胆碱（Ach），激活心肌膜上的 M 受体，引起心率减慢，心房肌收缩力减弱，房室间传导速度减慢，从而使心排血量减少。支配血管的自主神经主要是交感缩血管神经，它兴奋时末梢释放的去甲肾上腺素与血管平滑肌细胞膜上的受体结合，使平滑肌收缩，血管口径变小，外周阻力增大，同时由于容量血管收缩，促进静脉回流，心排血量亦增加。

心血管的活动还受到许多体液因素的调节。肾上腺素和去甲肾上腺素是其中两种主要的调节因素，肾上腺素对 α 和 β 受体都有激动作用，可使心跳加快加强，心排血量增加。它对血管的影响要看作用的血管壁上哪一类受体占优势。一般来说，在整体情况下，小剂量肾上腺素主要引起体内血液重分配，对总外周阻力影响不大，但大剂量的肾上腺素亦可使外周阻力明显升高。去甲肾上腺素主要激活 α 受体，所以其作用主要是引起外周血管广泛收缩，通过增加外周阻力而使动脉血压升高，对心脏的直接作用较小，而且在外源性给予时常因明显的升压作用而引起反射性心率下降。

本实验以动脉血压为指标，观察整体情况下一些神经体液因素对心血管活动的调节。

### 二、实验材料

家兔；信号处理系统、血压换能器、塑料动脉插管、活动双凹夹、试管夹、铁支架、三通管、双极保护电极、兔手术台、哺乳动物手术器械、注射器（1 mL，2 mL，10 mL）、有色丝线、纱布、脱脂棉；20％氨基甲酸乙酯、0.5％肝素生理盐水、NS、1∶10 000 去甲肾上腺素、1∶10 000 肾上腺素、1∶10 000 乙酰胆碱。

## 三、实验步骤

1. 仪器装置

(1) 血压换能器：将血压换能器头端的两个小管分别与三通管连接，其中一个三通管连接塑料动脉插管，旋动三通管的旋柄，使换能器腔通过动脉插管与大气相通；用注射器将肝素生理盐水通过另一三通管缓慢注入换能器和动脉插管内，将换能器和动脉插管内的空气排尽，随即旋动旋柄，将该三通管关闭（注意：注入肝素生理盐水前应保证换能器通过动脉插管与大气相通，否则注入肝素生理盐水时将会使换能器内压力剧升而损坏换能器）。然后将换能器的输出线接至前置放大器压力通道的输入接口。

(2) 打开微机 SMUP-PC 系统，选择"心血管活动的神经体液调节"项目。扫描速度为 2～5 s/div，必要时可根据波形进行调节。刺激的推荐参数：刺激减压神经电压 5～10 V、刺激频率 20～50 Hz、脉冲宽度 0.2 ms、刺激时间 3～5 s；刺激迷走神经电压 10～20 V、刺激频率 20～100 Hz、脉冲宽度 0.2 ms、刺激时间 3～5 s。

2. 手术

(1) 麻醉：动物称重后，用 20％氨基酸乙酯按 5 mL/kg 体重由兔耳缘静脉缓慢注入，注射过程中注意观察动物肌张力、呼吸频率及角膜反射的变化，防止麻醉过深。麻醉完后可用一动脉夹将针头固定，保留在耳缘静脉内，针头内抽入一根针灸毫针以防止出血和针头内凝血。实验中每次注射药物时，拔出毫针即可进行注射，以避免多次静脉穿刺。

(2) 动物固定：将麻醉好的动物仰卧位固定于兔手术台上。颈部放正，必要时可在颈部下方垫一小垫（或 10～20 mL 注射器），将颈部垫高，以利于手术。

(3) 分离颈部血管和神经：颈部剪毛，做长 5～7 cm 的正中切口，分离皮下组织和浅层肌肉后，沿纵行的气管前肌和胸锁乳突肌间钝性分离，将胸锁乳突肌向外侧分开，即可见到深层位于气管旁的血管神经丛，仔细辨认并小心分离左侧的迷走神经和减压神经（图 4-4），下穿不同颜色的湿丝线备用。然后分离双侧颈总动脉，穿线备用。

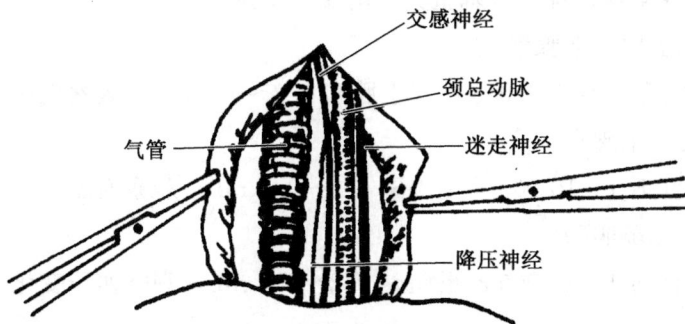

图 4-4　颈部血管神经分离

（4）动脉插管：分离右侧颈总动脉 2～3 cm（尽量向头端分离），近心端用动脉夹夹闭，远心端用线扎牢，在结扎处的近端剪一斜口，向心脏方向插入已注满肝素盐水的动脉插管（注意管内不应有气泡），用线将插管与动脉扎紧。放开动脉夹，记录动脉血压。按下储存按钮，各实验项目注意打"标记"。

## 四、 结果整理及分析

1. 正常血压曲线

动脉血压随心室的收缩和舒张而变化，心室收缩时血压上升，心室舒张时血压下降，这种血压随心动周期的波动称之"一级波"（心搏波），其频率与心率一致。此外可见动脉血压亦随呼吸而变化，吸气时血压先是下降继而上升，呼气时血压先是上升继而下降，这种波动则为"二级波"（呼吸波），其频率与呼吸频率一致。有时还可见到一种低频率（几次到几十次呼吸为一周期）的缓慢波动，称为"三级波"，可能与心血管中枢的紧张性周期有关。

2. 牵拉颈总动脉

手持右侧颈总动脉远心端的结扎线，向心脏方向轻轻拉紧，然后做有节奏的往复牵拉（2～5 次/s），持续 5～10 s，观察血压变化。

3. 夹闭颈总动脉

用动脉夹夹闭左侧颈总动脉 6～10 s，观察血压变化。思考以上两项结果说明什么。

4. 刺激减压神经

先用双极保护电极刺激完整的左侧减压神经，观察血压变化（此时血压如不下降，应检查刺激器是否有输出或所刺激的是否为减压神经）。然后在神经游离段（应有 1.5～2 cm 长）的中部做双重结扎，在两结扎线的中间剪断减压神经，以同样的刺激参数分别刺激其中枢端和外周端，观察血压变化。思考此项结果说明什么问题。

5. 刺激迷走神经

结扎并剪断左侧迷走神经，刺激其外周端，观察血压变化。

6. 静脉注射去甲肾上腺素

由耳缘静脉注射 1∶10 000 去甲肾上腺素 0.2～0.3 mL，观察血压变化。

7. 静脉注射肾上腺素

由耳缘静脉注射 1∶10 000 肾上腺素 0.2～0.3 mL，观察血压变化。

8. 静脉注射乙酰胆碱

由耳缘静脉注射 1∶10 000 乙酰胆碱 0.2～0.3 mL，观察血压变化。

## 五、 注意事项

1. 每项实验后，应等血压基本恢复并稳定后再进行下一项。

2. 每次注射药物后，应立即注射 0.5 mL 左右生理盐水，以防止药液残留在针头内及局部静脉中，影响下一种药物的效应。

## 六、 思考题

1. 试述减压神经在血压调节中的作用。

2. 肾上腺素和去甲肾上腺素的作用有何不同？为什么？

3. 平静呼吸时，胸膜腔内压为何始终低于大气压？在什么情况下胸膜腔内压可高于大气压？

# 实验三十四　呼吸运动的调节

## 一、 实验目的和原理

呼吸运动能够经常有节律地进行，能适应机体代谢的需要，是由于体内呼吸中枢调节的缘故。体内、外各种刺激可以作用于中枢或通过不同的感受器反射性地影响呼吸运动。本实验的目的是观察某些因素对呼吸运动的影响。

## 二、 实验材料

家兔；信号处理系统或二道记录仪、四路放大器、马利氏气鼓、张力换能器、哺乳类动物手术器械一套、兔手术台、气管插管，注射器（20 mL、5 mL 各一）、50 cm 长的橡皮管一条、纱布、线、球囊二个、保护电极；生理盐水、20％氨基甲酸乙酯、3％乳酸、$CO_2$ 气、纯氮气。

## 三、 实验步骤

1. 用 20％氨基甲酸乙酯按 5 mL/kg 体重由耳缘静脉注入，待动物麻醉后仰卧固定于手术台上。沿颈部正中切开皮肤，分离气管，并插入气管插管。分离出颈部双侧迷走神经、穿线备用。

2. 记录呼吸运动：将描记气鼓上的橡皮管和气管插管一侧开口连接，调整插管另一侧短橡皮管口径，使气鼓薄膜波动振幅大小适当。在气鼓的薄膜鼓面中心，缚一根细线悬挂在张力换能器的悬梁臂上，换能器连接到四路放大器的压力输入端，进行信号放大和记录。记录装置如图 4-5 所示。打开 SMUP-PC 信号处理系统主界面，选择实验程序，调节参数并进入记录状态。生理记录仪的参数可采用：灵敏度 5 mV/cm；滤波 10 Hz；直流输入；时间标记 10 ms，扫描速度 2~4 s/div。

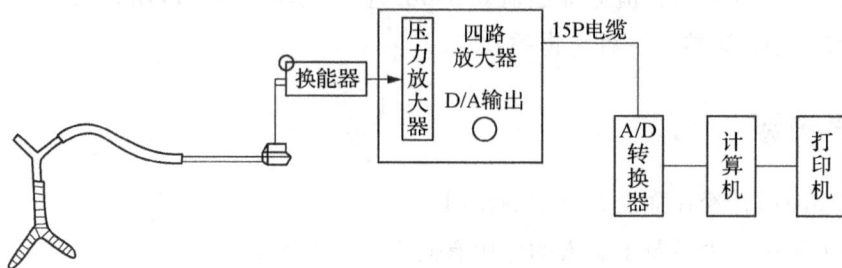

**图 4-5  呼吸运动的记录装置**

## 四、 结果整理及分析

1. 描记正常呼吸曲线以做对照，认清曲线与呼吸运动的关系。

2. 增加吸入气中 $CO_2$ 的浓度，将装有 $CO_2$ 的球囊管口对准侧口，将管上的夹子逐渐松开，使 $CO_2$ 气流不宜过急地随吸气进入气管。此时观察高浓度 $CO_2$ 对呼吸运动的影响。夹闭 $CO_2$ 球囊，观察呼吸恢复正常的过程。

3. 缺 $O_2$：将气管插管的侧管与盛有纯氮气的球囊相连，让动物呼吸球囊中的氮气，以达逐渐缺氧的目的，待其恢复正常再进行下项观察。

4. 增大无效腔：把 50 cm 长的橡皮管用小玻璃管连接在侧管上，家兔通过这根长管进行呼吸，观察经一段时间后呼吸运动有何变化，呼吸发生明显变化后去掉橡皮管，使其恢复正常。

5. 血中酸性物质增多时的效应：用 5 mL 注射器，由耳缘静脉较快地注入 3% 的乳酸 2 mL，观察此时呼吸运动的变化过程。

6. 迷走神经在呼吸运动中的作用：描记一段对照呼吸曲线，先切断一侧迷走神经，观察呼吸运动有何变化，再切断另一侧迷走神经，观察呼吸运动有何变化。然后以不同刺激强度刺激一侧迷走神经向中枢端，再观察呼吸运动的变化。

## 五、 注意事项

1. 气管插管时，剪口后插管前一定注意对气管进行止血和气管内清理干净再行插管。

2. 经耳缘静脉注射乳酸时，要选择静脉远端，注意不要刺穿静脉，以免乳酸外漏，引起动物躁动。

3. 用保护电极刺激迷走神经向中枢端之前一定先检查刺激器的输出。

4. 气管插管侧管的夹子在实验全过程中不得更动，以便做呼吸振幅前后比较。

## 六、 思考题

1. 分析各项实验结果。缺 $O_2$、$CO_2$ 及乳酸增多时对呼吸的影响机制有何不同？
2. 迷走神经在节律性呼吸运动中起何作用？

# 实验三十五　胃肠运动的观察

## 一、 实验目的和原理

胃肠道平滑肌具有自发运动的特性，在整体情况下，此运动受神经、体液以及其他因素的影响。本实验将观察正常情况下家兔在体胃、小肠的运动形式，以及分析神经、体液因素对其活动的影响。

## 二、 实验材料

兔；哺乳动物手术器械、手术台、电刺激器、刺激电极、保护电极、20 mL 注射器、1 mL 注射器、玻璃分针；20％乌拉坦、1∶10 000 乙酰胆碱、1∶10 000 肾上腺素、阿托品注射液、新斯的明注射液。

## 三、 实验步骤

1. 麻醉、固定
将家兔用 20％乌拉坦浅麻醉，剂量一般低于 1 g/kg 体重，背位固定于手术台上。
2. 颈部手术
常规颈部手术，分离一侧颈部迷走神经，穿线备用。
3. 腹部手术
将腹部毛剪净，从胸骨剑突下沿腹中线剖开腹壁，长约 10 cm。用止血钳将腹壁夹住，轻轻提起，腹腔内液体和器官即不会流出。为防止热量散失和干燥，切口周围可用温热生理盐水纱布围裹。

## 四、 结果整理及分析

1. 正常情况下的胃肠运动：注意胃肠的紧张度和蠕动，以及小肠的分节运动。
2. 刺激迷走神经：先将迷走神经结扎、剪断，用弱电流刺激迷走神经外周端 1～2 min。刺激参数：波宽 0.2 ms，频率 20 Hz，强度 6～12 V（以刺激切口处腹肌可引起轻度收缩为度）。再观察胃肠的运动变化。

3. 耳缘静脉注射 0.5 mL 肾上腺素溶液（1∶10 000），观察胃的蠕动和小肠的活动有何变化。

4. 耳缘静脉注射 0.5 mL 乙酰胆碱溶液（1∶10 000），观察胃的蠕动和小肠的活动有何变化。

5. 耳缘静脉注射新斯的明 0.2～0.3 mL，注意胃及肠管的张力和颜色变化。

6. 耳缘静脉注射阿托品 2 mL，观察胃肠运动有何变化。再刺激迷走神经外周端，观察胃肠运动有无加强，并解释其原因。

## 五、 注意事项

1. 为了较好地观察蠕动和分节运动，实验前 2 h 要给动物喂食。

2. 实验过程中应注意腹腔内脏器的保温。

3. 注射肾上腺素和乙酰胆碱不宜过多，否则会引起动物死亡。

## 六、 思考题

1. 正常情况下胃肠运动有哪些形式？

2. 胃肠运动的神经调节机制是什么？

3. 分析实验过程中所出现的现象及产生原因。

# 实验三十六　基础代谢测定

## 一、 实验目的和原理

基础代谢是指人体在清醒而安静的状态下，不受肌肉运动、环境温度、食物特殊动力作用及精神紧张等因素影响时的能量代谢，为了对比不同个体代谢的差异，通常以基础代谢率（basal metabolic rate，BMR）表示，其单位为 $kJ/(m^2 \cdot h)$。

基础代谢的测定，通常采用间接测热法（indirect calorimetry），测定人体在单位时间内的 $O_2$ 耗量，然后根据其呼吸商和氧热价，间接地推算出产热量。而 $O_2$ 耗量的测定方式，又可分开放式和闭合式两种。开放式法收集和分析受测者的呼出气，与吸入气（空气）的成分进行比较，从而计算其 $O_2$ 耗量。闭合式法则让受测者吸入密闭仪器（如基础代谢仪）中的 $O_2$，直接从仪器上记录和读出单位时间内的 $O_2$ 耗量。

本实验的目的是学习基础代谢仪的使用方法和原理，并测定和了解正常人体的基础代谢率。

## 二、 实验材料

人；基础代谢仪（或改良式肺量计）、鼻夹、橡皮接口、秒表、温度计、气压计、身高体重计、诊察床；钠石灰、75％乙醇、氧气。

## 三、 测定步骤

1. 基础代谢仪的结构

基础代谢仪的式样很多，其构造的基本原理都是在密闭的仪器内充满 $O_2$，用以测定受试者在一定时间内的耗 $O_2$ 量，或消耗一定容积 $O_2$ 所需的时间。至于受试者呼出的 $CO_2$，则被仪器中的 $CO_2$ 吸收剂（钠石灰或 KOH 等）所吸收。因此仪器内气体减少的容积，即代表被消耗的 $O_2$ 容积。

常用的基础代谢仪有 Krogh 式、Beuedict-Roth 式等。Beuedict-Roth 改良式肺量计可兼测基础代谢用，已在前面关于人体肺通气功能测定的实验中介绍过，现简要介绍基础代谢仪的结构（图 4-6）。它主要由一个长方形的水槽和浮箱组成。浮箱用铝等轻金属制成，其尾端安放在水槽的锥形支点上，可以活动自如，摩擦力很小，并有重锤平衡其重量，以减轻呼吸时的阻力。浮箱的头端可在水槽中升降，呼气时升起，吸气时则下沉，升降的幅度可通过浮箱头端的描记笔，在仪器专用的记纹鼓（或活动记录板）上进行记录。浮箱每升降 1 cm 时箱内气体容积（L）的改变，在仪器出厂时都经过校验，并将此容积折算系数（cm/L）标明在仪器（或将标示容积的横格印在专用的记录纸）上。仪器的侧面有两根较粗的进气管和出气管：进气管口与呼气活瓣相连，管的另一端则通至水槽中钠石灰筐的底下，呼出气经筐底金属网的筛孔上行时，所含 $CO_2$ 和水汽即被钠石灰吸收；出气管口则与吸气活瓣相连，受试者即由此吸入仪器中的 $O_2$。出气管上插有温度计以标示仪器中气体的温度。仪器侧面还有一较细的充氧管，管口有可启闭的阀门，用橡皮管连至氧气瓶。

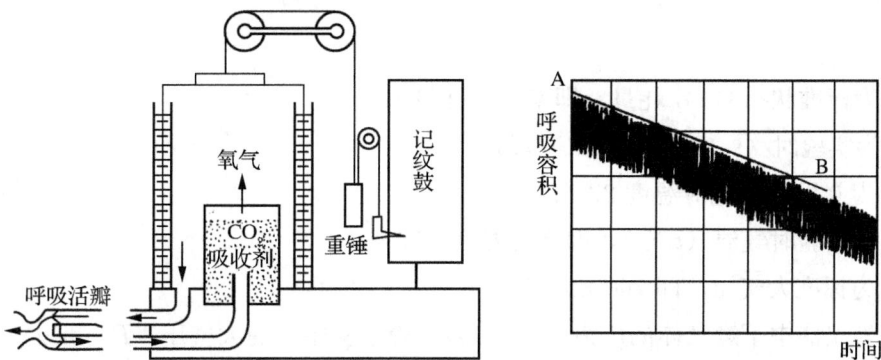

**图 4-6　基础代谢仪的结构和耗氧量的测定**

2. 基础代谢的测定

(1) 预先约定一名同学作为受试者，最好在上午或清晨进行，实验当天勿进早餐，使测定时间距离上一次进餐时间在 12 h 以上。测定前受试者应先静卧半小时，使肌肉放松，精神上也应力求宁静。测定时的室温应保持在 18～25 ℃之间。

(2) 打开充氧阀门，向基础代谢仪内灌 $O_2$ 约 5 L，随即关闭阀门。

(3) 受试者用鼻夹夹闭鼻孔，口衔呼吸活瓣的橡皮接口，先通过呼吸活瓣的阀门呼吸外界空气 2～3 min，稍习惯后，即转动阀门使呼吸活瓣与仪器相通，命受试者呼吸仪器内的气体。此时应再调节平衡锤的位置，使受试者无论在吸气或呼气时都无费力的感觉。

(4) 受试者经呼吸活瓣呼吸 2～3 min 后已经习惯，即可开动记录装置进行记录。每隔 1 min 作一时间标记，共记录 6 min 的耗 $O_2$ 曲线。测定时的大气压和仪器内气体的温度，也应及时记录。

(5) 受试者取下鼻夹和橡皮接口，休息 4～5 min 后再重复测定一次。

(6) 测定完毕后，取下记录纸进行计算。受试者应脱去外衣及鞋，测量身高（cm）和体重（kg）。

3. 基础代谢率计算

(1) 计算 $O_2$ 耗量：沿呼吸曲线的上缘画一直线。与大多数呼气波的波峰相切（图 4 - 6）。从正式记录开始时和 6 min 记录完毕时的时间标记处，各作一垂线与此切线相交于 A 和 B；再从 B 点作一水平线与 A 点的垂线交于 C，AC 即为呼吸曲线水平下降的高度（即浮箱下沉的幅度）。用直尺量出 AC 的长度（mm），乘以仪器的容积折算系数（L/mm），即为 6 min 的 $O_2$ 耗量；再乘以 10，即得 1 h 的 $O_2$ 耗量（L/h）。在两次测定结果中，应选取数值较低的一次作为代表值。

(2) 计算出标准状况下的 $O_2$ 耗量：计算能量代谢时，测得的 $O_2$ 耗量都应换算成标准状态（Standard condition of temperature and Pressure dry，STPD）的气体容积。

根据公式：$\dfrac{P_0 V_0}{T_0} = \dfrac{P_t V_t}{T_t}$，即 $V_0 = V_t \cdot \dfrac{P_t T_0}{T_t}$

公式中：

$V_0$ 为标准状态的 $O_2$ 耗量，即 $V_{STPD}$（L/h）；

$V_t$ 为实验时（$t$ ℃）测得的 $O_2$ 耗量；

$T_0$ 为 0 ℃，即绝对温度 273°；

$T_t$ 为实验时气温（$t$ ℃），即绝对温度 273°＋$t$°；

$P_0$ 为标准大气压，即 760 mmHg；

$P_t$ 为仪器中干燥气体的压力（mmHg），等于实验时的大气压（$P$）减去 $t$ ℃时仪器内的饱和水汽压（$P_{H_2O}$）。

用法：将受试者的体重和身高两点连成一直线，与中间的体表面积标尺相交之点，即为受试者的体表面积［根据 Stevenson 公式：体表面积＝0.006 1×身高＋0.012 8×体重（kg）−0.152 9］

故上式亦可简化为：$V_{STPD}=V_t \times \dfrac{(P-P_{H_2O}) \times 273}{760 \times (273+t)}=V_t+f_{STPD}$

$f_{STPD}$ 为气体容积的标准状态换算系数，可根据实验时的大气压（$P$）和气温（$t$ ℃），代入式中计算，甚为方便。

（3）计算总产热量，一般人在基础情况下的呼吸商（$RQ$）约 0.82 左右，此时每消耗 1 L $O_2$，约可产热 4.825 kcal，即：总产热量＝$V$×4.825 kcal/h。

（4）计算基础代谢率：基础代谢率可以有两种表示方式。一种为其绝对值，一般以每平方米体表面积每小时的产热量［kcal/（h·m²）］来表示。计算时应根据受试者的身高和体重，从图 4-7 中查得体表面积。即：

BMR＝总产热量/体表面积［kcal/（h·m²）］

另一种为相对值，以受试者基础代谢的绝对值，与正常平均值相差的百分数（±％）来表示。我国正常人的基础代谢平均值，可根据受试者的性别、年龄，从表 4-2 中查得，即：

$$BMR=\dfrac{受试者测值-正常平均值}{正常平均值} \times 100\%$$

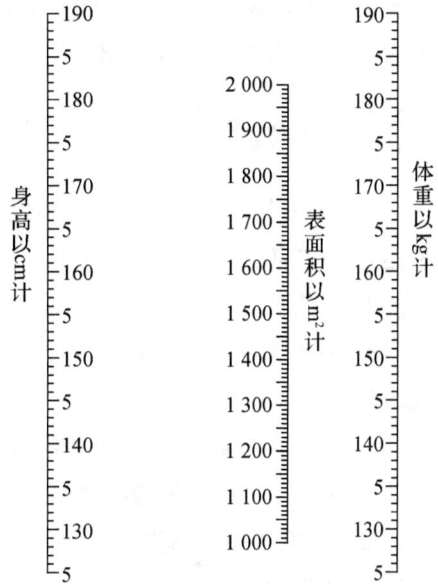

图 4-7　人体表面积测算用图

表 4-2　我国正常人的基础代谢平均值

| 年龄/岁 | 11～15 | 16～17 | 18～19 | 20～30 | 31～40 | 41～50 | 50 以上 |
|---|---|---|---|---|---|---|---|
| 男性/kcal | 46.7 | 46.2 | 39.7 | 37.7 | 27.9 | 36.8 | 35.6 |
| 女性/kcal | 41.2 | 43.2 | 36.8 | 37.0 | 35.1 | 34.0 | 33.1 |

## 四、注意事项

1. 基础代谢仪中的水，应在实验前 4 h 灌足，使其与室温相平衡；代谢仪应调节水平位置（代谢仪上附有水准仪）。

2. 橡皮接口应事先用 75％乙醇消毒，浸在冷开水中备用。如更换受试者，应重新消毒。

3. 钠石灰应在实验开始时倒入仪器内的钠石灰筐中铺平，一次用量 3～4 kg。钠石灰的粉末应筛去，以免受试者吸入。实验结束后，立即将钠石灰装回瓶中密封保存。钠石灰失效后，其指示剂色由白粉红色变为黄色，不应再使用。

4. 如仪器静置时浮箱即下沉，表示仪器有漏气处；如实验开始后呼吸曲线的水平下降很快，往往系受试者鼻孔或口角有气体漏出所致；如呼吸曲线反而升高，则可能是由于钠石灰失效或有气体漏入。

5. 为了检查受试者是否情绪紧张，可测定受试者测定前、测定后和测定时的脉搏。如脉搏增快，表示有情绪紧张。若呼吸加深并感到呼吸困难，往往是由于呼吸的阻力过大或 $CO_2$ 吸收不完全所致。

## 五、 思考题

1. 记录测定结果，计算基础代谢率，并与正常平均值进行比较（所有数据的测定和运算，均应取 3 位有效数字）。

2. 分析实验中可能出现误差的原因。

3. 为什么在两次测定结果中，应选取最低值（而不是平均值）作为基础代谢率的代表值？

4. 为什么基础代谢率要按单位体表面积（而不是按单位体重）来计算产热率？

5. 为什么 $O_2$ 耗量应换算成 $V_{STPD}$ 而不是 $V_{SPTS}$？

6. $BMR$ 的正常范围约为多少？在哪些情况时，$BMR$ 将超出正常范围？本实验的受试者的 $BMR$ 是否属于正常？如不正常，试分析其原因。

# 实验三十七　盲点测试

## 一、 实验目的和原理

视神经自视网膜穿出的部位形成视盘，该处没有感光细胞。外来光投射于此处不能引起视觉，因此将此处称为盲点。我们可以根据无光感现象，找出盲点所在位置和范围。

## 二、 实验器材

人；白纸、铅笔、黑头白杆火柴、尺、遮眼板。

## 三、 实验步骤

取一张白纸贴在墙上，其中心与眼同一水平处划一"＋"记号，使角膜表面与"＋"号的距离为 50 cm。请受试者目不转睛地注视"＋"号。实验者手持火柴端由"＋"号开始慢慢向外侧（颞侧）移动，到受试者刚一看不见火柴黑头时，就把火柴头所在位置用铅笔标在白纸上。接着，再将火柴慢慢向外移，到它刚又被看见时，再标下它的位置。在两个标点间连一直线，自其中点起，沿各个方向移动火柴，找出并标出火柴头能被看见的交界点。将所标各点依次连接，可以形成一个大致呈圆形的圈。此圈所包括的区域即为盲点的投射区域。

根据相似三角形各对应边成比例的定理，即可算出视网膜上盲点与中央凹的距离和盲点的直径。参见图 4-8 及下列公式：

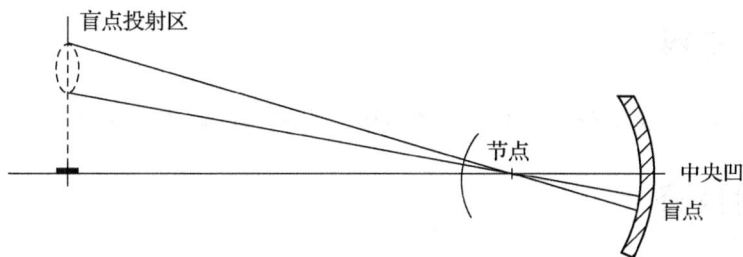

**图 4-8　计算盲点与中央凹的距离和盲点的直径**

（1）由于 $\dfrac{\text{盲点与中央凹的距离}}{\text{盲点投射区到"＋"号的距离}} = \dfrac{\text{节点与视网膜的距离（以 15 mm 计）}}{\text{节点到白纸的距离（以 500 mm 计）}}$，所以，盲点与中央凹的距离（mm）＝盲点投射区与"＋"号的距离×（15÷500）。

（2）由于 $\dfrac{\text{盲点的直径}}{\text{盲点投射区域的直径}} = \dfrac{\text{节点与视网膜的距离（以 15 mm 计）}}{\text{节点到白纸的距离（以 500 mm 计）}}$，所以，盲点的直径（mm）＝盲点投射区域的直径×（15÷500）。

## 四、 注意事项

1. 眼睛与白纸处"＋"号距离必须为 50 cm。
2. 受试者应单眼注视"＋"号不动。

## 五、 思考题

为什么我们平时并不感觉到盲点的存在？

# 实验三十八　小脑受伤动物运动功能障碍的观察

## 一、实验目的和原理

从种系发生上来看，古小脑调节身体平衡功能，受损则平衡失调；旧小脑参与调节肌紧张，具有抑制及易化肌紧张的双重作用和种属差异，受损则肌肉紧张亢进（动物）或降低（人）；新小脑参与调节精巧运动或随意运动的协调，受损则出现小脑性共济失调。

本实验观察毁损小鼠一侧小脑后出现的运动功能障碍，目的在于了解正常小脑功能。

## 二、实验材料

小鼠；手术刀、剪、探针、镊子、解剖板、200 mL 烧杯、棉球、纱布；乙醚。

## 三、实验步骤

1. 手术前观察

观察手术前正常小鼠的运动情况。

2. 麻醉

将小鼠罩于烧杯内，然后放入一团浸透乙醚的棉球进行麻醉，至动物运动停止、呼吸变深慢为止。注意不可麻醉过深，也不要完全密闭烧杯，以免小鼠在麻醉中窒息死亡。

3. 手术

将小鼠俯卧于解剖板上，用镊子提起头部皮肤，在两耳之间头正中横剪一小口，再沿头部正中线向前方剪开长约 1 cm，向后剪至耳后缘水平；用左手拇指和食指捏住头部两侧，用手术刀柄将颈肌轻轻剥离，暴露顶间骨。通过透明的颅骨，可看到小脑位于顶间骨下方。参照图 4-9 所示的位置，在顶间骨一侧的正中，用探针垂直刺入，深 1~2 mm，再将针头稍作回转，可破坏这一侧小脑。如有出血，以棉球压迫止血。探针拔出后，用镊子将皮肤复位。动物从麻醉中清醒后即可进行观察。

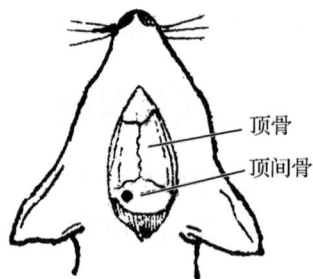

图 4-9　小鼠小脑损毁术的部位示意图
小圆点示破坏进针处

4. 观察手术后小鼠运动情况

可见运动失调，总是向伤侧的方向回屈，或围绕身体中轴向单方向旋转不停。注意其姿势不平衡现象和肢体肌紧张度的改变。

## 四、 实验要求

一般要求只观察一种动物小脑一侧毁损后的短期效应。

## 五、 注意事项

为减少损毁小脑过程中出血，可用酒精灯加热探针刺入使血管等组织焦化。

## 六、 思考题

1. 一侧小脑损伤后为什么会出现所见到的运动功能障碍？
2. 用毁损法来认识中枢神经系统某一部位的正常生理功能的局限性何在？

**本章参考文献**

[1] 邱一华，彭聿平. 生理学[M]. 北京：科学出版社，2023.

[2] 冯志强，盘强文. 整合人体生理实验指导[M]. 北京：科学出版社，2022.

[3] 朱大年. 生理学（高职护理专业适用）[M]. 上海：复旦大学出版社，2002.

[4] John E. Hall. Guyton and Hall Textbook of Medical Physiology[M]. 13 版. Philadelphia：Elsevier，2016.

# 第五章

# 药理学

## 实验三十九　不同剂量对药物作用的影响

### 一、实验目的

观察不同剂量水合氯醛对小鼠作用的差异。

### 二、实验材料

1. 动物：小白鼠 4 只。
2. 试剂和药品：2.5%、5%、10%水合氯醛溶液。
3. 器材：粗天平、1 mL 注射器。

### 三、实验步骤

1. 取小鼠 4 只，分别编号并以 1%品红/乙醇溶液涂毛作不同记号。正常对照组不作标记。
2. 分别称其体重及观察小鼠正常活动情况。
3. 各鼠经腹腔注射 2.5%、5%、10%的水合氯醛溶液 0.1 mL/10 g，正常对照组腹腔注射生理盐水 0.1 mL/10 g。
4. 分别置于小笼中，密切注意先后出现的反应。

### 四、实验结果（表 5 - 1）

表 5 - 1　不同剂量水合氯醛对小鼠作用的差异

| 鼠号 | 体重/g | 剂量/mL | 潜伏期 | 给药前表现 | 给药后表现 |
| --- | --- | --- | --- | --- | --- |
| 1 | | | | | |

| 鼠号 | 体重/g | 剂量/mL | 潜伏期 | 给药前表现 | 给药后表现 |
|------|--------|---------|--------|------------|------------|
| 2 | | | | | |
| 3 | | | | | |
| 4 | | | | | |

## 五、 注意事项

1. 注射药物前，应密切观察小鼠正常的活动情况，以便用药后对照观察。

2. 掌握腹腔注射的正确方法，给药剂量一定要准确。

3. 小鼠对水合氯醛可能出现的反应，按由轻到重程度有：活动增加、呼吸抑制、翻正反射减弱、翻正反射消失、翻正反射亢进、麻醉、死亡等。

4. 比较各鼠所出现反应的严重程度和发生快慢。

## 六、 实验讨论

药物的剂量和作用的关系对于进行药理试验和临床用药有何重要意义？

# 实验四十 不同给药途径对药物作用的影响

## 一、 实验目的

观察不同给药途径对硫酸镁作用的影响。

## 二、 实验材料

动物：体重相近的小白鼠 4 只。

试剂和药品：15% 硫酸镁（含水）溶液。

器材：粗天平、1 mL 注射器、小鼠灌胃针头。

## 三、 实验步骤

取小鼠 4 只，分别称重标记。一只由腹腔注射 15% 硫酸镁溶液 0.1 mL/10 g；另一只用同样剂量的硫酸镁灌胃，其他两只小鼠按体重分别腹腔注射和灌胃生理盐水，再将两组小鼠置小笼中，观察其表现有何区别。

## 四、 实验结果（表 5 - 2）

**表 5 - 2　不同给药途径对硫酸镁作用的影响**

| 鼠号 | 体重/g | 给药量/mL | 给药途径 | 给药前表现 | 给药后表现 |
|------|--------|-----------|----------|------------|------------|
| 1 | | | | | |
| 2 | | | | | |
| 3 | | | | | |
| 4 | | | | | |

## 五、 注意事项

1. 不要误插气管或插破食管，前者可致窒息，后者可出现如同腹腔注射时的吸收症状，重则死亡。

2. 注射后作用发生较快，需留心观察。

## 六、 实验讨论

给药途径不同时，药物的作用为什么有的会出现质的差异，有的则产生量的不同？

# 实验四十一　新斯的明对琥珀酰胆碱和筒箭毒碱肌松作用的影响

## 一、 实验目的

观察新斯的明对除极化（琥珀酰胆碱）和非除极化（筒箭毒碱）两种肌松药肌松作用的影响，学习麻醉大鼠腓神经—胫前肌标本的制备方法及其在肌松药研究中的应用。

## 二、 实验材料

1. 动物：大白鼠，150～200 g。

2. 试剂和药品：0.005％氯化筒箭毒碱、0.03％氯化琥珀酰胆碱、0.01％溴化新斯的明、20％乌拉坦、2％盐酸普鲁卡因、生理盐水。

3. 器材：手术器械一套、Powerlab 一套（主机、刺激器、张力换能器）、棉线、橡皮泥、大头钉、铁架台等。

# 三、实验步骤

1. 安装并设定 Powerlab 记录肌张力的 Chart 设置文件；设定刺激器参数（刺激强度 2 V 左右，刺激间隔 990 ms，波宽 4 ms）。

2. 大鼠称重、麻醉；20% 乌拉坦 i.p. 腹腔注射，1.2～1.5 g/kg 体重（0.6～0.75 mL/100 g 体重）。数分钟后翻正反射消失，即可进行实验。

3. 分离坐骨神经：在髋关节后，坐骨结节内侧凹陷处切开皮肤，钝性分离肌肉，暴露出一段坐骨神经（粗大白色神经），用浸有普鲁卡因的棉线（注意：棉线要尽可能细，并拧干），围绕坐骨神经打一个结，在坐骨神经干上做传导阻滞麻醉，排除上行干扰。

4. 分离腓神经：在膝关节外侧，剪开皮肤，钝性分离肌肉组织，分离腓神经（位置较浅，很细，在横向与斜向纤维之间，向外下方走行。深层为胫神经，不可误认），神经穿线备用（以备在此安装刺激电极，进行实验刺激）。

5. 分离胫前肌：两前肢背位固定在手术台上（仰卧），从后肢踝关节正前方向上剪开小腿皮肤，剪断踝关节前部横韧带，分离胫前肌肌腱，沿胫骨分离胫前肌（注意不要损伤血管），在踝部的胫前肌肌腱处扎线，于结扎线远端切断肌腱。

6. 连接仪器：手术操作完成后，将胫前肌与 Powerlab 的拉力换能器相连接，腓神经处安放刺激电极。最适前负荷定为 10 g。稳定一段时间后，于给药前记录一段正常的肌肉收缩曲线。

7. 给药 1：腹腔注射 tubocurarine 0.2 mg/kg 体重（0.005% tub，0.4 mL/100 g 体重），待收缩振幅被抑制了 20% 时（以正常振幅为 $M$，可由计算机显示屏上实时观察收缩振幅相对于 $M$ 点的变化情况。也可以拉开左侧窗口，进行对比观察），立即由舌静脉匀速注射 neostigmine 0.1 mg/kg 体重（0.01% neo，0.1 mL/100 g 体重）。（注意在给药时加注 Comment）

8. 给药 2：肌肉收缩恢复后，ip. Succinylcholine 1.2～2.4 mg/kg 体重（0.03% Suc，0.4～0.8 mL/kg 体重），待收缩振幅被抑制了 20% 时，立即由舌静脉匀速注射 neo 0.1 mg/kg 体重（0.01% neo，0.1 mL/100 g 体重）。

# 四、实验结果

对所记录的胫前肌收缩图形进行分析，讨论分析结果。

# 五、注意事项

Neostigmine 静脉注射不宜过快，可静脉插管给药。每次注射药物后，需立即注射生理盐水 0.5~1.0 mL，以便将插管内积存的药液全部注入静脉中。

## 六、 实验讨论

1. 除极化（琥珀酰胆碱）和非除极化（筒箭毒碱）型肌松药的肌松作用有何不同？为什么？

2. 新斯的明对除极化型和非除极化型肌松药肌松作用的影响有何不同？为什么？

# 实验四十二　有机磷中毒和解救

## 一、 实验目的

观察有机磷的毒性作用及解磷定等对有机磷中毒的对抗作用。

## 二、 实验材料

1. 动物：家兔。
2. 试剂和药品：敌百虫、阿托品、解磷定。
3. 器材：注射器、普通天平、马克笔。

## 三、 实验步骤

1. 取家兔一只，称重，固定，观察并记录健康状态下表 5-3 中所列各项指标。
2. 耳缘静脉注射敌百虫（2 mL/kg），观察中毒后各项指标。
3. 中毒症状明显时进行解救，耳缘静脉注射阿托品（1 mL/kg）、解磷定（2 mL/kg），观察各项指标是否缓解。

## 四、 实验结果（表 5-3）

表 5-3　实验结果记录

| 观察指标 | 正常 | 中毒后 | 阿托品 | 解磷定 |
|---|---|---|---|---|
| 瞳孔直径/mm | | | | |
| 排泄情况 | | | | |
| 呼吸频率/（次·min$^{-1}$） | | | | |
| 心跳频率/（次·min$^{-1}$） | | | | |

| 观察指标 | 正常 | 中毒后 | 阿托品 | 解磷定 |
|---|---|---|---|---|
| 臀部肌颤 | | | | |
| 腺体 | | | | |

## 五、 注意事项

耳缘静脉注射不宜过快，可静脉插管给药。每次注射药物后，需立即注射生理盐水 0.5~1.0 mL，以便将插管内积存的药液全部注入静脉中。

## 六、 实验讨论

解磷定等对有机磷中毒对抗作用有什么特点？

# 实验四十三　尼可刹米对吗啡呼吸抑制的对抗作用

## 一、 实验目的

观察尼可刹米对抗吗啡对呼吸抑制的作用并分析其机制。

## 二、 实验材料

1. 动物：家兔。
2. 试剂和药品：5%尼可刹米、1%吗啡。
3. 器材：兔固定箱、婴儿秤、兔鼻插管或口罩、橡皮管、张力传感器、玛利氏气鼓、注射器、铁支架、双凹夹等。

## 三、 实验步骤

1. 取 1.5 kg 以上家兔 1 只，称重，装入兔箱内，观察家兔正常的呼吸频率。
2. 实验装置：生物信息采集处理系统，连接张力传感器→导尿管插入兔的一侧鼻孔内→用胶布固定→接入玛利氏气鼓→接传感器。记录一段正常呼吸曲线及呼吸频率后，由兔耳缘静脉缓慢注射 1%吗啡溶液 1 mL/kg，继续记录曲线，待呼吸抑制明显时耳缘静脉注射 5%尼可刹米溶液 1 mL/kg，并记录呼吸曲线的变化情况与呼吸频率。

## 四、 实验结果（表 5 - 4）

表 5 - 4　尼可刹米对抗吗啡对呼吸抑制的作用

| 动物 | 体重/kg | 记录项目 | 正常状态 | 给吗啡后 | 给尼可刹米后 |
|------|---------|----------|----------|----------|-------------|
|      |         | 呼吸曲线 |          |          |             |
|      |         | 呼吸频率/（次·min$^{-1}$） |          |          |             |

## 五、 注意事项

1. 给吗啡前要准备好抢救药品（尼可刹米）。

2. 吗啡注射速度应缓慢，以控制其出现潮式呼吸为止。

3. 尼可刹米注射不宜过快，否则易引起惊厥。

## 六、 实验讨论

各种中枢兴奋药兴奋呼吸的作用机理有什么不同？临床如何选择应用？

# 实验四十四　青霉素、链霉素毒性及其对抗

## 一、 实验目的

观察青霉素、链霉素的毒性并分析其作用机制。

## 二、 实验材料

1. 动物：小白鼠。

2. 试剂和药品：10 万 U/mL 的青霉素 G 钾盐、10 万 U 的青霉素 G 钠盐、62.5 mg/mL 硫酸链霉素、30 mg/mL 氯化钙溶液、生理盐水。

3. 器材：鼠笼、天平、注射器、针头。

## 三、 实验步骤

### （一）青霉素 G 钾盐与青霉素 G 钠盐快速静脉注射毒性比较

1. 取小鼠 4 只，随机分为 2 组（甲、乙组）。

2. 甲组小鼠尾静脉注射青霉素 G 钾盐，乙组小鼠尾静脉注射青霉素 G 钠盐，给药量均为 0.1 mL/10 g。

## (二) 链霉素毒性反应及对抗

1. 取小鼠 4 只，随机分为 2 组 (甲、乙组)。

2. 甲组小鼠一侧腹腔注射生理盐水，另一侧腹腔注射硫酸链霉素，给药量均为 0.1 mL/10 g。

乙组小鼠一侧腹腔注射氯化钙溶液，另一侧腹腔注射硫酸链霉素，给药量均为 0.1 mL/10 g。

## 四、 实验结果 (表 5 - 5、表 5 - 6)

表 5 - 5 　快速静脉注射青霉素 G 钾盐与青霉素 G 钠盐毒性记录比较

| 药物 | 甲组 | | 乙组 | |
|---|---|---|---|---|
| | 1 | 2 | 3 | 4 |
| 10 万 U/mL 青霉素 G 钠盐/mL | | | | |
| 10 万 U/mL 青霉素 G 钾盐/mL | | | | |
| 各鼠反应 | | | | |

表 5 - 6 　链霉素毒性反应及其对抗比较

| 药物 | 甲组 | | 乙组 | |
|---|---|---|---|---|
| | 5 | 6 | 7 | 8 |
| 6.25% 硫酸链霉素/mL | 0.1 | 0.1 | 0.1 | 0.1 |
| 生理盐水/mL | 0.1 | 0.1 | | |
| 3% 氯化钙/mL | | | 0.1 | 0.1 |
| 各鼠反应 | | | | |

## 五、 注意事项

尾静脉注射是关键，直接决定实验的成败。

## 六、 实验讨论

青霉素、链霉素的毒性和作用机制的区别有哪些?

# 实验四十五　小鼠戊巴比妥钠 $ED_{50}$ 的测定

## 一、实验目的

了解药物 $LD_{50}$ 和 $ED_{50}$ 的概念、测定方法、意义及治疗指数的计算。

## 二、实验材料

1. 动物：小白鼠。
2. 试剂和药品：戊巴比妥钠、生理盐水。
3. 器材：注射器、普通天平、马克笔。

## 三、实验步骤

1. 每实验组取体重相近的小白鼠 10 只，称重。
2. 每只小鼠腹腔注射一定浓度的戊巴比妥钠（0.1 mL/10 g），每组只选取一种浓度的药物。
3. 注射完药物后，观察小鼠翻正反射是否消失（阳性反应），记录每组小鼠给药后 30 min 内出现阳性反应的小鼠数量。

## 四、实验结果（表 5 - 7）

**表 5 - 7　戊巴比妥钠剂量值记录**

| 浓度/% | 剂量/（mg/kg） | lgX | 动物数量/只 | 阳性反应数/只 | $P$ |
|--------|--------------|-----|------------|--------------|-----|
| 0.470 | 47 | | | | |
| 0.400 | 40 | | | | |
| 0.340 | 34 | | | | |
| 0.289 | 28.9 | | | | |
| 0.245 | 24.5 | | | | |
| 0.209 | 20.9 | | | | |
| 0.177 | 17.7 | | | | |
| 0.15 | 15 | | | | |

根据全部实验组实验结果，按下式计算小鼠戊巴比妥钠的 $ED_{50}$。

$$ED_{50} = lg^{-1}\left[ X_m - i\left( \sum P - (3 - P_{max} - P_{min})/4 \right) \right]$$

式中：$X_m$——戊巴比妥钠最大剂量（mg/kg）的对数值。

$P$——每组小鼠翻正反射阳性反应的百分率（用小数表示）；$\sum P$ 为各组数据总和。

$i$——相邻两个药物剂量（大/小）比值的对数值。

$P_{\max}$——戊巴比妥钠最大剂量组的 $P$ 值。

$P_{\min}$——戊巴比妥钠最小剂量组的 $P$ 值。

## 五、注意事项

腹腔注射 45°进针，不宜扎入太深，以免损坏小鼠内脏，造成大出血。

## 六、实验讨论

戊巴比妥钠类麻醉药与水和氯氢类麻醉药的区别有哪些？

# 实验四十六　药物的镇痛作用

## 一、实验目的

通过腹腔注射刺激性物质导致小鼠疼痛，观察并比较不同类别的镇痛药物对疼痛的作用。

## 二、实验材料

1. 动物：小白鼠。
2. 试剂和药品：乙酸溶液、盐酸吗啡、阿司匹林、生理盐水、酒石酸锑钾。
3. 器材：注射器、灌胃针、普通天平、马克笔。

## 三、实验步骤

1. 每组取小鼠 6 只，称重后分 3 组。

甲组小鼠皮下注射盐酸吗啡 15 mg/kg（0.1％溶液 0.15 mL/10 g）。

乙组小鼠灌胃给予阿司匹林 600 mg/kg（4％混悬液 0.15 mL/10 g，用前摇匀）。

丙组小鼠灌胃给予生理盐水（0.15 mL/10 g）。

2. 给予药物 30 min 后，各小鼠腹腔注射酒石酸锑钾（0.1 mL/10 g）。观察 15 min 内小鼠是否有扭体反应（小鼠出现腹部凹陷、扭腰等）出现。

## 四、 实验结果（表 5 - 8）

表 5 - 8　小鼠扭体反应的作用

| | 甲组 | | 乙组 | |
|---|---|---|---|---|
| | 小鼠 1 | 小鼠 2 | 小鼠 1 | 小鼠 2 |
| 出现扭体反应的时间/s | | | | |
| 20 分钟内牛蹄次数/次 | | | | |

统计全部实验组结果，计算各药物镇痛百分率。

镇痛百分率＝（实验组无扭体反应小鼠数目－对照组无扭体反应小鼠数目）/对照组有扭体反应小鼠数目

镇痛百分率＝（N生理盐水－N用药组）/ N生理盐水×100％

## 五、 注意事项

1. 乙酸溶液新配，存放时间过久作用减弱。

2. 小鼠体重轻，扭体反应次数少。

3. 室温 20 ℃为宜，室温低，扭体反应次数少。

4. 动物的疼痛反应差异较大，因此实验动物越多，数据越可靠。

## 六、 实验讨论

1. 中枢镇痛药和解热镇痛药作用机制的区别。

2. 吗啡类镇痛药与解热镇痛药作用机制的区别。

# 实验四十七　药物的体外抗凝作用

## 一、 实验目的

观察并掌握几种抗凝药体外抗凝作用的区别。

## 二、 实验材料

1. 动物：家兔。

2. 试剂和药品：生理盐水，0.1％华法林，肝素（125 U/mL），4％枸橼酸钠，5％草酸钾，0.3％氯化钙，1％氯化钙。

3. 器材：试管、普通天平、手术剪、颈动脉插管、动脉夹、37 ℃恒温水浴箱。

## 三、 实验方法

1. 取 4 支试管，分别标记 1，2，3，4。依次加入 0.3 mL 下列物质：生理盐水、华法林、肝素、枸橼酸钠。取另一支试管标记 0，加入 0.1 mL 草酸钾。

2. 取家兔，称重，麻醉（20% 乌拉坦 5 mL/kg）。

3. 分离颈总动脉，插管并取血。

4. 松开动脉夹，放血约 5 mL 于 0 号管中，立即摇匀。

5. 将 0 号管中血分别加入 1、2、3、4 号管中，各 0.9 mL。同时立即于各管中加入 0.3% 氯化钙 0.1 mL，摇匀。

6. 将 4 支试管放入 37 ℃恒温水浴箱。

7. 开始计时（各管中血液凝固所需的时间，见表 5-9）。

表 5-9　华法林、肝素和枸橼酸钠的抗凝效果

| 1 号 | 2 号 | 3 号 | 4 号 |
|---|---|---|---|
| 生理盐水 0.3 mL | 华法林 0.3 mL | 肝素 0.3 mL | 枸橼酸钠 0.3 mL |
| 血液 0.9 mL | | | |
| 0.3% 氯化钙 0.1 mL | | | |
| 摇匀 | | | |
| 37 ℃恒温水浴（开始计时） | | | |

8. 约 10 min 后，若有的管中血液仍未凝，则加入 1% 氯化钙 0.3 mL（或更多），摇匀，继续放于水浴中观察计时。

## 四、 实验结果 （表 5-10）

表 5-10　药物的体外抗凝作用

| 药物 | 时间/min |
|---|---|
| 生理盐水 | |
| 华法林 | |
| 肝素 | |
| 枸橼酸钠 | |

## 五、注意事项

先加入药物再进行取血，防止药物发挥作用前血液凝固。

## 六、实验讨论

华法林、肝素和枸橼酸钠等几种抗凝药体外抗凝作用的区别。

# 实验四十八　拟胆碱药、抗胆碱药和拟肾上腺素药、抗肾上腺素药对家兔血压的作用

## 一、实验目的

1. 验证拟胆碱药（如乙酰胆碱）和拟肾上腺素药（如去甲肾上腺素）对血压的直接影响。

2. 观察抗胆碱药（如阿托品）和抗肾上腺素药（如酚妥拉明）对上述作用的拮抗效应。

3. 明确胆碱能受体（M受体）与肾上腺素能受体（α受体、β受体）在血压调节中的功能。

## 二、实验材料

1. 动物：家兔。

2. 试剂和药品：20%乌拉坦溶液、肝素。

3. 器材：三通管、丝线、动脉夹、血压换能器、生物信息采集系统、动脉段剪、注射器。

## 三、实验步骤

1. 取家兔一只，称量重量，耳缘静脉缓慢注射20%乌拉坦溶液5 mL/kg，做留针，固定家兔于兔台上。

2. 家兔耳缘静脉注射肝素1 mL/kg，使其肝素化。

3. 钝性分离一侧颈总动脉，用丝线结扎远心一侧；在靠近心脏一侧夹上动脉夹；在线结和动脉夹之间的动脉段剪一"V"形小口，向心方向插管并用线结扎固定。血压换能器中应先灌满肝素并排出气泡，注意三通管的使用。

4. 连接血压换能器和测量血压设备，打开三通管，开启记录软件，观察家兔正常血压。

5. 待家兔血压稳定后，依次从耳缘静脉注射表 5 - 11 中的药物。每次注射药物后用 1～2 mL 生理盐水将药物冲入血管。观察完一个药物作用后，待血压稳定后给予下一个药物。

6. 实验完毕，取出动脉插管，结扎颈总动脉，归还家兔。

表 5 - 11　静脉给予药物名称及顺序

| 序号 | 药物 | 注射剂量 |
|------|------|----------|
| 1 | 乙酰胆碱 1∶100 000 | 0.05 mL/kg |
| 2 | 毒扁豆碱 1∶1 000 | 0.05 mL/kg |
| 3 | 乙酰胆碱 1∶100 000 | 0.05 mL/kg |
| 4 | 阿托品 1∶100 | 0.1 mL/kg，缓慢注射。 |
| 5 | 乙酰胆碱 1∶100 000 | 0.05 mL/kg |
| 6 | 乙酰胆碱 1∶1 000 | 0.1 mL/kg |
| 7 | 肾上腺素 1∶10 000 | 0.05 mL/kg，快速注射。 |
| 8 | 麻黄碱 1∶200 | 0.05 mL/kg |
| 9 | 异丙肾上腺素 1∶20 000 | 0.05 mL/kg |
| 10 | 酚妥拉明 1∶100 | 0.1 mL/kg |
| 11 | 肾上腺素 1∶10 000 | 0.05 mL/kg |
| 12 | 普萘洛尔 1∶1 000 | 0.3 mL/kg，缓慢注射。 |
| 13 | 异丙肾上腺素 1∶20 000 | 0.05 mL/kg |

## 四、实验结果

在生物信息采集系统中记录观察家兔正常血压。

## 五、注意事项

1. 颈动脉插管需肝素抗凝，防止血栓堵塞。

2. 按顺序给药：先注射拮抗剂（如阿托品/酚妥拉明），再注射激动剂观察拮抗效果。

3. 控制注射速度（缓慢推注），避免血压骤变而导致动物死亡。

## 六、 实验讨论

1. 拟胆碱药降压、拟肾上腺素药升压作用机制中自主神经对血管的支配规律。
2. 抗肾上腺素药（如酚妥拉明）的用途。
3. 阿托品解救有机磷中毒的作用机制。

# 实验四十九 苯巴比妥钠和放线菌素 D 对
# 小鼠肝脏细胞色素 P450 含量的影响

## 一、 实验目的

肝匀浆中细胞色素 P450 含量的简易测定；肝药酶的诱导剂、抑制剂的作用。

## 二、 实验材料

1. 动物：小鼠（昆明种）。
2. 试剂和药品：生理盐水；苯巴比妥钠 0.75%；放线菌素 D 0.002%；蔗糖溶液 0.25 M；Tris-HCl 缓冲液。
3. 器材：玻璃匀浆器、漏斗、试管（10 mL）数支、滤纸、移液管（10 mL）数支、冰盒、扭力天平、分光光度计、制冰机等。

## 三、 实验步骤

1. 动物分成 3 组：生理盐水组、苯巴比妥钠组以及放线菌素 D 组。
2. 腹腔注射苯巴比妥钠和放线菌素 D 两天，诱导或抑制肝药酶。
3. 断头放血：于第 3 天（实验当日）将小鼠断头放血（须放净，因血红素会影响实验结果）。
4. 制备肝匀浆：将 0.25 M 的蔗糖溶液和 0.05 M Tris-HCl 缓冲液置于冰块中预冷；剪下肝脏（不得少于 400 mg，勿破坏胆囊，以滤纸吸去血迹）；扭力天平称重（垫锡纸，每次加样或加减砝码时必须关上天平）；将肝组织置于匀浆器中，加入预冷后的 0.25 M 蔗糖溶液，0.5 mL/100 mg 肝组织；冰浴下研磨，直至组织变为淡粉色匀浆；取此匀浆液 1 mL，加入预冷后的 0.05 M Tris-HCl 缓冲液 9 mL，充分混匀；冰浴下充以 CO，每秒 1～2 个气泡，通气 2 min。
5. 通气完毕的溶液，倾入 2 个比色杯中，一个作为参照杯，另一个作为样品杯。

向样品杯中加入连二亚硫酸钠 5 mg，充分混匀。参照杯调零后，在 450 nm 和 490 nm 处测定样品杯的吸光度。

## 四、实验结果

1. 根据所测得的 OD 值计算 P450 的含量。将结果填入表 5 - 12，并计算均数。

表 5 - 12　三种溶液的吸光度值

| 放线菌素 D | | | 生理盐水 | | | 苯巴比妥钠 | | |
|---|---|---|---|---|---|---|---|---|
| A450 | A490 | P450 | A450 | A490 | P450 | A450 | A490 | P450 |
| | | | | | | | | |
| | | | | | | | | |
| | | | | | | | | |
| 平均值＋标准差 | | | 平均值＋标准差 | | | 平均值＋标准差 | | |

2. 计算 P450 升高百分率：（苯巴比妥钠－生理盐水）/生理盐水×100％；或 P450 降低百分率：（生理盐水－放线菌素）/生理盐水×100％。

## 五、注意事项

1. 操作要快（为了保护酶的活性）。
2. 冰浴（为了保护酶的活性）。
3. 血要放尽（P450 为血红素蛋白；血红素影响 P450）。
4. 胆红素会影响 P450 的测定。
5. 通 CO 的速度不能过快或过慢。
6. 肝组织研磨到由血红色变成粉白色为止。
7. 分光光度计上比色时，先测放线菌素，再测生理盐水，最后测苯巴比妥钠。

## 六、实验讨论

1. P450 在药物代谢转化中的作用是什么？
2. 肝药酶诱导剂与抑制剂的临床意义是什么？
3. 药物的耐受与交叉耐受与肝药酶有何关系？
4. 联合用药应注意哪些问题？

## 实验五十　血清和红细胞叶酸检测

### 一、实验目的

1. 掌握化学发光法测定血清和红细胞叶酸的原理。
2. 熟悉化学发光法测定血清和红细胞叶酸的操作和注意事项。

### 二、实验材料

1. 试剂和药品

（1）包被稀释液：0.05 mol/L pH 为 9.6 的碳酸钠（$Na_2CO_3$）、碳酸氢钠（$NaHCO_3$）缓冲液。

（2）封闭液：0.02 mol/L pH 为 7.4 磷酸盐缓冲液（PBS），含 1% 牛血清白蛋白（BSA）和 0.5% 叠氮钠（$NaN_3$）。

（3）洗涤液：0.02 mol/L pH 为 7.4 的 Tris-HCl-Tween20。

（4）抗体：抗叶酸单克隆抗体、碱性磷酸酶标记的抗叶酸单克隆抗体。

（5）叶酸标准品（现用现配）。

（6）化学发光底物：AMPPD。

2. 器材

微孔板化学发光分析仪、漩涡混合器、微量振荡器、电热恒温水浴箱、微量加样器、48 孔或 96 孔聚苯乙烯微孔板、玻璃试管等。

### 三、实验步骤

1. 采集空腹静脉血，制备血清，用于检测血清叶酸。红细胞内叶酸检测则采集肝素或 EDTA-$Na_2$ 抗凝静脉血，用去离子水稀释 10 倍，室温放置 30 min，冻融 2 次，溶血后备用。红细胞内叶酸检测需同时测定血细胞比容（HCT）。

2. 用包被稀释液稀释抗叶酸单克隆抗体，在微孔板中加入稀释后的叶酸抗体，每孔 100 μL，4 ℃过夜。

3. 弃去孔内液体，加入洗涤液室温放置 1 min 后弃去，如此 3 次。将微孔板倒扣于干净的吸水纸上，待孔内液体完全流出。

4. 微孔板每孔加入 300 μL 封闭液，室温放置 2 h，弃去孔内液体后按步骤 3 洗涤 3 次。冷冻干燥、密封后 4 ℃保存备用。

5. 取包被后的微孔板，孔内加入 50 μL 叶酸标准品或待测标本（血清/溶血液）后，加入等量碱性磷酸酶标记的叶酸抗体，振荡混匀后，37 ℃温育 1 h。

6. 弃去孔内液体，300 μL 洗涤液冲洗 5 次，于干净吸水纸上拍干。

7. 每孔加入化学发光底物工作液 AMPPD 50 μL，微量振荡器充分振荡混匀，室温避光反应 30 min 后，用微孔板化学发光分析仪检测各孔的相对发光强度（relative light units，RLU）。

8. 用双对数坐标分别以标准品 RLU 值对叶酸标准品浓度作图，利用标准曲线计算待测标本中叶酸浓度。红细胞内叶酸浓度计算如下：

$$红细胞叶酸（\mu g/L）=\frac{溶血液叶酸\times10-\left[血清叶酸\times（1-HCT/100）\right]}{HCT/100}$$

## 四、 实验结果

计算浓度，参考值为：血清叶酸 5.3～14.4 μg/L，红细胞叶酸 192.1～577.1 μg/L。

## 五、 注意事项

1. 食物会影响叶酸浓度，故必须空腹采血。

2. 红细胞叶酸浓度远大于血清叶酸的浓度，检测血清叶酸时不能有溶血，否则结果会偏高。

3. 溶血液必须在采血后 8 h 内制备，检测红细胞内叶酸浓度需同时检测血清叶酸浓度和血细胞比容。

4. 标本如不能及时检测，应置−20 ℃低温保存，禁止反复冻融。

5. 包被微孔板和所用试剂在使用前均应平衡至室温。

6. 洗板时应防止孔内游离酶的残留而出现假阳性结果。

7. RLU 值应在加入发光底物后 30～90 min 内完成检测。

8. 本试验临床一般采用全自动化学发光分析仪检测。

## 六、 实验讨论

血清与红细胞叶酸结果是否一致？如何解释差异？

### 本章参考文献

[1] 朱依谆,殷明. 药理学[M]. 9 版. 北京:人民卫生出版社,2023.

[2] 李俊. 临床药理学[M]. 6 版. 北京:人民卫生出版社,2022.

[3] Laurence L，Brunton，Goodman & Gilman. 药理学和治疗学基础[M]. 13 版. New York：McGraw-Hill,2018.

[4] 杨宝峰. 药理学[M]. 8 版. 北京:人民卫生出版社,2013.

[5] 吕圭源. 药理学[M]. 北京:中国中医药出版社,2017.

# 第六章

# 生物化学

## 实验五十一　血清蛋白醋酸纤维薄膜电泳

### 一　实验目的

1. 了解血清蛋白醋酸纤维薄膜电泳的临床意义及影响因素。
2. 掌握血清蛋白醋酸纤维薄膜电泳的方法及实验原理。

### 二　实验原理

带电粒子在电场中移动的现象称为电泳。血清蛋白质的等电点均低于 pH 7.4，因此，在 pH 比其等电点高的缓冲液中它们都电离成负离子，在电场中都会向正极移动。因各种血清蛋白质等电点不同，在同一 pH 下所带电荷数量不同，加上分子量的差别等因素，它们在电场中的运动速度就不同。蛋白质分子小而带电荷多的运动较快；分子大而带电荷少的运动较慢。所以，可利用电泳将血清蛋白质按其在电场中运动的速度快慢分为白蛋白、$\alpha_1$-球蛋白、$\alpha_2$-球蛋白、$\beta$-球蛋白及 $\gamma$-球蛋白等 5 条区带。可用分光光度法定量检测出 5 种蛋白质的含量和百分数，也可将染色后的膜条直接用光密度计测定。

### 三　实验器材

1. 电泳仪：包括直流电源整流器和电泳槽两个部分，电泳槽内装有两个电极（用铂金丝制成）。
2. 试管、试管架、吸量管。
3. 醋酸纤维薄膜（2.5 cm×8 cm）。
4. 氨基黑 10B 染色液：氨基黑 10B 0.5 g，甲醇 50 mL，冰醋酸 10 mL，蒸馏水 40 mL，混合使溶解。

5. pH 8.6，离子强度 0.075 的巴比妥缓冲液：巴比妥钠 15.45 g，巴比妥 2.76 g，蒸馏水 700～800 mL，加热溶解，冷后补足蒸馏水至 1 000 mL。

6. 透明液：冰醋酸 25 mL，无水乙醇 75 mL，混匀备用。

7. 0.4 mol/L 氢氧化钠溶液。

8. 新鲜血清。

9. 漂洗液：甲醇 45 mL，冰醋酸 5 mL，蒸馏水 50 mL，混匀，分装甲、乙、丙 3 瓶备用。

## 四、实验方法

1. 电泳槽的准备：将缓冲液加入电泳槽的两槽内，并使两槽液面在同一水平。两槽内侧边各贴挂四层滤纸或纱布，浸入缓冲液中构成盐桥。

2. 薄膜的准备与点样（取 2.5 cm×8 cm 的膜条）：

（1）薄膜有光泽面向下，放入培养皿中的巴比妥缓冲液中使膜条充分浸透下沉，浸泡 10～20 min，即膜条无白斑时。

（2）将充分浸透的膜条取出，用干净滤纸吸去多余的缓冲液，于薄膜的无光泽面距一端 1.5 cm 处作为点样线。

（3）用点样器在盛有血清的表面血中蘸一下，点样器下端粘上薄层血清，然后将点样器竖直，使其沾有血清的顶端紧贴在薄膜点样线上，待血清全部渗入膜内后，移开点样器，注意点样的两端不可到边。

3. 电泳：将点样后的膜条置于电泳槽的盐桥上，放置时膜条无光泽面（即点样面）向下，以防薄膜干燥，点样端置于负极，槽架上以四层滤纸作桥垫，膜条与滤纸需贴紧。盖好电泳槽的盖，待平衡 5 min 后，即可通电。调节电泳仪，使两极间距（指膜条与滤纸桥总长度）的电压为 8～10 V/cm，或电流 0.4～0.6 mA/cm，通电 50 min 左右关闭电源。

4. 染色与漂洗：通电完毕后，用镊子将薄膜取出，直接浸于盛有氨基黑 10B 的染色液中，染 3 min 取出，立即浸于漂洗液中，分别在漂洗液甲、乙、丙 3 瓶中各漂洗 5 min，直至背景漂净为止。用滤纸吸干薄膜，即得 5 条蛋白区带，从阳极至阴极端依次为白蛋白、$\alpha_1$-球蛋白、$\alpha_2$-球蛋白、$\beta$-球蛋白及 $\gamma$-球蛋白。

## 五、实验注意事项

1. 电泳和漂洗时不要拿错膜条。

2. 点样是实验的关键，点样不可太多或太少。

## 六、思考题

血清蛋白质在 pH 为 8.6 的巴比妥缓冲液中带什么电荷？它们泳动的先后顺序如何？为什么？

# 实验五十二　血清总蛋白测定

## 双缩脲法

## 一、实验目的

掌握血清总蛋白测定的临床意义，熟悉血清总蛋白测定的原理及基本操作。

## 二、实验原理

蛋白质分子中的肽键（—CONH—）在碱性条件下能与 $Cu^{2+}$ 作用形成紫红色络合物。此呈色反应与双缩脲（$H_2N$—OC—NH—CO—$NH_2$）在碱性溶液中与 $Cu^{2+}$ 作用产生紫红色的反应相似，故称为双缩脲反应。反应中溶液颜色的深浅与蛋白质的含量成正比，可用分光光度法定量检测蛋白质的含量。

凡具有两个以上肽键结构的化合物均有此反应，因此双缩脲反应广泛用于肽及蛋白质定性、定量检测。

## 三、实验器材

1. 分光光度计、恒温水浴箱、试管、刻度吸管、试管架。

2. 双缩脲试剂：精确称取结晶硫酸铜（$CuSO_4 \cdot 5H_2O$）3.0 g、酒石酸钾钠（$NaKC_4H_4O_6 \cdot 4H_2O$）9.0 g、碘化钾（KI）5.0 g，分别溶解于 25 mL 蒸馏水中。将酒石酸钾钠和碘化钾溶液倒入 1 000 mL 容量瓶中，加入 6 mol/L 氢氧化钠溶液 100 mL，混匀，再加硫酸铜溶液，边加边摇，最后加蒸馏水稀释至 1 000 mL。置聚乙烯瓶内盖紧，室温保存。

3. 6 mol/L（24%）NaOH 溶液：称取 NaOH（优级纯）240 g，溶解于新鲜蒸馏水中并加至 1 000 mL。置聚乙烯瓶内盖紧室温保存。

4. 人血清用蒸馏水稀释 10 倍，使其蛋白质浓度在标准曲线测试范围内。

5. 10 g/L 酪蛋白标准液：酪蛋白要预先用微量凯氏定氮法测定蛋白质含量，再根据其纯度称量，用 0.05 mol/L 氢氧化钠溶液配制，冰冻保存。

## 四、实验方法

1. 取 3 支试管，按表 6 - 1 操作。

表 6 - 1　血清总蛋白测定

| 加入物/mL | 测定管 | 标准管 | 空白管 |
|---|---|---|---|
| 血清稀释液 | 0.1 | — | — |
| 酪蛋白标准液 | — | 0.1 | — |
| 双缩脲试剂 | 5.0 | 5.0 | 5.0 |

充分混匀，置 37 ℃ 水浴中 10 min（或 25 ℃ 30 min），在 540 nm 波长处进行比色，以空白管调零，读取各管吸光度。

2. 计算

$$血清总蛋白（g/L）= \frac{测定管吸光度}{标准管吸光度} \times 蛋白标准液浓度$$

3. 临床意义

（1）血清总蛋白降低

① 丢失过多：见于严重烧伤时大量血浆渗出、大失血，肾病综合征时大量蛋白尿，以及溃疡性结肠炎时肠道长期丢失一定量的蛋白质等。

② 合成障碍：肝功能严重受损时，蛋白质合成减少，其中以清蛋白下降最为明显。

③ 血液稀释：静脉注射过多低渗溶液或各种原因引起的水钠潴留。

④ 营养不良或消耗增加：长期低蛋白饮食、慢性胃肠道疾病所引起的消化道吸收不良，使体内缺乏合成蛋白质的原料，或长期患消耗性疾病，如结核病、恶性肿瘤、甲状腺功能亢进等均可引起血清蛋白浓度降低。

（2）血清总蛋白增高

① 血液浓缩：急性失水（严重腹泻、呕吐、高热等），休克（毛细血管的通透性增加），慢性肾上腺皮质功能减退，急性失水尿钠增多引起继发性脱水。

② 合成增加：主要是球蛋白合成增加，如多发性骨髓瘤。

4. 正常参考范围

60～80 g/L。

## 五、实验注意事项

1. 试管、吸管应清洁，否则会有混浊现象出现。

2. 由于各种蛋白质的分子量不同，故其浓度不宜用"mol/L"表示，而用"g/L"表示。

3. 须于显色 30 min 内比色，否则可有雾状沉淀产生，同时注意各管从显色到比色的时间应尽可能一致。

4. 高脂、黄疸和溶血标本应作血清空白对照，以保证结果准确。含脂类极多的血清，加入双缩脲试剂后会出现混浊，可用乙醚 3 mL 抽提后再进行比色。

5. 避免硫酸铜过量，否则生成氢氧化铜，其蓝色将掩盖紫红色，影响测定结果。

## 六、 思考题

蛋白质常见的呈色反应有哪些？本实验结果如何？请分析。

# Folin-酚法

## 一、 实验目的

制备标准曲线，测定未知样品中蛋白质含量，学习 Folin-酚法测定蛋白质含量的原理和方法。

## 二、 实验原理

Folin-酚试剂由甲试剂和乙试剂组成。甲试剂由碳酸钠、氢氧化钠、硫酸铜及酒石酸钾钠组成。蛋白质中的肽键在碱性条件下，与酒石酸钾钠铜盐溶液起作用，生成紫红色络合物。乙试剂是由磷钼酸和磷钨酸、硫酸、溴等组成。此试剂在碱性条件下，易被蛋白质中酪氨酸的酚基还原呈蓝色反应，其色泽深浅与蛋白质含量成正比。此法也适用于测定酪氨酸和色氨酸的含量。

目前蛋白质含量测定有两类方法：一类是利用蛋白质的物理化学性质，如折射率、比重、紫外吸收等测定得知；另一类是利用化学方法测定蛋白质含量，如微量克氏定氮、双缩脲反应、Folin-酚试剂法（Lowry 法）。这两类方法各有优缺点，选用何种方法测定蛋白质含量，可根据实验要求和实验条件进行选择。目前实验室多用 Folin-酚法测定蛋白质含量。此法的优点是操作简单、迅速，不需特殊仪器设备，灵敏度高，较紫外吸收法灵敏 10~20 倍，较双缩脲法灵敏 100 倍，反应约在 15 min 内有最大显色，并至少可以稳定几个小时。其不足之处就是此反应受多种因素干扰。在测定时应排除干扰因素或做空白试验消除。

此法是在 Folin-酚法的基础上引入双缩脲试剂，因此凡干扰双缩脲反应的基团，如—CO—NH$_2$，—CH$_2$—NH$_2$，—CS—NH$_2$ 以及在性质上是氨基酸或肽的缓冲剂，如 Tris 缓冲剂以及蔗糖、硫酸铵、巯基化合物均可干扰 Folin-酚反应。此外，所测的蛋白质样品中，若含有酚类及柠檬酸，均对此反应有干扰作用。而浓度较低的尿素

（约 0.5% 左右）、胍（0.5% 左右）、硫酸钠（1%）、硝酸钠（1%）、三氯乙酸（0.5%）、乙醇（5%）、乙醚（5%）、丙酮（0.5%）对显色无影响，这些物质在所测样品中含量较高时，则需作校正曲线。若所测的样品中含硫酸铵，则需增加碳酸钠—氢氧化钠浓度即可显色测定。若样品酸度较高，也需提高碳酸钠—氢氧化钠浓度 $1\sim2$ 倍，这样即可纠正显色后色浅的缺点。

本法可测定范围是 $25\sim250$ $\mu g$ 蛋白质。

## 三 实验器材

1. Folin-酚试剂

（1）试剂甲：① 0.2 mol/L 氢氧化钠溶液；② 4% 碳酸钠溶液；③ 2% 酒石酸钾钠溶液；④ 1% 硫酸铜溶液。

临用前将①与②等体积配制碳酸钠—氢氧化钠溶液。③与④等体积配制成硫酸铜—酒石酸钾钠溶液。然后这两种试剂按 50：1 的比例配合，即成 Folin-酚试剂甲。此试剂临用前配制，一天内有效。

（2）试剂乙：称钨酸钠（$Na_2WO_2 \cdot 2H_2O$）100 g、钼酸钠（$Na_2MoO_4 \cdot 2H_2O$）25 g 置 2 000 mL 磨口回流装置内，加蒸馏水 700 mL，85% 磷酸 50 mL 和浓硫酸 100 mL。充分混匀，使其溶解。小火加热，回流 10 h（烧瓶内加小玻璃珠数颗，以防溶液溢出），再加入硫酸锂（$Li_2SO_4$）150 g、蒸馏水 50 mL 及液溴数滴。在通风橱中开口煮沸 15 min，以除去多余的溴。冷却后定容至 1 000 mL，过滤即成 Folin-酚试剂乙贮存液，此液应为鲜黄色，不带任何绿色。置棕色瓶中，可在冰箱长期保存。若此贮存液使用过久，颜色由黄变绿，可加几滴液溴，煮沸几分钟，恢复原色仍可继续使用。

试剂乙贮存液在使用前应确定其酸度。以之滴定标准氢氧化钠溶液（1 mol/L 左右），以酚酞为指示剂，当溶液颜色由红→紫红→紫灰→墨绿时即为滴定终点。该试剂的酸度应为 2 mol/L 左右，将之稀释至相当于 1 mol/L 酸度应用。

2. 标准和待测蛋白质溶液

（1）待测蛋白质溶液：人血清，使用前稀释 150 倍。

（2）标准蛋白质溶液：结晶牛血清白蛋白或酪蛋白，预先经微量克氏定氮法测定蛋白质含量，根据其纯度配制成 150 $\mu g$/mL 蛋白溶液。

3. UV-2000 型分光光度计，试管及试管架；0.5 mL、1 mL 及 5 mL 移液管，恒温水浴。

## 四 实验方法

1. 制作标准曲线：取 14 支试管，分 2 组按表 6-2 平行操作：

表 6‑2　14 支试管分 2 组平行操作

| 试剂处理 | 试管编号 | | | | | | |
|---|---|---|---|---|---|---|---|
| | 1 | 2 | 3 | 4 | 5 | 6 | 7 |
| 标准蛋白质溶液/mL | 0 | 0.1 | 0.2 | 0.4 | 0.6 | 0.8 | 1.0 |
| 蒸馏水/mL | 1.0 | 0.9 | 0.8 | 0.6 | 0.4 | 0.2 | 0 |
| Folin‑酚甲试剂/mL | 5.0 | 5.0 | 5.0 | 5.0 | 5.0 | 5.0 | 5.0 |
| 摇匀，于 20~25 ℃放置 10 min | | | | | | | |
| Folin‑酚乙试剂/mL | 0.5 | 0.5 | 0.5 | 0.5 | 0.5 | 0.5 | 0.5 |
| 迅速摇匀，30 ℃（或室温 20~25 ℃）水浴保温 30 min，以蒸馏水为空白，在 640 nm 处比色 | | | | | | | |
| $\overline{A}_{640}$ | | | | | | | |

\* 由于这种显色化合物组成尚未确定，它在可见光红光区呈现较宽吸收峰区。不同书籍选用不同的波长，有选用 500 nm 或 540 nm 的，有选用 660 nm、700 nm 或 750 nm 的。选用较高的波长，样品呈现较大的光吸收。本实验选用 640 nm。

绘制标准曲线：以 $A_{640}$ 值为纵坐标，标准蛋白含量为横坐标，在坐标纸上绘制标准曲线。

2. 未知样品蛋白质浓度测定：取 4 支试管，分 2 组，按表 6‑3 平行操作。

表 6‑3　4 支试管分 2 组平行操作

| 试剂处理 | 试管编号 | |
|---|---|---|
| | 空白管×2 | 样品管×2 |
| 血清稀释液/mL | 0 | 0.2 |
| 蒸馏水/mL | 1.0 | 0.8 |
| Folin‑酚甲试剂/mL | 5.0 | 5.0 |
| 摇匀，于 20~25 ℃放置 10 min | | |
| Folin‑酚乙试剂/mL | 0.5 | 0.5 |
| 迅速摇匀，30 ℃（或室温 20~25 ℃）水浴保温 30 min，以蒸馏水为空白，在 640 nm* 处比色 | | |
| $\overline{A}_{640}$ | | |

3. 计算

$$蛋白质（g）/100\ mL\ 血清 = \frac{A_{640}\ 值对应标准曲线蛋白降量×10^{-6}}{测定时用稀释血清的\ mL\ 数} ×$$

$$血清稀释倍数×100$$

## 五、实验注意事项

1. 血清稀释的倍数应使蛋白质含量在标准曲线范围之内，若超过此范围则需将血清酌情稀释。

2. Folin-酚乙试剂在酸性条件下较稳定，而 Folin-酚甲试剂是在碱性条件下与蛋白质作用生成碱性的铜—蛋白质溶液。当 Folin-酚乙试剂加入后，应迅速摇匀（加一管摇一管），使还原反应产生在磷钼酸—磷钨酸试剂被破坏之前 。

## 六、 思考题

1. 有哪些因素可干扰 Folin-酚测定蛋白含量？
2. Folin-酚测定蛋白质的原理是什么？

# 实验五十三 聚丙烯酰胺凝胶（SDS-PAGE）电泳

## 一、 实验目的

学习 SDS-聚丙烯酰胺凝胶（SDS-PAGE）电泳法测定蛋白质分子量的原理和基本操作技术。

## 二、 实验原理

蛋白质是两性电解质，在一定的 pH 条件下解离而带电荷。当溶液的 pH 值大于蛋白质的等电点（pI）时，蛋白质本身带负电，在电场中将向正极移动；当溶液的 pH 值小于蛋白质的等电点时，蛋白质带正电，在电场中将向负极移动；蛋白质在特定电场中移动的速度取决于其本身所带的净电荷的多少、蛋白质颗粒的大小和分子形状、电场强度等。

聚丙烯酰胺凝胶是由一定量的丙烯酰胺和双丙烯酰胺聚合而成的三维网状孔结构。本实验采用不连续凝胶系统，调整双丙烯酰胺用量的多少，可制成不同孔径的两层凝胶；这样，当含有不同分子量的蛋白质溶液通过这两层凝胶时，受阻滞的程度不同而表现出不同的迁移率。由于上层胶的孔径较大，不同大小的蛋白质分子在通过大孔胶时，受到的阻滞基本相同，因此以相同的速率移动；当进入小孔胶时，分子量大的蛋白质移动速度减慢，因而在两层凝胶的界面处，样品被压缩成很窄的区带。这就是常说的浓缩效应和分子筛效应。同时，在制备上层胶（浓缩胶）和下层胶（分离胶）时，采用两种缓冲体系；上层胶 pH 值在 6.7～6.8，下层胶 pH＝8.9；Tris-HCl 缓冲液中的 Tris 用于维持溶液的电中性及 pH，是缓冲配对离子；Cl⁻ 是前导离子。在 pH＝6.8 时，缓冲液中的 Gly⁻ 为尾随离子，而在 pH＝8.9 时，Gly 的解离度增加；这样浓缩胶和分离胶之间 pH 的不连续性，控制了慢离子的解离度，进而达到控制其有效迁移率之目的。不同蛋白质具有不同的等电点，在进入分离胶后，各种蛋白质由于所带的静电荷不同而有不同的迁移率。由于在聚丙烯酰胺凝胶电泳中存在的浓缩效应、分子筛效应及电荷效应，使不同的蛋白质在同一电场中达到有效的分离。

如果在聚丙烯酰胺凝胶中加入一定浓度的十二烷基硫酸钠（SDS），由于 SDS 带有大量的负电荷，且这种阴离子表面活性剂能使蛋白质变性，特别是在强还原剂如巯基乙醇存在下，蛋白质分子内的二硫键被还原，肽链完全伸展，使蛋白质分子与 SDS 充分结合，形成带负电性的蛋白质—SDS 复合物；此时，蛋白质分子上所带的负电荷量远远超过蛋白质分子原有的电荷量，掩盖了不同蛋白质间所带电荷上的差异。蛋白质分子量愈小，在电场中移动得愈快；反之，愈慢。蛋白质的分子量与电泳迁移率之间的关系是：

$$M_r = K(10^{-b \cdot m}) \qquad \log M_r = \log K - b \cdot R_m$$

式中：$M_r$——蛋白质的分子量；

$\log K$——截距；

$b$——斜率；

$R_m$——相对迁移率。

实验证明，蛋白质分子量在 15 000～200 000 的范围内，电泳迁移率与分子量的对数之间呈线性关系。蛋白质的相对迁移率 $R_m$＝蛋白质样品的迁移距离/染料（溴酚蓝）迁移距离。这样，在同一电场中进行电泳，把标准蛋白质的相对迁移率与相应的蛋白质分子量对数作图，由未知蛋白的相对迁移率可从标准曲线上求出它的分子量。

SDS-聚丙烯酰胺凝胶电泳（SDS-PAGE）法测定蛋白质的分子量具有简便、快速、重复性好的优点，是目前一般实验室常用的测定蛋白质分子量的方法。

## 三、实验器材

1. 标准蛋白混合液：兔磷酸化酶 B（Mw 97 400）、牛血清蛋白（Mw 66 200）、兔肌动蛋白（Mw 43 000）、牛磷酸酐酶（Mw 31 000）和鸡蛋清溶菌酶（Mw 14 400）。

2. 分离胶缓冲液（1.5 mol/L）：Tris 18.17 g，加双蒸水溶解，6 mol/L HCl 调 pH＝8.8，定容 100 mL。4 ℃冰箱保存。

3. 30％凝胶贮备液：丙烯酰胺（Acr）29.2 g，亚甲基双丙烯酰胺（Bis）0.8 g，加双蒸水至 100 mL。外包锡纸，4 ℃冰箱保存，30 天内使用。

4. 电极缓冲液（pH＝8.3）：SDS 1 g，Tris 3 g，Gly 14.4 g，加双蒸水溶解并定容到 1 000 mL。4 ℃冰箱保存。

5. 浓缩胶缓冲液（0.5 mol/L）：Tris 6.06 g，加水溶解，6 mol/L HCl 调 pH＝6.8，并定容到 100 mL。4 ℃冰箱保存。

6. 10%S DS，室温保存。

7. 上样缓冲液：0.5 mol/L Tris-HCl（pH＝6.8）1.25 mL，甘油2 mL，10% SDS 2 mL，β-巯基乙醇1 mL，0.1%溴酚蓝0.5 mL，加蒸馏水定容至10 mL。

8. 质量浓度10%过硫酸铵（新鲜配制）。

9. 0.25%考马斯亮蓝R-250染色液：0.25 g考马斯亮蓝R-250，加入91 mL 50%甲醇，9 mL冰醋酸。

10. 未知分子量的蛋白质样品（1 mg/mL）。

11. 脱色液：50 mL甲醇，75 mL冰醋酸与875 mL双蒸水混合。

12. 电泳仪。

13. DYCZ-24D垂直板电泳槽。

14. 长滴管及微量加样器。

15. 烧杯（250 mL、500 mL），量筒（500 mL、250 mL），培养皿（15 cm×15 cm）。

16. 注射器等。

## 四、实验方法

1. 装板

将密封用硅胶框放在平玻璃上，然后将凹型玻璃与平玻璃重叠，将两块玻璃立起来使底端接触桌面，用手将两块玻璃夹住放入电泳槽内，然后插入斜插板到适中程度，即可灌胶。

2. 凝胶的聚合

分离胶和浓缩胶的制备：按表表6-4中溶液的顺序及比例，配制10%的分离胶和4.8%的浓缩胶。

表6-4 分离胶和浓缩胶的配制方法

| 试剂名称 | 10%的分离胶 | 5%的浓缩胶 |
| --- | --- | --- |
| Acr/Bis 30% | 3.3 mL | 0.8 mL |
| 分离胶缓冲液（pH＝8.9） | 3.75 mL | 0 mL |
| 浓缩胶缓冲液（pH＝6.8） | 0 mL | 1.25 mL |
| 10% SDS | 0.1 mL | 0.1 mL |
| 10%过硫酸铵 | 50 μL | 25 μL |
| 双蒸水 | 4.05 mL | 2.92 mL |
| TEMED | 5 μL | 5 μL |

按表6-4各溶液加入混匀后配制成分离胶后，将凝胶液沿凝胶腔的长玻璃板的内面缓缓用滴管滴入，不要产生气泡。将胶液加到距短玻璃板上沿2 cm处为止，约

5 mL。然后用细滴管或注射器仔细注入少量水，0.5～1 mL。室温放置聚合30～40 min。

待分离胶聚合后，用滤纸条轻轻吸去分离胶表面的水分，按上表制备浓缩胶。用长滴管小心加到分离胶的上面，插入样品模子（梳子）；待浓缩胶聚合后，小心拔出样品模子。

3. 蛋白质样品的处理

若标准蛋白质或欲分离的蛋白质样品是固体，称取 1 mg 的样品溶解于 1 mL 0.5 mol/L pH 为 6.8 的 Tris-盐酸缓冲液或蒸馏水中；若样品是液体，要测定蛋白质浓度，按 1.0～1.5 mg/mL 取蛋白质样液与样品处理液等体积混匀。本实验所用样品为 15～20 μg 的标准蛋白样品溶液，放置在 0.5 mL 的离心管中，加入 15～20 μL 的样品处理液。在 100 ℃ 水浴中处理 2 min，冷却至室温后备用。吸取未知分子量的蛋白质样品 20 μL，按照标准蛋白的处理方法进行处理。

4. 加样

SDS-聚丙烯酰胺凝胶垂直板型电泳的加样方法：用手夹住两块玻璃板，上提斜插板使其松开，然后取下玻璃胶室去掉密封用硅胶框，注意在上述过程中手始终给玻璃胶室一个夹紧力，再将玻璃胶室凹面朝里置入电泳槽，插入斜板，将缓冲液加至内槽玻璃凹面以上，外槽缓冲液加到距平板玻璃上沿 3 mm 处即可，注意避免在电泳槽内出现气泡。

加样时可用加样器斜靠在提手边缘的凹槽内，以准确定位加样位置，或用微量注射器依次在各样品槽内加样，各加 10～15 μL（含蛋白质 10～15 μg），稀溶液可加 20～30 μL（还要根据胶的厚度灵活掌握）。

5. 电泳

加样完毕，盖好上盖，连接电泳仪，打开电泳仪开关后，样品进胶前电流控制在 15～20 mA，用时 15～20 min；样品中的溴酚蓝指示剂到达分离胶之后，电流升到 30～45 mA，电泳过程保持电流稳定。当溴酚蓝指示剂迁移到距前沿 1～2 cm 处即停止电泳，1～2 h。如室温高，打开电泳槽循环水，降低电泳温度。

6. 染色、脱色

电泳结束后，关掉电源，取出玻璃板，在长短两块玻璃板下角空隙内，用刀轻轻撬动，即将胶面与一块玻璃板分开，然后轻轻将胶片托起，指示剂区带中心插入铜丝作为标志，放入大培养皿中染色，使用 0.25% 的考马斯亮蓝染液，染色 2～4 h，必要时可过夜。

弃去染色液，用蒸馏水把胶面漂洗几次，然后加入脱色液，进行扩散脱色，经常换脱色液，直至蛋白质带清晰为止。

7. 结果处理

（1）测量脱色后凝胶板的长度和每个蛋白质样品移动距离（即蛋白质带中心到加样孔的距离），测量指示染料迁移的距离。

（2）按以下公式计算蛋白质样品的相对迁移率（$R_m$）：

$$R_m = 样品迁移距离（cm）/染料迁移距离（cm）$$

（3）标准曲线的制作：以各标准蛋白质相对迁移率为横坐标，蛋白质分子量的对数为纵坐标在半对数坐标纸上作图，得到一条标准曲线。

（4）测定蛋白质样品的分子量：根据待测蛋白质样品的相对迁移率，从标准曲线上查得该蛋白质的分子量。

## 五、 注意事项

不同分离胶的配制方法如表 6-5。

表 6-5 不同分离胶的配制方法

| 分离胶的浓度 | 20% | 15% | 12% | 10% | 7.5% |
|---|---|---|---|---|---|
| 双蒸水/mL | 0.75 | 2.35 | 3.35 | 4.05 | 4.85 |
| 1.5 mol/L Tris-HCl（pH=8.8）/mL | 2.5 | 2.5 | 2.5 | 2.5 | 2.5 |
| 10% SDS/mL | 0.1 | 0.1 | 0.1 | 0.1 | 0.1 |
| 凝胶储备液（Acr/Bis）/mL | 6.6 | 5.0 | 4.0 | 3.3 | 2.5 |
| 10%过硫酸铵/μL | 50 | 50 | 50 | 50 | 50 |
| TEMED/μL | 5 | 5 | 5 | 5 | 5 |
| 总体积/mL | 10 | 10 | 10 | 10 | 10 |

## 六、 思考题

1. 上样缓冲液中加入甘油的作用是什么？

2. 电泳后上下槽缓冲液可否混合后再使用？为什么？

3. 聚丙烯酰胺盘状凝胶电泳的几个不连续性是什么？

4. 过硫酸铵、7%乙酸和考马斯亮蓝在实验中有什么作用？

5. 电泳时的三个物理效应是什么？是怎样造成的？

6. 贮液配制及贮存应注意什么？

# 实验五十四　DNA 琼脂糖凝电泳定量及质量检测

## 一、实验目的

掌握琼脂糖凝胶电泳检测 DNA 的操作过程，熟悉琼脂糖凝胶电泳检测 DNA 的方法，了解琼脂糖凝胶电泳检测 DNA 的原理。

## 二、实验原理

琼脂糖凝胶电泳是检测 DNA 的常用方法。琼脂糖主要是从海洋植物琼脂中提取，是一种聚合链线性分子。实验室中常用的有两种琼脂糖，即常熔点的和低熔点的，它们都是琼脂的衍生物，具有很高的聚合强度和很低的电内渗，都是良好的电泳支持介质。

核酸分子是两性解离分子，在 pH＝3.5 时，碱基上的氨基基团解离，而 3 个磷酸基团中只有第一个磷酸解离，整个核酸分子带正电荷，在电场中向负极泳动；在 pH 值为 8.0～8.3 时，碱基几乎不解离，磷酸全部解离，核酸分子带负电荷，向正极移动。不同大小和构象的核酸分子的电荷密度大致相同，在自由泳动时，各核酸分子的迁移率区别很小，难以分开。DNA 分子在琼脂糖凝胶中泳动时有电荷效应和分子筛效应。由于 DNA 分子的电荷密度大致相同，即相同数量的链 DNA 几乎具有等量净电荷，它们以同样速度向正极移动，因此，在一定电场强度下，DNA 分子的移动速率取决于分子筛效应，即 DNA 分子本身的大小和构型。具有不同的相对分子质量的 DNA 片段泳动速度不一样，可进行分离。其迁移速度与相对分子质量的对数值呈反比关系。

凝胶不仅可以分离不同相对分子质量的 DNA，也可以分离相对质量相同但构型不同的 DNA 分子。如抽提质粒 DNA 过程中，由于各种因素的影响，使提取的质粒可能存在 3 种构型：① 超螺旋的共价闭环状质粒（CC）；② 解旋开环质粒 DNA（OC）；③ 线状质粒 DNA（L）。电泳中，泳动最快的是 CC，其次为 L，最慢的为 OC。

DNA 在琼脂糖中的电泳迁移速率主要取决于样品 DNA 分子大小、DNA 分子构象、琼脂糖浓度、电场电压、缓冲液、温度等。

加入 EB，并将已知浓度的标准样品和已知分子量大小的标准 DNA 片段（即 marker）作琼脂糖凝胶电泳对照，可分别检测样品的浓度和分子量大小。

## 三、实验器材

1. 一次性薄膜手套。
2. 前面实验制备的 DNA 样品。

3. 琼脂糖凝胶电泳系统。

4. 微波炉。

5. 紫外线投射仪。

6. 水平凝胶电泳槽和梳子及其制胶模块。

7. 电泳仪。

8. 0.5 mL 离心管。

9. 微量移液取样器。

10. 250 mL 三角瓶。

11. 双面微量离心管架。

12. 试管架。

13. 10 mg/mL 的溴化乙锭（EB）。

14. 已知浓度的 λ DNA 标样。市场购得的 λ DNA 标样稀释至 0.2 μg/μL 或 0.1 μg/μL，应用时甚为方便。

15. 50×TAE 电泳缓冲液（pH 值约 8.5）：Tris 碱 242 g，57.1 mL 冰乙酸，37.2 g Na$_2$EDTA·2H$_2$O，双蒸水定容至 1 L。使用时稀释成 1 倍。

16. 电泳级琼脂糖粉。

17. 6×凝胶加样缓冲液。

## 四、 实验方法

1. 制胶

（1）称取 0.4 g 琼脂糖置于三角瓶中，加入 50 mL 1×TAE 电泳缓冲液。

（2）微波炉加热、煮沸、振摇，使琼脂糖全部熔化。

（3）将有机玻璃电泳槽洗净，两端分别用橡皮条紧密封住。将封好的胶槽置于水平支撑物上，插上样品梳子。梳子下缘应与胶槽底面保持 1 mm 左右的间隙。

（4）待胶冷却至 60 ℃左右时，在胶液中加入溴化乙锭（EB）2.5 μL。将琼脂糖小心倒入胶槽内，使胶液形成均匀的胶层。

（5）待胶完全凝固后，小心向上方拔出梳子，避免前后左右摇晃，以防破坏胶面及加样孔。去掉制胶槽两边的橡皮条，小心将胶槽放入电泳槽中，样品孔在阴极端。

（6）向电泳槽内加入 1×TAE 电泳缓冲液至液面覆盖凝胶。

2. 上样电泳

（1）取 5 μL 待测液与 1 μL 载样液混匀，用移液枪小心加入样品槽中，每加完一个样品要更换一个枪头。

（2）加完样后，合上电泳槽盖，接通电源，控制电压 60～80 V，电流 40 mA 以上。

（3）当溴酚蓝条带移动到浸胶前沿约 2 cm 时，停止电泳。

3. 凝胶紫外观察

在波长为 254 nm 的紫外灯下观察，并在凝胶成像系统中照相、保存。

## 五、 注意事项

1. 制胶和加样时要防止产生气泡。

2. EB 具有强诱变性，可致癌，必须戴手套操作。

3. 电泳时确保电泳槽已接通，观察电极气泡。

4. 凝胶方向要安放正确。

## 六、 思考题

1. 相同电压下，为何分离大分子量 DNA 需要更长的电泳时间？

2. 电泳时间过长对 DNA 条带会有什么影响？如何判断电泳可以结束？

# 实验五十五　PCR 扩增获取目的基因

## 一、 实验目的

了解 PCR 反应的基本原理和引物设计的一般要求，掌握通过 PCR 反应获取目的基因的实验技能，熟悉 PCR 反应体系的加样顺序和 PCR 仪的正确使用方法。

## 二、 实验原理

聚合酶链式反应（polymerase chain reaction）简称 PCR 技术，是在模板 DNA、引物和 4 种脱氧核糖核苷酸存在的条件下，依赖于 DNA 聚合酶的酶促反应。分 3 步：① 变性，通过加热使 DNA 双螺旋的氢键断裂，双链解离形成单链 DNA；② 退火，当温度降低时由于模板分子结构较引物要复杂得多，而且反应体系中引物 DNA 量大大多于模板 DNA，使引物和其互补的模板在局部形成杂交链，而模板 DNA 双链之间互补的机会较少；③ 延伸，在 DNA 聚合酶和 4 种脱氧核糖核苷三磷酸底物及 $Mg^{2+}$ 存在的条件下，$5' \rightarrow 3'$ 的聚合酶催化以引物为起始点 DNA 链延伸反应。以上 3 个步骤为一个循环，每一循环产物可作为下一个循环的模板，几十个循环后，介于两个引物之间的特异性 DNA 片段得到大量复制。

## 三、 实验器材

1. 旋涡混合器。
2. 微量移液取样器。
3. 双面微量离心管架。
4. PCR 仪。
5. 台式离心机。
6. 琼脂糖凝胶电泳系统。
7. 0.2 mL PCR 微量管。
8. 双蒸水。
9. 10× Taq DNA 聚合酶 buffer。
10. $MgCl_2$ 溶液。
11. 基因组 DNA。
12. 上游引物：5′-ATGGC（A，T）AC（A，T）TGGAA（A，G）GTTG-3′；
下游引物：5′-GT（A，T）GCACT（G，A）CA（A，T）AT（T，C）TGACC-3′。
13. Taq DNA 聚合酶。
14. dNTP。
15. 二甲基亚砜（DMSO）。
16. 6× DNA loading buffer。

## 四、 实验方法

1. 在 0.2 mL 离心管内配制 50 μL 反应体系
（1）双蒸水 38 μL。
（2）10×buffer 5 μL。
（3）dNTP 1 μL。
（4）Taq 酶 1 μL。
（5）引物 P1 1 μL。
（6）引物 2 1 μL。
（7）模板 DNA 3 μL。
2. 按下列程序进行扩增：
（1）94 ℃预变性 5 min。
（2）94 ℃变性 50 s。
（3）55 ℃退火 50 s。

（4）72 ℃延伸 10 s。

（5）重复步骤（2）—（4）30 次。

（6）72 ℃彻底延伸 10 min。

3. 琼脂糖凝胶电泳分析 PCR 结果。

## 五、 注意事项

1. 试剂应避免反复冻融，即融即用。

2. 提前检查仪器是否正常，并预热 PCR 仪。

3. 配制反应体系时，所有的液体都要缓慢加至管底，用振荡器混匀。

4. 反应体系配制完毕后低速离心数秒，立即进行 PCR 扩增。

## 六、 思考题

1. 什么是 PCR？其原理如何？

2. 你如何理解 DNA 复制的条件与 PCR 反应体系的异同？

# 实验五十六　分光光度计的使用

## 一、 实验目的

熟悉 721 分光光度计的操作方法，为今后使用该仪器奠定基础。在实验中培养学生严谨的作风和准确进行实际操作的能力，提高分析问题的能力，了解分光光度法的基本原理。

## 二、 实验原理

有色溶液颜色的深浅与其中呈色物质的含量成正比关系。在定量分析中，利用比较有色物质溶液的颜色深浅来测定物质含量的分析方法称比色法。被测物质中，有的本身就是有色物质，但多数被测物质本身无色或颜色很浅，须加入某些化学试剂使被测物质与之发生反应生成有色物质。

物质的颜色是由于物质吸收某种波长的光线以后，通过或反射出某种颜色的结果。当一定波长的单色光通过该物质的溶液时，该物质都能有一定程度的吸光作用，单位体积内的溶液中该物质的质点数越多，对光线吸收越多。利用物质对一定波长光线吸收的程度来测定物质含量的方法，称为分光光度法。

分光光度法依据 Lambert-Beer 定律。设一束单色光 $I_0$ 射入溶液，由于部分光线被

溶液吸收，通过的光线为 $I_t$，则 $I_t/I_0$ 之比为透光度，若透光度为 $T$（％）。则

$$T = I_t/I_0 \times 100\%  \tag{1}$$

透光度（$T$）的倒数（$1/T$）反映了物质对光的吸收程度。在实际应用时，取（$1/T$）的对数值作为吸光度，用 $A$ 表示，即：

$$A = \lg(1/T) = -\lg T  \tag{2}$$

吸收度（$A$）又称消光度（$E$）或光密度（$OD$）。

根据 Lambert-Beer 定律推导，当一束平行单色光通过均匀、无散射现象的溶液时，在单色光强度、溶液温度等不变的条件下，溶液对光的吸收度（$A$）与溶液的浓度（$C$）及液层厚度（$L$）的乘积成正比。即：

$$A = KCL  \tag{3}$$

在实际比色时，标准溶液与被测溶液使用相同的比色杯，即液层厚度（$L$）相同。$K$ 为常数，测定同一种物质时，$K_{标} = K_{测}$。所以，将比简化为仅是溶液对光吸收度（$A$）与其浓度（$C$）之间的关系。即溶液的浓度越大，吸光度越大。可以通过测定吸光度求知某一溶液的浓度。

设：测定管的吸光度和浓度分别为 $A_{测}$ 和 $C_{测}$，标准管吸光度和浓度分别为 $A_{标}$ 和 $C_{标}$，根据（3）式 $A = KCL$ 得：

$$A_{测} : A_{标} = C_{测} : C_{标}$$

则

$$C_{测} = A_{测}/A_{标} \times C_{标}$$

上式中 $C_{标}$ 为已知，$A_{测}$ 与 $A_{标}$ 可在比色时读出数值，把这些数值代入公式，即可求出测定管浓度。

## 三、实验器材

1. $5 \times 10^{-5}$ mol/dm³ 的溴酚蓝溶液。
2. 721-分光光度计。

## 四、实验方法

1. 接通电源，打开开关指示钮，打开比色箱盖，预热 20 min。
2. 预热后，选择所需波长、转动灵敏度旋钮选择适宜灵敏度。
3. 转动 0 旋钮，使检流针指针对准 $T$ 为 0，将空白液、标准液、测定液分别倒入 4 个比色杯中，将比色杯放入比色盒，再将比色盒放入比色箱中，使空白液对准光路，合上比色箱盖。
4. 转动 100 旋钮，使 $T$ 为 100％（$A$ 为 0），观察指针是否稳定。

5. 反复几次调节 $T=0$、$T=100\%$ 即开盖调 "0"，闭盖调 "100"。

6. 轻轻拉动比色槽拉杆，先后将标准液、测定液对准光路，纪录 $A_标$ 值和 $A_测$ 值。

7. 比色完毕，恢复各旋钮至原来位置，关闭电源拔下插头，取出比色杯，合上比色箱盖，套上布罩。将比色杯洗净后倒置晾干。

8. 计算公式为 $C_测 = A_测/A_标 \times C_标$，根据公式算出 $C_测$ 数值。

## 五、注意事项

分光光度计的旋钮不同位置代表的意义。

## 六、思考题

分光光度计的使用原理及意义。

# 实验五十七　血糖浓度测定（葡萄糖氧化酶法）

## 一、实验目的

了解血糖浓度测定的原理和方法。在实验中培养严谨的作风和准确进行实际操作的能力，提高分析问题的能力。

## 二、实验原理

在 pH=7.0 条件下，葡萄糖氧化酶可催化葡萄糖生成葡萄糖酸和 $H_2O_2$，后者在 $H_2O_2$ 酶的作用下与苯酚、4-氨基安替吡啉生成红色醌类物质，在 505 nm 处有最大吸收峰，吸光度与葡萄糖含量成正比。

## 三、实验器材

1. 酶酚混合试剂主要成分：① 葡萄糖氧化酶；② $H_2O_2$ 酶；③ 苯酚；④ 4-氨基安替吡啉。

2. 葡萄糖标准应用液（5 mmol/L）：取葡萄糖标准储备液 5 mL，置于 100 mL 容量瓶中，加苯甲酸溶液至刻度。

3. 葡萄糖标准储存液（100 mmol/L）。

4. 试管架、恒温水浴、10 mm×100 mm 试管、冰浴、蜡笔、沸水浴、721-分光光度计。

## 四、 实验方法

1. 取 $16 \times 150$ mm 试管 3 支按下表进行操作。

表 6-6　血糖浓度测定

| 试剂 | 测定管/mL | 标准管/mL | 空白管/mL |
|---|---|---|---|
| 血清或血浆 | 0.1 | — | — |
| 葡萄糖标准应用液 | — | 0.1 | — |
| 蒸馏水 | — | — | 0.1 |
| 酶酚混合试剂 | 3.0 | 3.0 | 3.0 |

2. 将上述各管混匀放入 37 ℃水浴中加热 15 min，用波长 505 nm 分光光度计进行比色，空白管调零点读取测定管与标准管吸光度。

3. 计算：

$$血糖（mmol/L）＝测定管吸光度/标准管吸光度 \times 5$$

4. 正常值为 $3.89 \sim 6.11$ mmol/L（70～110 mg/dL）。

## 五、 注意事项

血清加量要准，否则会影响到结果的准确性。

## 六、 思考题

1. 实验结果如何？分析结果。

2. 讨论血糖升高和降低的临床意义及其维持恒定的因素？


# 实验五十八　肝中酮体生成作用

## 一、 实验目的

1. 了解酮体生成实验的方法及原理，提高分析问题的能力和动手能力。

2. 通过酮体生成实验说明酮体生成只能在肝脏。

## 二、 实验原理

利用丁酸作为底物，与肝匀浆保温后有酮体生成，酮体可与含亚硝基铁氢化钠的显色粉反应产生紫色化合物，而经同样处理的肌匀浆，则不产生酮体，因此与含亚硝基铁氢化钠的显色粉反应不产生紫色化合物。

## 三、实验器材

1. 洛克溶液：氯化钠 0.9 g，氯化钾 0.042 g，氯化钙 0.024 g，碳酸氢钠 0.02 g，葡萄糖 0.1 g，将上述各试剂放入烧杯中，加蒸馏水 100 mL，溶解后混匀，置冰箱中保存备用。

2. 0.9％氯化钠。

3. 15％三氯醋酸溶液。

4. 0.5 mol/L 丁酸溶液：取 44.0 g 正丁酸溶于 0.1 mol/L 氢氧化钠中，溶解后用 0.1 mol/L 氢氧化钠稀释至 1 000 mL。

5. 0.1 mol/L 磷酸盐缓冲液（pH＝7.6）：准确称取二水合磷酸氢二钠 7.74 g 和一水合磷酸二氢钠 0.897 g，用蒸馏水稀释至 500 mL，精确测定 pH 值。

6. 显色粉：亚硝基铁氢化钠 1 g、无水碳酸钠 30 g、硫酸铵 50 g 混合后研碎。

7. 试管架、10 mm×100 mm 试管、蜡笔。

## 四、实验方法

1. 肝匀浆、肌匀浆的制备：大鼠断头放血处死，迅速剖腹，取出肝和肌组织，分别移入研钵中，加生理盐水（按重量：体积＝1：4）研磨得匀浆。

2. 取试管 4 支，按表 6-7 操作。

表 6-7 肝中酮体生成作用

| 试管 | 1 | 2 | 3 | 4 |
|---|---|---|---|---|
| 洛克溶液/mL | 15 | 15 | 15 | 15 |
| 0.5 mol/L 丁酸溶液/mL | 30 | — | 30 | 30 |
| 0.1 mol/L 磷酸盐缓冲液/mL | 15 | 15 | 15 | 15 |
| 肝匀浆/mL | 20 | 20 | — | — |
| 肌匀浆/mL | — | — | — | 20 |
| 蒸馏水/mL | — | 30 | 20 | — |
| 分别于 37 ℃水浴 20 min | | | | |

取出后，各管加 15％三氯醋酸溶液 20 滴，摇匀。离心 5 min（3 000 r/min）。分别取出上述各离心管 10 滴，放于白瓷反应板上，并加一小匙显色粉，观察颜色反应。

**注意事项**

不要将吸肝匀浆的滴管吸肌匀浆。肝匀浆的制备是实验的关键。

六、 **思考题**

通过实验，证明肝匀浆保温后有酮体生成，而经同样处理的肌匀浆，则不产生酮体，分析其原因。


# 实验五十九　肝组织中核酸的提取、分离和鉴定

一、 **实验目的**

熟悉组织中核酸的提取与鉴定的基本操作方法。验证核酸的三大组成成分。

二、 **实验原理**

动物组织细胞中的核糖核酸（RNA）与脱氧核糖核酸（DNA）大部分与蛋白质结合而形成核蛋白。被三氯醋酸沉淀的核蛋白，先用95％的乙醇加热去除附着在沉淀上的脂类杂质，再用1.7 mol/L NaCl溶液提取出核酸的钠盐，然后加入乙醇即可使核酸钠盐沉淀析出。

RNA与DNA均可被硫酸水解产生磷酸、含氮碱基（嘌呤与嘧啶）及戊糖（RNA为核糖，DNA为脱氧核糖）。此三类物质分别可按照下述原理鉴定。

1. 磷酸

磷酸与钼酸铵试剂作用生成黄色磷钼酸，磷钼酸中的钼在有还原剂（硫酸亚铁）存在时可被还原成蓝色的钼蓝。根据此呈色反应即可鉴定磷酸的存在。

2. 嘌呤碱

根据嘌呤碱能与硝酸银产生灰褐色的絮状嘌呤银化合物而鉴定。

3. 戊糖

根据核糖经浓盐酸或浓硫酸作用生成糠醛，后者能与3，5二羟甲苯缩合而形成绿色化合物而鉴定。

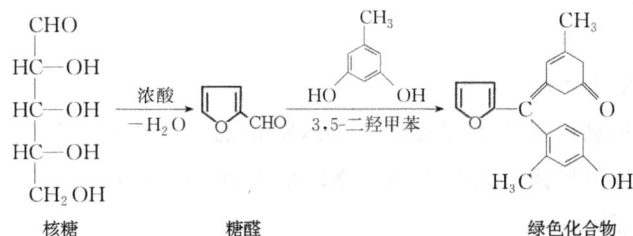

核糖　　　　　　　糠醛　　　　　　　　　　　绿色化合物

脱氧核糖在浓酸中生成 $\omega$-羟基-$\gamma$-酮基戊醛，它和二苯胺作用生成蓝色化合物。

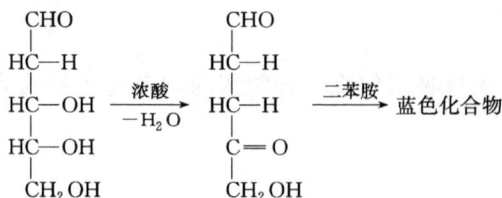

$$
\begin{array}{c}
\text{CHO} \\
\text{HC}\!-\!\text{H} \\
\text{HC}\!-\!\text{OH} \\
\text{HC}\!-\!\text{OH} \\
\text{CH}_2\text{OH}
\end{array}
\quad\xrightarrow[-\text{H}_2\text{O}]{\text{浓酸}}\quad
\begin{array}{c}
\text{CHO} \\
\text{HC}\!-\!\text{H} \\
\text{HC}\!-\!\text{H} \\
\text{C}\!=\!\text{O} \\
\text{CH}_2\text{OH}
\end{array}
\quad\xrightarrow{\text{二苯胺}}\quad \text{蓝色化合物}
$$

## 三、实验器材

1. 95% 乙醇。

2. 0.12 mol/L 三氯醋酸溶液。

3. 生理盐水。

4. 0.92 mol/L $H_2SO_4$：取浓 $H_2SO_4$（比重 1.84，含量 98%）5 mL 加入蒸馏水中，加水至 100 mL。

5. 10% NaCl 溶液：NaCl 10 g 溶于蒸馏水中，加至 100 mL。

6. 硫酸亚铁试剂：硫酸亚铁 10.6 g，硫脲 5 g，加蒸馏水溶解并加水至 500 mL，冰箱内保存备用。

7. 钼酸铵试剂：钼酸铵 3 g，溶于 70 mL 蒸馏水中，逐渐加入浓 $H_2SO_4$ 14 mL，冷却后再加至 100 mL，混匀备用。

8. 二苯胺试剂：取 1 g 纯的二苯胺溶于 100 mL 冰乙酸中，加入 2.75 mL 浓硫酸，盛于棕色瓶中，临用前配制。

9. 0.29 mol/L $AgNO_3$：取 $AgNO_3$ 5 g 加蒸馏水溶解并稀释至 100 mL，于棕色瓶避光保存。

10. 3，5 二羟甲苯试剂：取浓盐酸 100 mL，加入 $FeCl_3 \cdot 6H_2O$ 100 mg 及二羟甲苯 100 mg 混匀溶解后，置于棕色瓶中。临用前配制，冰箱保存。（市售 3，5 二羟甲苯不能直接使用，必须用苯重结晶 1~2 次，并用活性炭脱色后方可使用）。

11. 浓氨水。

12. 试管、试管架、蒸发皿、剪刀、镊子、玻棒、匀浆器、离心机滤纸、沸水浴箱。

## 四、实验方法

1. 核酸的提取与分离

（1）将新鲜猪肝剪碎置于匀浆器中，加入等量的生理盐水，制成匀浆。

（2）将 5 mL 肝匀浆置于离心管内，立即加入 0.12 mol/L 三氯醋酸 5 mL，用玻棒搅匀，静置 8 min 后离心。

（3）倾去上清液，加 95% 乙醇 5 mL，用玻棒搅匀，再用带有长玻管的木塞塞紧离心管口，在水浴中煮沸 2 min，冷却后离心。

（4）将离心管倒置于滤纸上，使滤纸吸干乙醇。沉淀中再加入 10% NaCl 溶液 4 mL，置于沸水浴中加热 8 min，并用玻棒不断搅拌，取出冷却后再离心。

（5）将上清液倾入另一离心管内，再离心一次，去除可能存在的微量残渣。将上清液倒入烧杯内。

（6）取等量的在水浴中冷却过的 95% 乙醇逐滴加入小烧杯内，即可见白色沉淀逐渐析出。静置 10 min 后，将小烧杯中沉淀物移入离心管内离心，弃去上清液即得到核酸钠的白色沉淀。

2. 核酸的水解

在含有核酸钠的离心管内加入 0.92 mol/L 的 $H_2SO_4$ 4 mL，用玻棒搅匀，再用带有长玻管的软木塞塞紧管口，在沸水浴中加热 15 min。

3. 核酸组成成分的鉴定

（1）磷酸的鉴定：按表 6-8 操作。

表 6-8　核酸中磷酸的鉴定

| 加入物 | 测定管 | 对照管 |
| --- | --- | --- |
| 核酸水解液 | 5 滴 | — |
| 0.92 mol/L $H_2SO_4$ 溶液 | — | 5 滴 |
| 钼酸铵试剂 | 3 滴 | 3 滴 |
| 硫酸亚铁试剂 | 10 滴 | 10 滴 |

放置数分钟，观察两管内颜色有何不同。

（2）嘌呤碱的鉴定：按表 6-9 操作。

表 6-9　嘌呤碱的鉴定

| 加入物 | 测定管 | 对照管 |
| --- | --- | --- |
| 核酸水解液 | 10 滴 | — |
| 0.92 mol/L $H_2SO_4$ 溶液 | — | 10 滴 |
| 浓氨水 | 数滴（使呈碱性） | 数滴（使呈碱性） |
| 0.29 mol/L $AgNO_3$ | 5 滴 | 5 滴 |

观察加入 $AgNO_3$ 后有何变化。静置 15 min 后，再比较两管的沉淀。

（3）核糖的鉴定：按表 6-10 操作。

表 6 - 10　核糖的鉴定

| 加入物 | 测定管 | 对照管 |
|---|---|---|
| 核酸水解液 | 4 滴 | — |
| 0.92 mol/L $H_2SO_4$ 溶液 | — | 4 滴 |
| 3，5-二羟甲基试剂 | 6 滴 | 6 滴 |

混匀，放沸水浴中加热 10 min，观察两管颜色有何不同。

（4）脱氧核糖的鉴定：按表 6 - 11 操作。

表 6 - 11　脱氧核糖的鉴定

| 加入物 | 测定管 | 对照管 |
|---|---|---|
| 核酸水解液 | 10 滴 | — |
| 0.92 mol/L $H_2SO_4$ 溶液 | — | 10 滴 |
| 二苯胺试剂 | 15 滴 | 15 滴 |

混匀，放沸水浴中加热 10 min，观察两管有何不同。

## 五、 注意事项

动物组织细胞中的核糖核酸（RNA）与脱氧核糖核酸（DNA）量少，操作不能大意。

## 六、 思考题

1. 观察各测定管颜色及沉淀的生成情况，比较与对照管有何不同，并解释其原因。
2. RNA 与 DNA 的组成成分有何异同？

**本章参考文献**

［1］白玲,霍群. 基础生物化学实验[M].上海:复旦大学出版社,2008.

［2］王元秀,朱长俊.生物化学实验[M].2 版.武汉:华中科技大学出版社,2022.

［3］侯新东,葛台明,鲁小璐,等.生物化学与分子生物学实验教程[M].武汉:中国地质大学出版社,2016.

［4］宋海星,王丹,蒲玲玲,等.生物化学与分子生物学实验[M].成都:西南交通大学出版社,2021.

［5］张淑芳.生物化学实验技术[M].武汉:华中科技大学出版社,2012.

［6］王丽燕.生物化学实验指导[M].北京:北京理工大学出版社,2017.

# 第七章
# 医学免疫学

## 实验六十　吞噬作用

### 一、实验目的

测定吞噬细胞的吞噬活性。

### 二、实验原理

人体和动物机体的吞噬细胞可根据其形态大小分为大吞噬细胞和小吞噬细胞，大吞噬细胞是指单核—巨噬细胞系统的细胞，小吞噬细胞主要是中性粒细胞。它们对外来的细菌或其他异物有吞噬、消化作用，是机体非特异性免疫的重要工具，同时也是特异性免疫的细胞成分，例如抗原递呈作用等。吞噬作用是检测吞噬细胞功能的最常用的方法。

### 三、实验材料

1. 小鼠。
2. 可溶性淀粉、1‰鸡红细胞悬液、75%消毒乙醇、瑞氏染液、肝素。
3. 凹玻片、载玻片、1 mL注射器、针头、棉球、显微镜、离心机等。

### 四、实验步骤

1. 取可溶性淀粉少许加入十几毫升水中，煮沸。
2. 抓住小鼠。
3. 消毒腹部皮肤，将准备好的淀粉溶液6 mL注射于豚鼠腹腔内，隔1 h再注射6 mL。
4. 再隔1 h后，腹腔注射3 mL 1‰鸡红细胞悬液。

5. 6 h 后，用注射器抽取腹腔渗出液，滴少许于载玻片上，推成薄片，待干。

6. 用瑞氏染液染色 1 min，再加等量的蒸馏水，轻轻混合，经 5 min 后，用蒸馏水冲洗，晾干。

7. 油镜下观察巨噬细胞吞噬鸡红细胞现象，同样计算吞噬细胞百分数和吞噬指数。

## 五、 实验结果

正常中性粒细胞吞噬率为 40%～70%，吞噬指数＞1；巨噬细胞吞噬率＞50% 为功能正常。

$$吞噬细胞率 = \frac{100 \text{ 个中性粒细胞中吞噬了细菌的细胞数}}{100} \times 100\%$$

$$吞噬指数 = \frac{100 \text{ 个粒细胞吞噬的细菌总数}}{100}$$

## 六、 注意事项

1. 全程需在酒精灯旁进行，防止环境微生物污染样本。

2. 37 ℃温育 30 min（中性粒细胞）或 6 h（巨噬细胞），期间定时摇匀避免沉淀。

3. 甲醇固定需 3 min，革兰染色脱色时间需精准（过长致假阴性）。

4. 镜头滴香柏油提升分辨率，观察后立即用擦镜纸清洁，避免油渍残留。

## 七、 思考题

1. 中性粒细胞如何杀死细菌？

2. 完全吞噬和不完全吞噬的区别。

# 实验六十一　凝集反应

## 一、 实验目的

掌握玻片凝集试验的方法和结果分析

## 二、 实验原理

玻片凝集试验是将已知的抗体直接与未知的颗粒性抗原物质（如细菌、立克次体、钩端螺旋体等）混合，在有适当电解质存在的条件下，如两者对应便发生特异性结合而形成肉眼可见的凝集物，即为阳性；如两者不对应便无凝集物出现，即为阴性。此法属定性试验，主要用于检测抗原，如 ABO 血型鉴定、细菌鉴定和分型等。

## 三、 实验材料

1. 伤寒杆菌、大肠杆菌 18～24 h 琼脂斜面培养物、伤寒杆菌 H 血清、伤寒杆菌 H 菌液、待测孕妇尿液、HCG 阳性孕妇尿液、1∶10 稀释伤寒杆菌诊断血清、ABO 血型标准血清、类风湿免疫诊断试验（用变性 IgG 致敏的乳胶颗粒）、HCG 致敏乳胶试剂、兔抗 HCG 诊断血清、待测血清、生理盐水。

2. 洁净载玻片、巴氏吸管、乳胶皮头、接种环、酒精灯、特种铅笔（或记号笔）、小试管、牙签、采血针、75％乙醇棉球、无菌干棉球、试管架；1 mL、5 mL 刻度吸管、37 ℃恒温箱（或 37 ℃/56 ℃水浴箱）、显微镜。

## 四、 实验步骤

1. 取载玻片一张（平置实验台上），用特种铅笔或记号笔划分为 3 格，并标明 1、2、3。

2. 取巴氏吸管一支，套上乳胶皮头后，吸取 1∶10 稀释的伤寒杆菌诊断血清 1～2 滴于第 1、2 格内，另取巴氏吸管一支，吸取生理盐水 1～2 滴于第 3 格内。

3. 将接种环在酒精灯火焰上烧灼灭菌，冷却后取少许伤寒杆菌培养物与第 1、3 格内的诊断血清、生理盐水混合并涂抹成均匀悬液。然后用同样方法取少许大肠杆菌培养物与第 2 格内的诊断血清混合并涂抹成均匀悬液。静置数分钟后观察结果。

4. 结果观察与判定

## 五、 实验结果

如上述混合悬液由均匀混浊状变为澄清透明，并出现大小不等的乳白色凝集块者即为阳性（＋）；如混合物仍呈均匀混浊状则为阴性（－）。如肉眼观察不够清楚，可将玻片置于显微镜下用低倍镜观察。

本次实验结果第 1 格内应出现大小不等的乳白色凝集物（阳性），第 2、3 格内无凝集物，混合液仍呈均匀混浊状（阴性）。

## 六、 注意事项

1. 诊断血清避免反复冻融（分装冷藏，用前平衡至室温）。

2. 细菌抗原需新鲜培养（陈旧培养体易自凝）；血清避免溶血。

3. 立即观察（放置过久凝集块可能下沉或解离），检查试剂污染、载玻片不洁或温度过高致干涸。

## 七、思考题

1. 为何抗体结合抗原后会出现肉眼可见凝集块?
2. 为何 IgM 凝集能力远强于 IgG?

# 实验六十二　免疫血清制备方法

## 一、实验目的

掌握免疫血清制备的基本实验原理和基本操作技术。

## 二、实验原理

抗原可刺激机体对应的 B 淋巴细胞增殖、分化形成浆细胞,并分泌特异性抗体。而抗原刺激机体后,针对该抗原分子表面不同抗原决定簇产生多种抗体。抗原进入机体的数量、途径、免疫间隔时间、次数等都可以影响机体对抗原的免疫应答。

本实验用绵羊红细胞为抗原来免疫家兔,采血并分离血清,即可获得抗绵羊红细胞抗体。有补体存在时,绵羊红细胞与抗绵羊红细胞抗体结合可出现红细胞溶解,因此抗绵羊红细胞抗体又称为溶血素。

## 三、实验材料

1. 成年家兔(2~3 kg)、健康绵羊。
2. 碘酒、75%乙醇、无菌生理盐水、保存液等。
3. 无菌三角瓶、离心管、吸管、注射器、离心机。

## 四、实验步骤

### (一) 抗原的制备

1. 采血:用2.5%碘酒、75%乙醇消毒绵羊皮肤,从颈静脉抽血,注入含有玻璃珠的三角瓶内,摇动三角瓶,脱纤维抗凝,置于冰箱中,可保存数周。
2. 洗涤血球:取抗凝绵羊血于离心管中,加入适量生理盐水,2 000 r/min 离心5 min,弃上清液。再加入 2~3 倍的生理盐水,并用毛细滴管反复吹打均匀,2 000 r/min 离心5 min,弃上清液。如此连续洗3次,第3次离心沉淀10 min,直至上清液透明无色再弃去上清液，留密集红细胞备用。

3. 用生理盐水将红细胞配成需要的浓度，即吸取 1 mL 上述红细胞加生理盐水 9 mL，备用。

## (二) 免疫动物

1. 取健康雄性家兔若干只（根据需要而定），具体的免疫程序见表 7-1。

表 7-1 绵羊红细胞免疫家兔的程序

| 日期 | 剂量/mL | 途径 |
|------|---------|------|
| 第 1 天 | 10% SRBC 悬液 0.5 | 皮内 |
| 第 3 天 | 10% SRBC 悬液 1.0 | 皮内 |
| 第 5 天 | 10% SRBC 悬液 1.5 | 皮内 |
| 第 7 天 | 10% SRBC 悬液 2.0 | 皮内 |
| 第 9 天 | 10% SRBC 悬液 2.5 | 皮内 |
| 第 12 天 | 20% SRBC 悬液 1.0 | 静脉 |
| 第 15 天 | 20% SRBC 悬液 2.0 | 静脉 |

2. 效价评定。末次免疫后第 7 天试血，耳静脉采血 1 mL，分离血清，做免疫溶血试验，滴定溶血素效价达 1∶2 000 以上可取血，分离血清，放等量甘油防腐，分装无菌安瓿，贮于 4 ℃冰箱备用。若效价不够理想，可再注射抗原，再作效价评定，直至达到要求为止。

## (三) 采血

可以采用心脏采血法或颈动脉取血法。

1. 心脏采血法

(1) 家兔仰面，四肢缚于动物固定架上（或由助手抓住四肢固定）。

(2) 剪去左胸部皮肤的兔毛，用碘酒、酒精消毒心前区皮肤。

(3) 用左手食指、中指和无名指放在右胸处，轻轻向左推，将心脏推向左侧固定。拇指在兔胸左侧由下向上数第 3 至第 4 肋骨间探查心脏搏动最剧烈处。

(4) 用 50 mL 注射器（连接 16 号针头），倾针 45°，对准心特成强处刺入心脏抽血。

(5) 将抽取的血液立即注入无菌三角烧瓶中，待凝固后分离血清。

2. 颈动脉放血法

(1) 家兔仰卧同上固定，头部略放低以暴露颈部，剃毛及消毒皮肤。

(2) 沿颈部中线切开皮肤约 10 cm，分离皮下组织，直至暴露出气管两侧的胸锁乳突肌。

集＋＋）。示例：效价 1∶256（血清稀释 256 倍后仍阳性）。

2. 标准曲线 $R^2 > 0.99$，效价计算准确。

## 六、注意事项

1. 严格计时，避免显色过度（ELISA）或凝集解离。

2. 固定光源下判读，凝集强度分级明确（＋＋为阳性阈值）。

3. 血清 56 ℃ 30 min 灭活，避免反复冻融。

## 七、思考题

1. 何为"效价 1∶64"？

2. ELISA 和凝集法测效价的优缺点。

# 实验六十四　细胞分离纯化技术

## 一、实验目的

熟练操作细胞分离纯化技术，提取单个核细胞。

## 二、实验原理

用细胞分离液分离细胞，红细胞、粒细胞比重大，离心后沉于管底；淋巴细胞和单核细胞的比重小于或等于分层液比重，离心后漂浮于分层液的液面上，也可有少部分细胞悬浮在分层液中。吸取分层液液面的细胞，就可从外周血中分离到单个核细胞。

## 三、实验材料

1. 比重 1.077±0.001 的聚蔗糖—泛影葡胺（商品名为淋巴细胞分离液）。

2. Hank's 液（无 $Ca^{2+}$、$Mg^{2+}$）。

3. 10％小牛血清 RPMI1640。

4. 0.2％台酚蓝染色液，用生理盐水或等渗的 PBS 配制。

5. 肝素用 Hank's 液或生理盐水稀释成 500 U/mL。

6. 短中管，毛细滴管，1 mL、10 mL 刻度吸管。

7. 无菌干燥注射器针头。

8. 碘酒、75%乙醇、无菌棉球、镊子、橡皮止血带。

9. 血球计数板、显微镜、水平式离心机。

## 四、 实验步骤

1. 在短中管中加入适量淋巴细胞分离液。

2. 取肝素抗凝静脉血与等量 Hank's 液或 RPMI1640 充分混匀，用滴管沿管壁缓慢叠加于分层液面上，注意保持清楚的界面。2 000 r/min 水平离心 20 min。

3. 离心后管内分为 3 层，上层为血浆和 Hank's 液，下层主要为红细胞和粒细胞，中层为淋巴细胞分离液，在上、中层界面处有一以单个核细胞为主的白色云雾层狭窄带，单个核细胞包括淋巴细胞和单核细胞。此外，还含有血小板。

4. 用毛细血管插到云雾层，吸取单个核细胞。置入另一短中管中，加入 5 倍以上体积的 Hank's 液或 RPMI1640，1 500 r/min 离心 10 min，洗涤细胞两次。

## 五、 实验结果

1. 末次离心后，弃上清，加入含有 10%小牛血清的 RPMI1640，重悬细胞。取一滴细胞悬液与一滴 0.2%台酚蓝染液混合于血球计数板上，计数 4 个大方格内的细胞总数。

单个核细胞浓度（细胞数/1 mL 细胞悬液）=4 个大方格内细胞总数/4×$10^4$×2（稀释倍数）

2. 细胞活力检测：死的细胞可被染蓝色，活细胞不着色。计数 200 个淋巴细胞。计算出活细胞百分率。

$$活细胞百分率=活细胞数/总细胞数×100\%$$

## 六、 注意事项

1. 血液/组织需 4 ℃快速处理（防细胞降解），保证样品新鲜度。

2. 避免磁珠残留（充分洗涤）；抗体孵育 4 ℃避光。

3. 全程在超净工作台完成，分选介质预过滤除菌。

## 七、 思考题

密度梯度离心与磁珠分选依据什么分离细胞？

# 实验六十五　淋巴细胞增殖功能的测定

## 一、实验目的

检测淋巴细胞在抗原/丝裂原（如 ConA、LPS）刺激后的增殖能力，评估机体细胞免疫功能状态。

## 二、实验原理

T 细胞、B 细胞表面具有识别抗原的受体和有丝分裂原受体，在特异性抗原刺激下可使相应淋巴细胞克隆发生增殖。植物血凝素（PHA）、刀豆蛋白 A（ConA），抗 CD2、抗 CD3McAb 作为多克隆刺激剂可选择性地刺激 T 细胞增殖；而抗 IgM、含葡萄球菌 A 蛋白的菌体（SAC）、脂多糖（LPS，对小鼠有作用）则刺激 B 细胞发生增殖；美洲商陆（PWM）、肿瘤刺激剂 PMA 对 T 细胞、B 细胞的增殖均有刺激作用。最近发现，integrin 家族中 VLA 组中某些受体与相应配体结合后也能活化 T 细胞。目前临床上最常选用 PHA 刺激 PBMC，根据形态学或氚标记胸腺嘧啶核苷（3H-TdR）掺入率测定 T 细胞的增殖水平。

## 三、实验材料

1. 外周血单核细胞（PBMC）或其他含淋巴细胞的悬液。
2. PHA 或其他有丝分裂原、刺激物。
3. 闪烁液 PPO（2，5-二苯茎恶唑）3～5 g：POPOP [1，4 双（5 苯基恶唑）苯] 0.3～0.5 g 溶于 1 000 mL 二甲苯中。也可将 POPOP 加入少量二甲苯在 37 ℃水浴上溶解后，再加 PPO（2，5-二苯茎恶唑），然后补足二甲苯。
4. 氚标记脱氧胸腺嘧啶核苷（3H-TdR），一般临用时稀释。
5. 10％小牛血清 RPMI1640，$CO_2$ 孵箱。
6. 细胞收集仪，β 液闪仪。

## 四、实验步骤

1. 从肝素抗凝血中无菌分离外周血单个核细胞（PBMC）。
2. 洗涤后用 10％小牛血清 RPMI1640 培养基调整细胞数为（1～2）×10⁶/mL，加入 96 孔培养板中，每孔（1～2）×10⁵ 细胞/100 μL，每组设 3 孔。
3. 加入最适剂量 PHA，100 μL/孔，同时设不加 PHA 的阴性对照。

4. 37 ℃、5% $CO_2$ 孵育 6 h。

5. 每孔加入 0.5~1 μL 3H-TdR（50 μL），继续培养 6~12 h。

6. 用 DYQ-Ⅱ型多头细胞收集仪收集样品于玻璃纤维滤纸上烤干后用 β 液闪仪计数。

## 五、 实验结果

计算：

（1）增殖水平直接用 CPM 值表示。

（2）也可用刺激指数（SI）表示：

SI＝［PHA（或实验组）CPM－机器本底］／（阴性对照组 CPM－机器本底）

## 六、 注意事项

1. 注意无菌操作。

2. PHA、ConA、PWM、LPS 等在正式实验前均需摸索最适剂量或亚适剂量。由于厂家和批号不同，丝裂原作用常有很大差别，如 Wellcome 公司 PHA 终浓度最适剂量为 1~3 μg/mL，而广州医工所 PHA 为 20~100 μg/mL。

3. 根据实验需要，对不同种（人、小鼠、大鼠、兔、狗等）不同来源淋巴细胞（胸腺、脾脏、淋巴结、扁桃腺、外周血等）均应进行最适细胞浓度、圈养时间和刺激物浓度的摸索。

## 七、 思考题

1. 比色法为何能反映增殖活性？

2. 若对照组 OD 值过高，可能是什么原因？


# 实验六十六　ABO 血型测定

## 一、 实验目的

快速鉴定红细胞表面 A/B 抗原及血清中抗 A/抗 B 抗体，确保输血安全及器官移植配型。

## 二、 实验原理

根据人类红细胞表面所含凝集原（即血型抗原有 A、B、H 3 种）的不同而命名。

A 血型：红细胞表面含 A 抗原，血清中只含抗 B 抗体；

B 血型：红细胞表面含 B 抗原，血清中只含抗 A 抗体；

AB 血型：红细胞表面同时含有 A 和 B 抗原，血清中无抗 A、抗 B 抗体；

O 血型：不含 A、B 抗原，而含 H 抗原的称 O 型，血清中含抗 A 抗体，且含抗 B 抗体。

红细胞凝集反应：指的是相对应的抗原（凝集原）与抗体（凝集素）的免疫反应，使红细胞紧紧地粘连在一起，成为一簇簇不规则的细胞团的现象。

## 三、 实验材料

1. 抗 A、抗 B 的标准血清、待测血清（学生本人提供）。

2. 玻片、医用棉签、一次性采血针、牙签、纸巾、酒精棉球、记号笔等。

## 四、 实验步骤

1. 取清洁玻片 1 张，用记号笔在玻片中央划线，左边标注为抗 A，右边标注为抗 B。

2. 在玻片对应区域分别滴加抗 A、抗 B 血清各 1 滴。

3. 消毒受试者左手无名指指尖或耳垂，待乙醇挥发后，采血针采血。

4. 用牙签取血 1 滴放入玻片左侧抗 A 区。换一支新牙签，再次取血 1 滴，放入玻片右侧抗 B 区。

5. 换新牙签，分别用新牙签搅拌，使每侧血液与抗血清均匀混合。牙签切勿混用！

6. 室温下放置 1～2 min 后，肉眼观察有无凝集现象。

## 五、 实验结果

若只有 A 侧发生凝集，则待测血型为 A 型；

若只有 B 侧发生凝集，则待测血型为 B 型；

若两边均发生凝集，则待测血型为 AB 型；

若两边均未发生凝集，则待测血型为 O 型。

## 六、 注意事项

1. 需立即观察（10 min 内），凝集块清晰可见。

2. 样本处理原则：红细胞悬液浓度≈5%（过浓假阳性）；血清新鲜（无溶血）。

3. 混匀操作时，玻片轻摇（勿干涸）；试管法需轻旋混匀。

## 七、思考题

1. 临床上输血原则是什么？

2. 假如父亲是 A 型血，母亲是 B 型血，其后代的血型可能是什么？

3. 父亲是 A 型血，母亲是 B 型血，他们第一胎血型是 O，请判断第二胎是 A 型血的概率是多少？

# 实验六十七　血小板相关抗体检测

## ELISA 法

## 一、实验目的

掌握血小板相关抗体（platelet associated antibody，PAIg）检测的原理，熟悉 PAIg 的操作要点和注意事项，了解 PAIg 的参考范围。

## 二、实验原理

ELISA 法检测血小板相关抗体（PAIg，以 PAIgG 为例）的原理是：将抗人 IgG 抗体包被在酶标反应板孔内，与待检血小板溶解液中的 PAIgG 结合，再加入酶标记的抗人 IgG 抗体，使形成包被抗人 IgG 抗体-PAIgG-酶标记抗人 IgG 抗体复合物。最后加入底物显色，颜色深浅与血小板溶解液中的 PAIgG 含量成正相关。根据所测被检血小板溶解液的吸光度（A），通过标准曲线计算出 PAIgG 的含量。

## 三、实验材料

1. 血细胞计数仪、微量加样器、离心机、37 ℃恒温箱、酶标仪。

2. 试剂

（1）抗凝剂：67 mmol/L EDTA-Na$_2$。

（2）洗涤液：0.01 mol/L PBS（含 67 mmol/L EDTA-Na$_2$），pH 为 6.5。

（3）缓冲液：0.01 mol/L PBS（含 0.05％聚山梨酯 20，4％PEG），pH 为 7.4。

（4）包被液：0.05 mol/L 碳酸盐溶液，pH 为 9.6，0.02 mol/L Tris-盐酸缓冲液，pH 为 7.4。

（5）显色液：0.1 mol/L 枸橼酸—枸橼酸钠液 100 mL，加邻苯二胺 40 mg 和 30％过氧化氢溶液 12 $\mu$L。

（6）终止液：3 mol/L 硫酸。

（7）抗人 IgG、IgA、IgM 抗体。

（8）酶标记的抗人 IgG、IgA、IgM 抗体。

（9）11％ Triton X-100。

（10）参比血清。

## 四、实验步骤

1. 血小板溶解液制备：静脉血 4.5 mL 与 0.5 mL 67 mmol/L EDTA-Na$_2$ 混合，以 1 000 r/min 离心 10 min，取上层 PRP 以 3 000 r/min 离心 20 min，弃去上清液，用洗涤液洗血小板 3 次。悬浮血小板于少量缓冲液中，将血小板数调整为 100×10$^9$/L，用 11％ Triton X-100 按 1∶10（v/v）加入血小板悬液（终浓度为 1％），使血小板溶解。置 4 ℃ 30 min，以 3 000 r/min 离心 10 min，取上清液供测定用，也可储存在 −20 ℃，1 周内测定。

2. 包被：各种抗体用 0.05 mol/L 碳酸盐缓冲液稀释至终浓度分别为 IgG 5 mg/L，IgM 5 mg/L，IgA 25 mg/L，然后加入不同微孔板中，每孔 0.1 mL，加盖后先置 37 ℃ 3 h，再置 4 ℃冰箱过夜。次日以 0.02 mol/L Tris-盐酸缓冲液和洗涤液分别洗板 3 次，甩干，室温晾干，密封后 4 ℃储存，可保存 6 个月以上。

3. 反应：每孔加 0.01 mL 被检标本的血小板溶解液，置 37 ℃温育 1 h 后，用洗涤液洗涤 3 次。甩干后加 0.1 mL 酶标记的抗人 IgG、IgA、IgM 抗体，置 37 ℃温育 1 h。取出后，同上洗涤 3 次，甩干，加显色液 0.1 mL，37 ℃反应 20 min，再加 3 mol/L 硫酸 50 µL 终止反应。

4. 测量：酶标仪于 492 nm 测定各孔吸光度（A 值）。

5. 标准曲线制备：每块反应板均应作相应的标准曲线。将参比血清稀释成 10 个浓度的参照品（IgG 为 20～10 000 ng/mL；IgA 和 IgM 为 4.9～2 500 ng/mL），以替代血小板溶解液，操作过程同上，做双孔测定。以参照品管内抗体量的对数为横坐标，相对应孔的吸光度为纵坐标，在对数纸上绘制标准曲线。

6. 计算：从标准曲线中可查出被检样本吸光度所对应的抗体浓度，结果以 ng/10$^7$ 血小板表示。

## 五、实验结果

参考区间：PAIgG 为 0～78.8 ng/10$^7$ 血小板；PAIgM 为 0～7.0 ng/10$^7$ 血小板；PAIgA 为 0～2.0 ng/10$^7$ 血小板。

## 六、 注意事项

1. 注射器和试管必须涂硅或用塑料制品，以减少血小板激活。

2. 标准曲线及待测标本均应做两孔，取其平均值。如两孔 A 值相差＞0.1，均应重测。

3. 血小板计数要准确。

4. 因皮质激素可影响结果，故应停药 2 周以上才能检测。

5. 分离血小板时，应尽可能避免红细胞和白细胞的掺入。

6. Triton 的作用是破坏血小板，若此反应不彻底，血小板上的抗体不能充分暴露，易致假阴性。

## 七、 思考题

ELISA 检测乙肝五项的意义有哪些？

# 改良单克隆抗体血小板抗原固定试验

## 一、 实验目的

掌握血小板相关抗体（platelet associated antibody，PAIg）检测的原理，熟悉 PAIg 的操作要点和注意事项，了解 PAIg 的参考范围。

## 二、 实验原理

改良单克隆抗体血小板抗原固定试验（monoclonal antibody immobilization of platelet antigens，MAIPA）是将正常人血小板与待测血清分别和不同抗血小板膜蛋白的小鼠 McAb（例如，抗 GPIb、GPⅡb、GPⅢa、GPIX、HLA 等 McAb）一起孵育，经过洗涤后裂解血小板，将血小板裂解液加入包被有羊抗鼠免疫球蛋白抗体的微孔板中，结合有血小板膜蛋白特异性 McAb 和膜蛋白及其对应的自身抗原抗体复合物被固定在微孔板上，然后与酶标羊抗人免疫球蛋白抗体反应，经酶底物显色，可检出血清中血小板膜蛋白特异的自身抗体。

## 三、 实验材料

1. 血小板计数板、光学显微镜、酶标分析仪。

2. 试剂

(1) 抗血小板 GPⅡb/Ⅲa 抗体。

(2) 四硝基苯基磷酸二钠盐（PNPP）。

(3) AP 标记的羊抗人 IgG。

(4) 亲和纯化的羊抗鼠 IgG 抗体。

(5) 牛血清白蛋白（bovine serum albumin，BSA）。

## 四、实验步骤

1. 标本采集和保存：取乙二胺四乙酸二钠（EDTA-Na$_2$）抗凝外周血 4 mL，离心分离血浆。

2. 多孔板包被：制备亲和纯化的羊抗鼠抗体终浓度为 3 μg/mL 的包被液 10 mL，每孔加样 100 μL，4 ℃过夜，用 0.01 mol/L 的 PBS/Tween 洗涤 3 次，甩干，每孔加封闭液（0.01 mol/L PBS/Tween/3％ BSA）200 μL，封膜，室温下放置 30 min，然后去除封闭液，控干。

3. 单抗俘获制备终浓度为 4 μg/mL 的单抗稀释液，取上述包被板，每孔加 50 μL 的单抗稀释液，盖膜，摇床，室温孵育 60 min 后，用 PBS/Tween 洗板 3 次。

4. MAIPA 收集 O 型正常人抗凝血 10 mL，离心分离血小板，用 PBS/EDTA 洗涤血小板 3 次后，再用 2 mL PBS/EDTA 悬浮血小板，调血小板浓度至 $1\times10^9$/mL。每管加入 100 μL 患者待测血浆，室温下摇床孵育 55 min 后，PBS/EDTA 洗涤 3 次，用溶解稀释液（含蛋白酶抑制剂）100 μL 溶解血小板，置 4 ℃ 30 min（振摇）。离心取 90 μL 上清液，用 360 μL 稀释液稀释，然后取 100 μL 稀释上清液加样于上述多孔板。室温下摇床孵育 60 min，用 0.01 mol/L PBS/Tween 洗涤 4 次，加入 100 μL 碱性磷酸酶标记的羊抗人 IgG 抗体，室温下孵育 60 min，用 0.01 mol/L PBS/Tween 洗板 6 次，加入 100 μL PNPP/底物缓冲液，孵育 2～3 h，至显色。

5. 用自动酶标仪在 405 nm、490 nm 观察结果。用 405 nm A 值减去 490 nm A 值。每板设 4 个正常对照，A 值大于正常均值的 3 倍标准差为阳性。

## 五、实验结果

参考区间：MAIPA 测定，健康人均为阴性，各实验室应建立自己的参考范围。

## 六、注意事项

1. 注射器和试管必须硅化处理或采用塑料制品，以避免吸附血小板和减少血小板激活。

2. 血小板计数要准确。

3. 实验过程中洗涤要充分，除去多余的游离反应物，从而保证试验结果的特异性与稳定性。

## 七、思考题

为何 MAIPA 是诊断 FNAIT 的金标准？

# 实验六十八　血浆抗凝血酶活性及抗原性检测

# 血浆抗凝血酶活性检测

## 一、实验目的

掌握发色底物法检测血浆抗凝血酶活性（AT：A）的试验原理。

熟悉发色底物法检测血浆抗凝血酶活性的操作方法和注意事项。

了解血浆抗凝血酶活性的参考区间。

## 二、实验原理

发色底物法测定血浆抗凝血酶活性的原理：将过量的凝血酶加入受检血浆中，凝血酶能和受检血浆中的 AT 结合形成 1：1 复合物，过剩的凝血酶则催化显色底物 S-2238，裂解出显色基团对硝基苯胺（paranitroaniline，PNA）而显色，其显色程度与抗凝血酶活性呈负相关，依据受检血浆吸光度可从标准曲线中得出 AT：A 值。

## 三、实验材料

1. 离心机、酶标仪、37 ℃水浴箱、试管、加样器等。

2. 试剂

（1）0.1%聚凝胺溶液。

（2）109 mmol/L 枸橼酸钠溶液。

（3）凝血酶溶液：将牛凝血酶用生理盐水配成浓度为 10 U/mL 的溶液，并加入浓度为 0.05 g/mL 的聚乙二醇（相对分子质量为 6 000 Da），凝血酶工作浓度是 7.5～7.7 U/mL。

（4）Tris-肝素缓冲液：将肝素 30 000 U 加入 1 L Tris 缓冲液（0.05 mol/L Tris，0.175 mmol/L NaCl，7.5 mmol/L EDTA-$Na_2$，以 1 mol/L HCl 调整 pH 为 8.4）中。

（5）显色底物：浓度为 $5 \times 10^{-4}$ $\mu$mol/L 显色肽 S-2238 溶液与 0.1％聚凝胺溶液按 2：1 比例混匀。

（6）50％醋酸溶液。

（7）标准血浆。

## 四、实验步骤

1. 分别取 6 支试管，将标准血浆及待测血浆按表 7-2 所示进行一系列稀释。

表 7-2 发色底物法测定 AT：A

| 试剂 | 1 | 2 | 3 | 4 | 5 | 待测管 |
|---|---|---|---|---|---|---|
| 标准血浆/$\mu$L | 50 | 100 | 150 | 200 | 250 | — |
| 待测血浆/$\mu$L | — | — | — | — | — | 200 |
| Tris-肝素缓冲液/$\mu$L | 1 150 | 1 100 | 1 050 | 1 000 | 950 | 1 000 |
| 稀释度 | 1：24 | 2：24 | 3：24 | 4：24 | 5：24 | 4：24 |
| AT：A（％） | 25 | 50 | 75 | 100 | 125 | ？ |

2. 充分混匀，37 ℃温育 5 min。

3. 加入凝血酶溶液，50 $\mu$L/管，充分混匀，37 ℃温育 30 s。

4. 加入显色底物，150 $\mu$L/管，充分混匀，37 ℃温育 30 s。

5. 加入 50％醋酸溶液，150 $\mu$L/管，终止反应，置于酶标仪 405 nm 波长读取吸光度（A）值。

6. 绘制标准曲线以不同浓度标准血浆的 A 值为纵坐标，其相应的 AT：A 为横坐标，获得标准曲线。

7. 根据受检血浆吸光度值在标准曲线上得出其相应的 AT：A 值（稀释过的标本则应乘以其稀释倍数）。

## 五、实验结果

参考区间：103.2％～113.8％。

## 六、注意事项

1. 凝血过程会消耗抗凝血酶，为保证检测结果准确，本试验必须以血浆为检测标本，不得采用血清标本，同时标本中不得有血凝块，否则必须重新采血。

2. 待测标本须以 109 mmol/L 枸橼酸钠溶液为抗凝剂，不得用肝素抗凝。

3. 待测标本分离血浆后应分装冻存，检测前将冻存的血浆置于 37 ℃水浴中快速解冻，避免反复冻融。

4. 每次检测时均须同时作标准曲线。

## 七、思考题

肝素治疗无效的可能原因是什么？

# 血浆抗凝血酶抗原性检测

## 一、实验目的

1. 掌握免疫火箭电泳法检测血浆抗凝血酶抗原（antithrombin antigen，AT：Ag）的原理。

2. 熟悉免疫火箭电泳法检测血浆抗凝血酶抗原的操作方法和注意事项。

3. 了解血浆抗凝血酶抗原的参考区间。

## 二、实验原理

免疫火箭电泳法检测血浆抗凝血酶抗原的原理：待测血浆在含有抗 AT 血清的琼脂糖凝胶中进行电泳，血浆中的 AT 抗原与抗 AT 抗体形成抗原抗体复合物，并在电场的作用下形成火箭样沉淀峰，待测血浆 AT 抗原含量与沉淀峰高度成正比，可根据沉淀峰高度计算出 AT 抗原含量。

## 三、实验材料

1. 电泳槽、电泳仪、微量加样器、玻璃板、铁夹子、打孔器等。

2. 试剂

（1）109 mmol/L 枸橼酸钠溶液。

（2）Tris-巴比妥缓冲液：将 Tris 2.89 g、巴比妥钠 4.88 g、巴比妥 1.235 g 溶于适量蒸馏水中，用盐酸将 pH 调节为 8.8，再加蒸馏水至 1 L。

（3）1% 琼脂糖：取 100 mL Tris-巴比妥缓冲液，加入琼脂糖 1 g，加热至完全溶解。

（4）1% 磷钼酸溶液：将磷钼酸 10 g，加蒸馏水至 1 L，过滤后使用。

（5）兔抗人 AT 抗血清。

（6）标准血浆。

## 四、 实验步骤

1. 以枸橼酸钠为抗凝剂，采血后立即分离血浆。

2. 将1%的琼脂糖加热至完全溶解后置于56 ℃水浴中，待其温度降至56 ℃时，加入相应的兔抗人AT抗血清（抗体量按抗血清效价而定），56 ℃水浴充分混匀，混匀过程中应避免产生气泡。

3. 取10 cm×10 cm大小玻璃板两块，玻璃板中间放置80 mm×80 mm×1.5 mm "U"形框模，玻璃板三边用铁夹子夹紧，从上口迅速倒入含兔抗人AT抗血清的琼脂糖凝胶溶液，置于4 ℃冰箱中10～15 min。琼脂凝固后取下一块玻璃板，在距玻璃板下缘1.5 cm处打一排孔径0.2 cm、孔距0.3 cm的加样孔，放置于电泳槽上。

4. 标准品制备：用Tris-巴比妥缓冲液将标准血浆按1：1、1：2、1：4、1：8、1：16稀释。

5. 待测标本制备：用Tris-巴比妥缓冲液将待测血浆做1：5稀释。

6. 电泳：分别在电泳槽两侧加入Tris-巴比妥缓冲液各800 mL，注意保持两侧液面高度一致，将制备好的琼脂糖凝胶板置于两槽之间，在琼脂糖凝胶板与缓冲液之间用滤纸搭桥，火箭电泳走向端接正极，加样孔端接负极，并调节电压至50 V。在加样孔中分别加入稀释好的待测标本及不同稀释度的标准品，每孔10 μL，并将电压调节至110 V，电泳16 h。

7. 染色：电泳结束后取出琼脂糖凝胶板，用生理盐水浸泡漂洗后，浸入1%磷钼酸液30 min。

8. 分别量取各火箭沉淀线高度（即自加样孔上缘至峰尖的高度，计量单位为mm）。以标准品的峰高为横坐标，相应的AT：Ag值为纵坐标，绘制标准曲线。

9. 依据标准曲线求出待测标本的AT：Ag含量，再乘以稀释倍数5。

## 五、 实验结果

参考区间：0.23～0.35 g/L。

## 六、 注意事项

1. 待测血浆标本应以枸橼酸钠溶液为抗凝剂，不得用肝素抗凝。

2. 标本中不得有血凝块，否则会因凝血消耗凝血酶而使AT：Ag检测水平偏低，因此一旦发现血凝块必须重新采血。

3. 待测血浆标本须避免反复冻融，冻存的标本在检测前应于37 ℃水浴中快速解冻。

4. 待琼脂糖凝胶温度降至 56 ℃时方可加入 AT 抗血清，避免温度过高灭活抗体。

5. 在琼脂糖凝胶上打孔时动作须轻柔，以免加样孔开裂；加样时应将样本缓慢加入，避免样本溢出。

6. 最好应用有循环冷却装置的电泳槽，以避免电泳时温度过高导致凝胶开裂，电泳温度以低于 30 ℃为宜。

## 七、 思考题

火箭电泳法为何能定量 AT 抗原？

**本章参考文献**

[1] 沈关心，熊思东. 医学免疫学[M]. 4 版. 北京：科学出版社，2023.

[2] 姜俊. 医学免疫学及病原生物学[M]. 上海：第二军医大学出版社，2015.

[3] 余平. 医学免疫学学习指导与习题集[M]. 北京：人民卫生出版社，2015.

[4] Kenneth Murphy. Janeway's Immunobiology[M]. 9 版. New York：Garland Science，2017.

[5] 吕昌龙，李殿俊. 医学免疫学[M]. 7 版. 北京：高等教育出版社，2023.

[6] 曹雪涛. 医学免疫学[M]. 6 版. 北京：人民卫生出版社，2013.

# 第四部分

## 疾病机制与干预

# 第八章

# 病理学与病理生理学

## 实验六十九　细胞、组织的适应和损伤

### 一　实验目的

　　1. 掌握萎缩、增生、肥大、化生、细胞水肿、脂肪变性、玻璃样变、坏死、凝固性坏死、液化性坏死、坏疽、机化、溃疡、空洞、再生、纤维性修复和肉芽组织等的概念，适应、变性、坏死的形态特点，坏死的结局，肉芽组织在损伤修复过程中的作用，创伤愈合的类型。

　　2. 熟悉萎缩、细胞水肿、脂肪变性常见发生器官及其形态变化特点。

　　3. 了解少见变性类型的形态特点。

### 二　实验材料

#### （一）大体标本

　　1. 肾压迫性萎缩。

　　2. 心脏肥大。

　　3. 肝脂肪变性。

　　4. 脾凝固性坏死。

　　5. 脑液化性坏死。

　　6. 干酪样坏死。

　　7. 溃疡。

　　8. 空洞。

#### （二）组织切片

　　1. 肝脂肪变性。

2．脑液化性坏死。

3．干酪样坏死。

4．肾凝固性坏死。

5．胃溃疡。

# 三、标本观察

## （一）肾压迫性萎缩

观察要点：肾体积、肾实质的变化。

1．病史：患者，女，45 岁，右下腹囊性肿块伴阵发性疼痛 10 余年，X 线检查发现右输尿管阳性结石影。

2．大体标本：肾脏体积明显增大，肾实质变薄如纸，肾盂肾盏极度扩大积水，形成巨大囊腔，输尿管腔狭窄（图 8-1）。

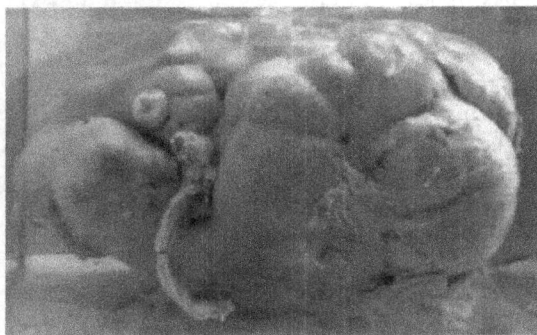

**图 8-1　肾压迫性萎缩**

3．思考：肾萎缩后功能有何变化？

## （二）心脏肥大

观察要点：心脏体积的改变。

1．病史：患者，男，68 岁，患高血压病 20 年，血压在（160～180）／（95～110）mmHg，经常头昏头痛，常年服用降压药，突然跌倒后昏迷，经抢救无效死亡，临床诊断为脑出血。

2．大体标本：心脏外形明显增大，重达 1 050 g，心尖钝圆，左心室扩大，左心室肌壁显著肥厚，约 1.5 cm，乳头肌明显增粗，心瓣膜及腱索正常（图 8-2）。

3．思考：心脏肥大后功能有何改变？

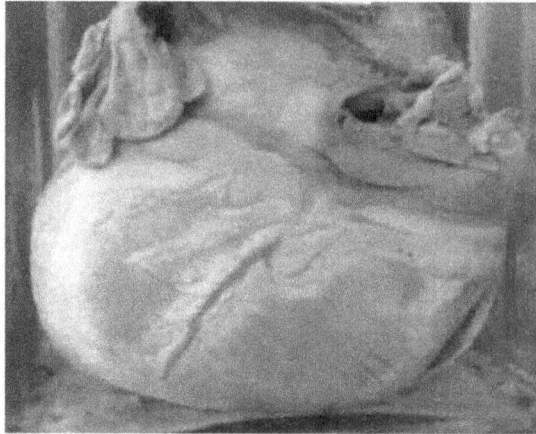

图8-2 心脏肥大

### （三）肝脂肪变性

观察要点：肝脏体积、颜色、质地，有无脂滴。

1. 病史：患者，男，56岁，有长期饮酒史，近5年时觉右上腹疼痛，因发生意外死亡行尸检获取标本。

2. 大体标本：肝脏体积增大，被膜紧张，边缘变钝，表面及切面均呈淡黄色，手触摸有油腻感，固定液表面可见脂滴（图8-3）。

3. 切片：脂肪变性的肝细胞质中见大小不等的空泡，为脂滴，细胞核常偏向细胞一侧。肝窦明显受压变窄。肝细胞索结构消失。

4. 思考：肝脂肪变性是否可逆？对机体有何影响？

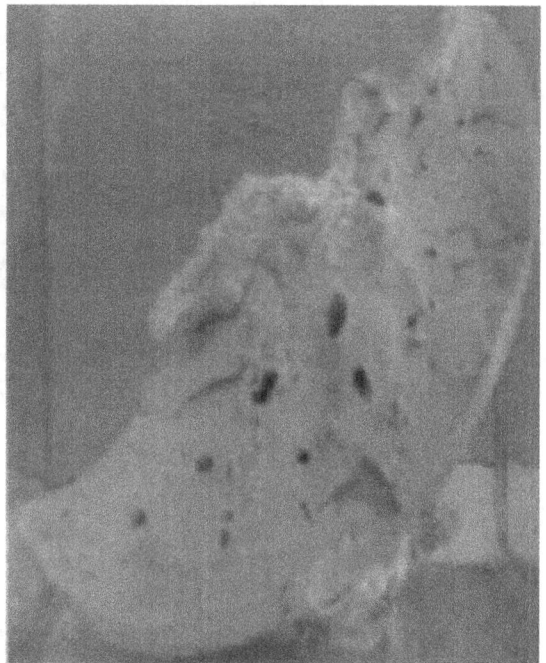

图8-3 肝脂肪变性

### （四）脾凝固性坏死

观察要点：脾切面颜色、质地。

1. 病史：患者，女，52岁，患主动脉粥样硬化症10余年，因脑动脉血栓栓塞死亡行尸检获取标本。

2. 大体标本：脾脏切面被膜下可见多灶性灰白色梗死区，较干燥，无光泽，失去正常结构，边缘清楚，欠整齐，坏死区周边可见暗红色充血、出血带（图 8 - 4）。

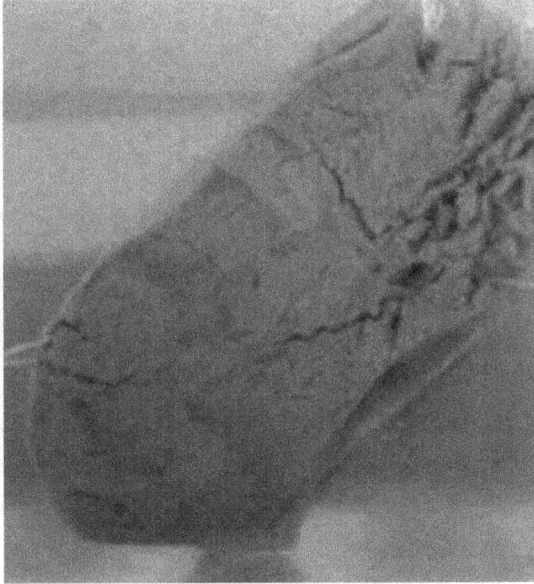

**图 8 - 4  脾凝固性坏死**

## （五）脑液化性坏死

观察要点：脑组织切面颜色、质地的变化。

1. 病史：患者，男，55 岁，患主动脉粥样硬化症 10 余年，继发脑动脉血栓栓塞。

2. 大体标本：脑组织一块，切面灰白，区域脑组织液化，质软（图 8 - 5）。

3. 切片：脑组织区域脑细胞细胞核溶解，细胞质呈嗜酸性红染，伴少许炎细胞浸润。

4. 思考：脑液化性坏死的结局是什么？

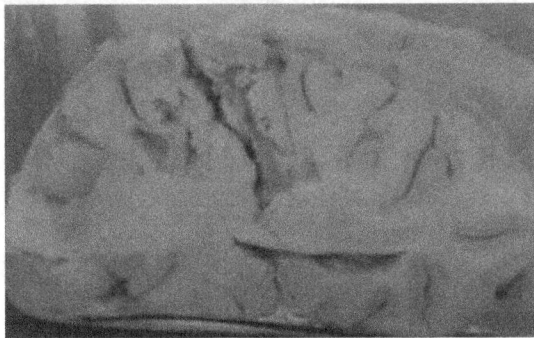

**图 8 - 5  脑液化性坏死**

## （六）干酪样坏死

观察要点：肾切面颜色、质地。

1. 病史：患者，女，45 岁，乏力、纳差 6 个月有余，腰部钝痛，时有血尿。

2. 大体标本：肾切面区域肾组织呈淡黄色、奶酪样，可见数个大小不一的空洞，空洞内见淡黄色、奶酪样物（图 8-6）。

3. 切片：肾组织中区域组织呈无结构颗粒状红染物，未见肾单位结构残影，周围见朗格汉斯细胞、上皮样细胞增生及少许淋巴细胞浸润。

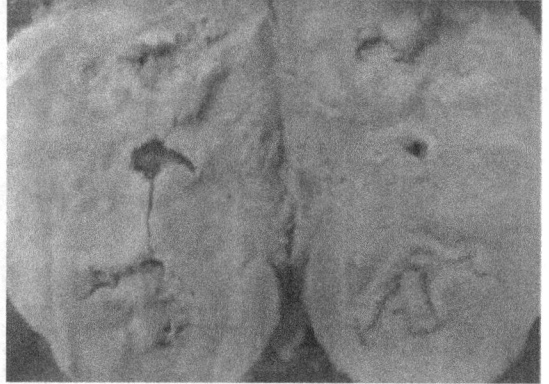

图 8-6　干酪样坏死

4. 思考：见到干酪样坏死应考虑何种疾病？

## （七）溃疡

观察要点：胃壁黏膜是否完整及其形态特点。

1. 病史：患者，女，48 岁，左上腹痛 3 年余，伴返酸、嗳气。

2. 大体标本：胃小弯侧见一黏膜缺损区，边缘整齐，底部平坦干净，周围黏膜皱襞呈放射状向其集中（图 8-7）。

3. 思考：胃溃疡的结局是什么？

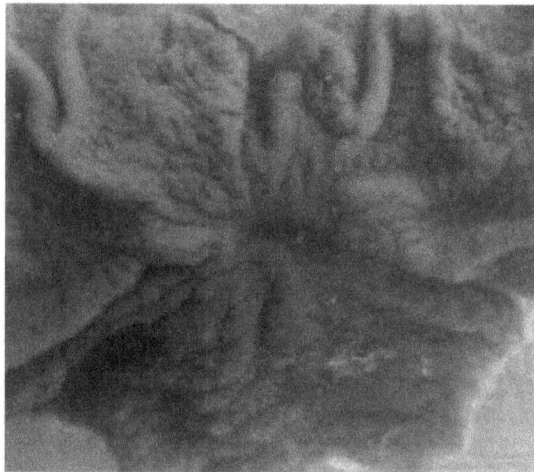

图 8-7　胃溃疡

## (八) 空洞

观察要点：肺切面改变，缺损的形态特点。

1. 病史：患者，女，48岁，反复咳嗽、咳血丝痰2年，伴气促1周，X线片见左肺有透亮区。

2. 大体标本：在肺切面见一个厚壁空洞，直径约5 cm，空洞内有干酪样坏死物，其外有较厚的纤维组织增生，附近肺组织纤维化（图8-8）。

3. 思考：肺空洞的结局是什么？

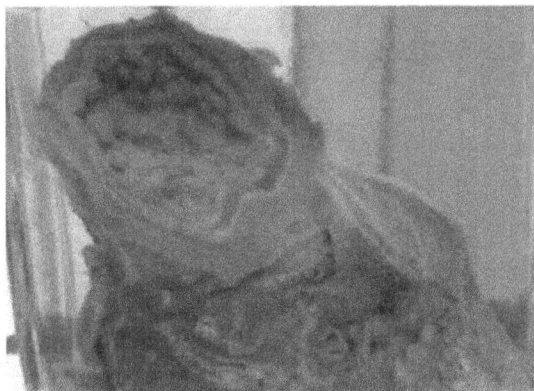

图8-8　肺空洞

## 四、案例讨论

案例1：女，66岁，4年前就医确诊为脑动脉硬化，逐渐出现脑供血不足，近2年患者开始出现记忆力下降，外出常不能想起回家的路，家人与其沟通交谈中发现其理解能力也逐渐下降，5个月前痴呆表现出现，就诊时查体，四肢活动尚可。

案例2：女，25岁，脊髓灰质炎后遗症患者，右下肢肌肉麻痹，肌肉萎缩，行走困难，患肢感觉功能正常。

案例3：女，48岁，左肾区隐痛约5年，就诊时B超检查发现左侧输尿管结石、左肾体积增大、实质变薄、内有液平段（有肾盂积水）。

**请分析：**

1. 上述三位患者共同的病变是什么？属于哪种类型？

2. 这类病变对机体产生何种影响和结局？

## 五、注意事项

1. 勿将制片过程中的人工改变误认为病理变化。

2. 区分生理性萎缩与病理性萎缩。

3. 注意细胞水肿与脂肪变性的鉴别。

4. 凋亡小体与坏死碎片的区分。

## 六、思考题

1. 肉芽组织的成分是什么？良好的肉芽肉眼观察有何特点？

2. 伤口的一期愈合和二期愈合有何区别？如何才能获得一期愈合？

# 实验七十　局部血液循环障碍

## 一、实验目的

　　1. 掌握瘀血的概念、病理变化及其后果，血栓形成的概念、形成条件、形态特点及结局，两种梗死的形态特点及区别，血栓、栓子、栓塞、梗死的概念及其相互关系。

　　2. 熟悉血栓的形态和结局，常见栓塞的类型及后果，瘀血、血栓形成、栓塞、梗死之间的内在联系及演进。

　　3. 了解动脉性充血及出血的概念、原因、病理变化和后果，梗死的原因和条件、梗死对机体的影响和结局。

## 二、实验材料

### （一）大体标本

　　1. 脑出血。

　　2. 慢性肺瘀血。

　　3. 血栓形成。

　　4. 肺动脉栓塞。

　　5. 肺动脉瓣栓塞。

　　6. 脾贫血性梗死。

　　7. 肺出血性梗死。

　　8. 肠出血性梗死。

### （二）组织切片

　　1. 急性肺瘀血。

　　2. 慢性肺瘀血。

　　3. 慢性肝瘀血。

　　4. 肺动脉栓塞。

　　5. 机化血栓。

# 三、标本观察

## (一) 脑出血

观察要点：病灶部位固定后呈黑色。

1. 病史：患者，女，66 岁，患高血压病 10 余年，近来常感头痛，因突然跌倒昏迷 4 小时而入院，治疗无效死亡。

2. 大体标本：大脑矢状面，见大脑、小脑、脑干、胼胝体。脑干处见灶性黑色不规则出血区，其余脑组织未见异常（图 8-9）。

3. 思考：此例脑出血属于什么类型的出血？

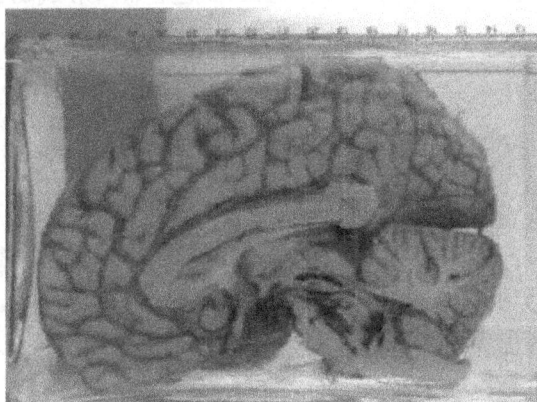

**图 8-9 脑出血**

## (二) 急性肺瘀血

观察要点：肺泡壁血管扩张充血，肺泡腔内有粉染水肿液。

1. 病史：患者，女，65 岁，高血压病史 10 年，因情绪激动、心悸、胸闷入院。

2. 切片：肺组织。肺泡壁毛细血管和小静脉高度扩张并充满血细胞。肺泡腔内有粉染淡薄物质及少量红细胞和巨噬细胞（图 8-10）。

3. 思考：临床上什么原因可导致急性肺瘀血的发生？肺泡腔内水肿液从何而来？临床上可能出现什么症状？

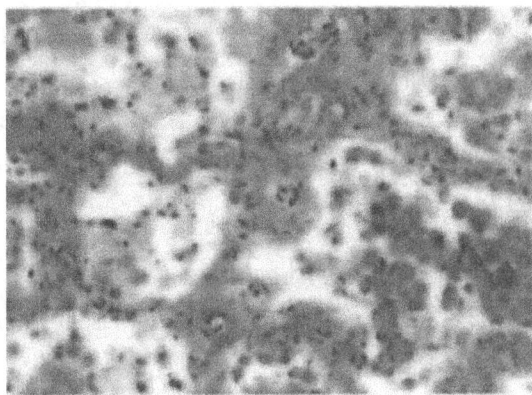

**图 8-10 急性肺瘀血**

### （三）慢性肺瘀血（肺褐色硬化）

观察要点：大体——肺质地变硬，有棕褐色小点；镜下——肺泡壁增厚，肺泡腔内有心衰细胞。

1. 病史：患者，男，60 岁，高血压病史 20 年，因头晕、心悸入院。

2. 大体标本：肺体积饱满，质地变硬，肺膜表面见散在多数棕褐色小点（与炭末沉积斑点不同）（图 8-11）。

3. 切片：肺泡壁增厚，壁内纤维结缔组织增生，毛细血管扩张充血。肺泡腔内可见较多巨噬细胞和胞质内含铁血黄素的心力衰竭细胞。个别肺泡腔内可见少许红细胞（图 8-12）。

4. 思考：急、慢性肺瘀血有何不同？心衰细胞是如何形成的？

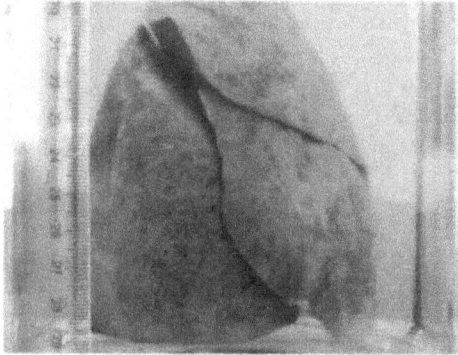

图 8-11 慢性肺瘀血大体标本

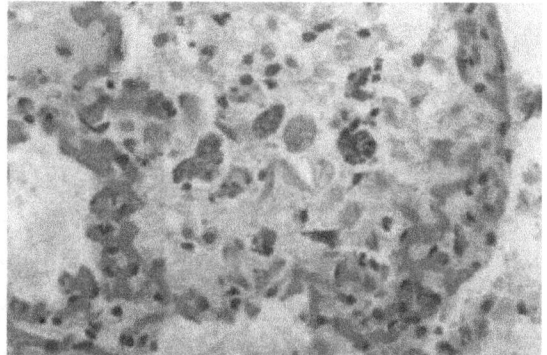

图 8-12 慢性肺瘀血切片

### （四）慢性肝瘀血（槟榔肝）

观察要点：肝窦扩张、充血，肝小叶外周肝细胞脂肪变性。

1. 病史：患者，男，45 岁，全身关节疼痛 1 年，双下肢水肿，进而全身水肿 5 个月，心慌、气喘，不能平卧而入院，经抢救治疗无效死亡，尸检为心肌炎、心包炎并心衰，肝脏增大，色暗红。

2. 切片：肝小叶结构尚清楚，中央静脉及周围的肝窦明显扩张，充满红细胞，肝细胞索因受压而萎缩，甚至消失。小叶周边肝细胞索尚完整，肝窦轻度扩大或无扩大，肝细胞发生脂肪变性（细胞质透亮，胞核位于细胞一侧）。有的肝小叶中央的瘀血区因扩展而互相连接（图 8-13）。

3. 思考：临床上引起慢性肝瘀血常见的原因是什么？慢性肝瘀血进一步发展有可能会出现什么改变？

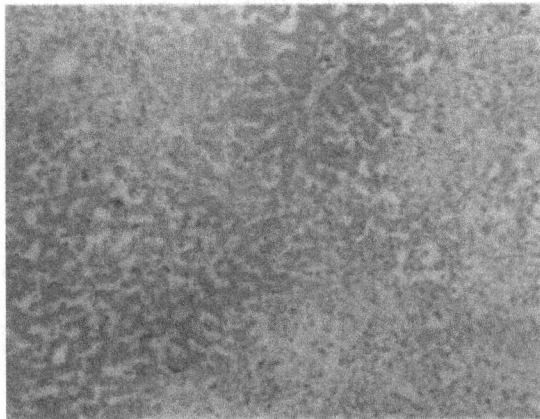

图 8 - 13 慢性肝瘀血

## (五) 血栓形成

观察要点：血管内膜不光滑，血管内条索状凝固物。

1. 病史：患者，男，50 岁，高血压病史 10 年，散步途中突然死亡。

2. 大体标本：血管腔内膜面不光滑，可见大小不等的黄白色斑块，微隆起于内膜表面。内膜面尚可见浅表、不规则组织缺损，大小约 10 mm×0.8 mm，病灶呈黄白色，深 1~2 mm。标本下方血管分支处管腔内见一褐色条索状凝固物（图 8 - 14）。

3. 思考：假如在活体组织内，血管内的条索状凝固物可能会发生什么改变？会引起什么后果？临床可能会出现什么症状？

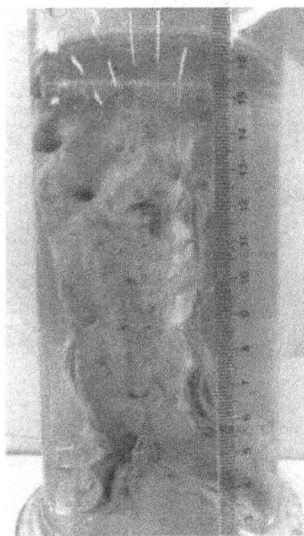

图 8 - 14 血栓

## (六) 肺动脉栓塞

观察要点：大体——左、右肺动脉管腔内见条索状褐色物；镜下——粉红色带与红色带相间排列。

1. 病史：患者，女，56 岁，咳嗽、心慌、气短 4 年，反复水肿 1 年多，症状加重 3 个月，经住院治疗无效，病情恶化死亡，尸检发现大中动脉有粥样硬化。

2. 大体标本：肺脏，已剖开。在左、右肺动脉主干血管腔内有条索状褐色凝固物，长约 3 cm，堵塞整个血管腔（图 8 - 15）。

3. 切片：混合血栓，粉红色带与红色带相间排列。粉红色带主要为血小板、纤维素，红色带主要为纤维蛋白网和网织红细胞（图 8 - 16）。

4. 思考：混合血栓和人体死亡后血管内形成的凝血块如何鉴别？

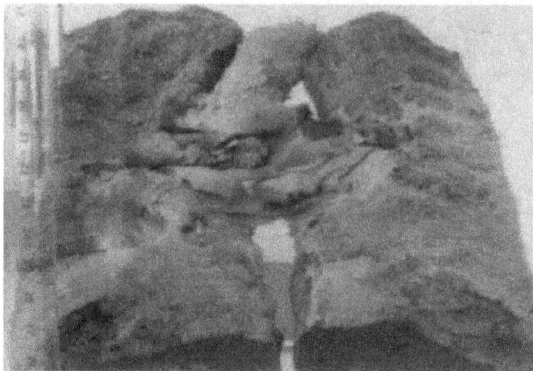

图 8-15  肺动脉栓塞大体标本

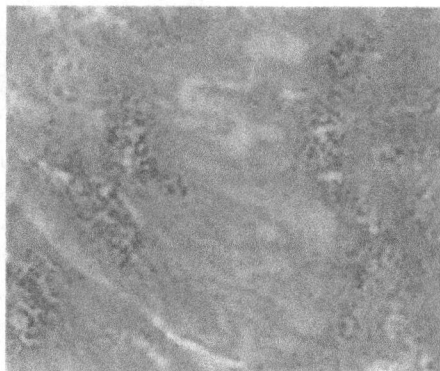

图 8-16  肺动脉栓塞切片

### （七）肺动脉瓣栓塞

观察要点：肺动脉瓣口见白褐色不规则块状物堵塞。

1. 病史：患儿，男，8 岁，游戏中突然倒地死亡。

2. 大体标本：儿童心脏，已沿血流动力学方向剪开。右心室肺动脉开口处见白褐色不规则块状物堵塞（图 8-17）。

3. 思考：如何判别左、右心室？临床上肺动脉瓣栓塞常见的原因是什么？

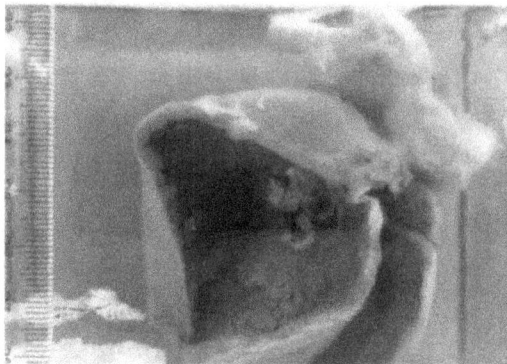

图 8-17  肺动脉瓣栓塞

### （八）脾贫血性梗死

观察要点：病变区域灰白灰黄色。

1. 病史：患者，女，35 岁，风湿性心脏病多年，心跳、气喘、症状加重伴发热 5 个月，尸检诊断为亚急性细菌性心内膜炎（二尖瓣有易脱落的赘生物）、脾梗死。

2. 大体标本：部分脾脏，切面见黄白色病灶，粗糙、无光泽。梗死灶周围可见暗红色充血带（图 8-18）。

3. 思考：梗死灶周围为什么会出现暗红色充血带？

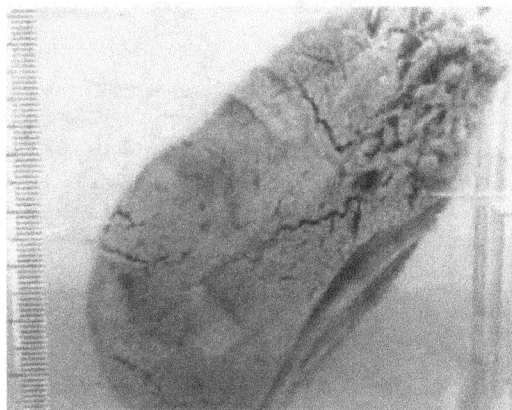

**图 8-18 脾贫血性梗死**

## （九）肺出血性梗死

观察要点：病灶区呈暗黑色。

1. 病史：患者，女，30 岁，心悸、气喘 20 天，产后 2 天心搏突然加快，气喘，不能平卧，贫血明显。尸检见子宫、卵巢静脉血栓形成，肺中、小动脉血栓栓塞，肺出血性梗死。

2. 大体标本：部分肺叶，切面观，在肺膜下肋膈角处有一境界清楚的黑色病灶，略呈三角形，失去正常的多孔海绵状结构，质地较坚实，相对应的肺膜表面有一层纤维素性渗出物，较粗糙（图 8-19）。

3. 思考：肺梗死发生的条件是什么？

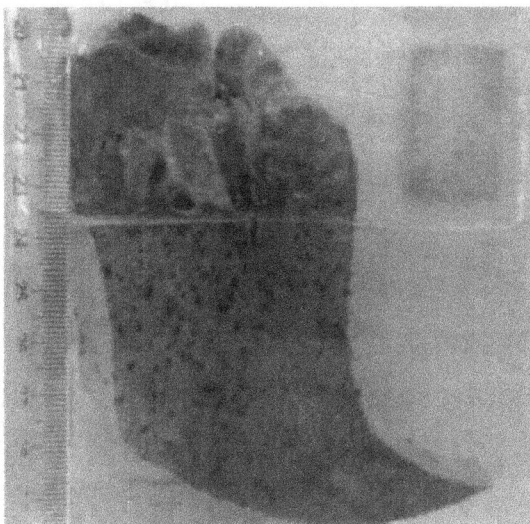

**图 8-19 肺出血性梗死**

## （十）肠出血性梗死

观察要点：梗死灶暗红色，节段状。

1. 病史：患者，男，30 岁，不明诱因突然出现剧烈腹痛入院。

2. 大体标本：小肠肠管明显肿胀，部分呈暗红至紫黑色，无光泽，病灶边界不清（图 8-20）。

3. 思考：肠梗死患者临床可能出现哪些症状？

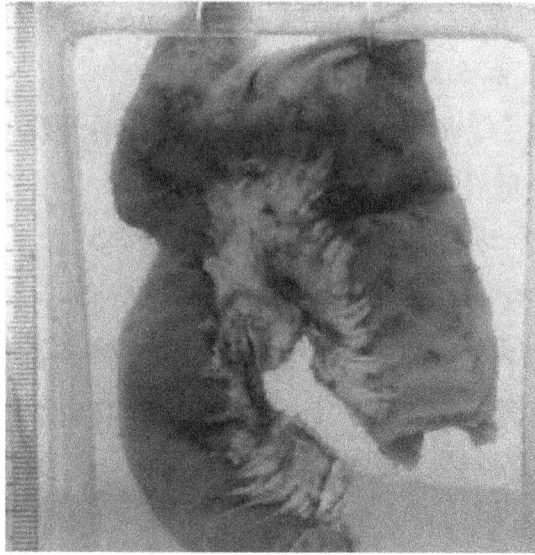

图 8 - 20　肠出血性梗死

## (十一) 血栓机化

观察要点：扩张血管腔内见肉芽组织。

1. 病史：患者，男，30 岁，痔疮手术。

2. 切片：纤维结缔组织中央血管扩张，扩张血管腔内见半球形突起，突起物由增生的成纤维细胞及微小血管构成（图 8 - 21）。

3. 思考：血栓机化对患者有何意义？

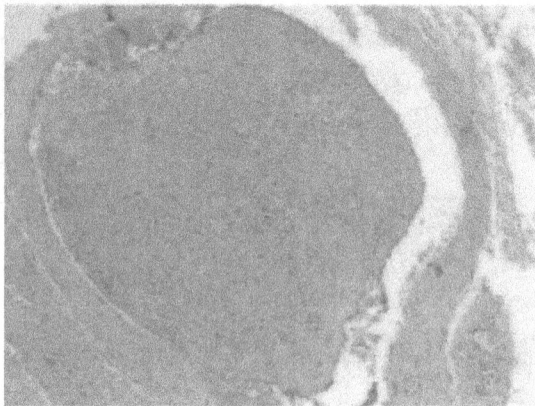

图 8 - 21　血栓机化

## 四、 案例导入

患者，男，63 岁，工人。患高血压病 10 余年，常觉头晕、头疼。血压波动在
（200～250）/（100～110）mmHg。医生除给予积极治疗外，还嘱患者要适当休息，
但患者仍坚持工作。近两年来，感觉劳累后心慌气短，体力减退。一年来，每于劳累后
就出现呼吸困难，不能平卧，咳嗽、咯泡沫状痰等症状，并发现尿少、双下肢水肿。
半年来感觉双下肢发凉、发麻，行动时 腿疼明显，休息后好转。上述症状渐渐加重。
近几天来右足剧痛，足背动脉搏动消失，皮肤发黑，感觉消失，完全不能活动，行右
小腿截肢术。患者最后因心功能不全抢救无效死亡。

尸体解剖主要所见：

1. 心脏肥大，左心室壁片状灰白色瘢痕灶。

2. 主动脉及其分支明显动脉粥样硬化。

3. 肺瘀血及水肿。

4. 肝瘀血及脂肪变性。

5. 肾瘀血及颗粒性萎缩。

6. 脾小动脉玻璃样变及脾瘀血。

7. 双侧髂动脉及分支血栓形成（左侧血栓较小）。

8. 右足坏疽。

9. 左下肢肌肉萎缩。

讨论：

1. 心脏产生病变的原因是什么？

2. 患者为什么近一年来发生呼吸困难、咯泡沫状痰、尿少及双下肢水肿？

3. 肝脂肪变性和肾颗粒性萎缩的原因是什么？

## 五、 注意事项

1. 大体标本：注意充血/淤血组织的颜色（鲜红 vs. 暗红）、肿胀程度；梗死灶的
质地（凝固性 vs. 液化性）及分界线。

2. 切片观察：重点观察血管内血栓的构成（血小板层、纤维素网等）、栓塞导致的
缺血性坏死周围炎症反应，以及淤血时组织内的红细胞漏出或含铁血黄素沉积。

## 六、 思考题

1. 血栓形成的条件有哪些？血栓形成对机体有何影响？

2. 简述瘀血、血栓形成、栓塞、梗死的相互关系。

# 实验七十一　炎症

## 一　实验目的

1. 掌握：炎症的基本病变，炎症的常见类型及形态特点，炎症的经过、结局及对机体的影响。

2. 熟悉：炎症时的渗出的现象和各种炎细胞的形态结构。

## 二　实验材料

### （一）大体标本

1. 阑尾炎。
2. 纤维素性心包炎（绒毛心）。
3. 结肠假膜性肠炎。
4. 结肠息肉。

### （二）组织切片

1. 蜂窝织性阑尾炎。
2. 纤维素性心包炎。

## 三　标本观察

### （一）阑尾炎

1. 病史：患者，女，36岁，脐周围疼痛转为右下腹疼痛并加剧3天。检查体温39℃，WBC 17 000/L，中性分叶核80%，右下腹麦氏点有明显压痛及反跳痛。

2. 大体标本：阑尾明显肿胀变粗，浆膜面失去光泽，血管高度扩张充血，表面覆盖灰黄脓性渗出物，有暗红色出血点，阑尾腔内亦见脓性渗出物，有的阑尾腔内见蛔虫或其他异物阻塞（图8-22）。

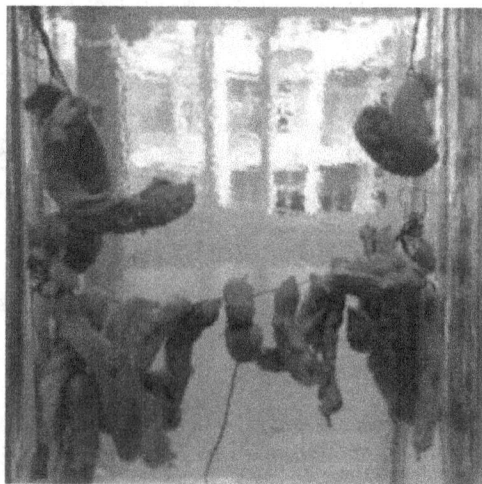

图 8-22　蜂窝织性阑尾炎

3. 思考：阑尾炎可分为几种类型？其各自特点是什么？

## (二) 纤维素性心包炎

1. 病史：患者，男，53 岁，咳嗽、咯痰、气急 2 年，全身肌肉酸痛 10 天，呼气带尿味。NPN 1 200 mg，$CO_2$ 结合力 10.7 g/L，蛋白尿＋＋，死于慢性肾炎尿毒症。

2. 大体标本：心外膜失去光泽，血管模糊不清，有一层灰黄色絮状纤维素性渗出物，由于心脏不断搏动，把纤维素磨成绒毛状外观（绒毛心）（图 8－23）。

3. 思考：根据绒毛心的大体形态分析其形成机制。

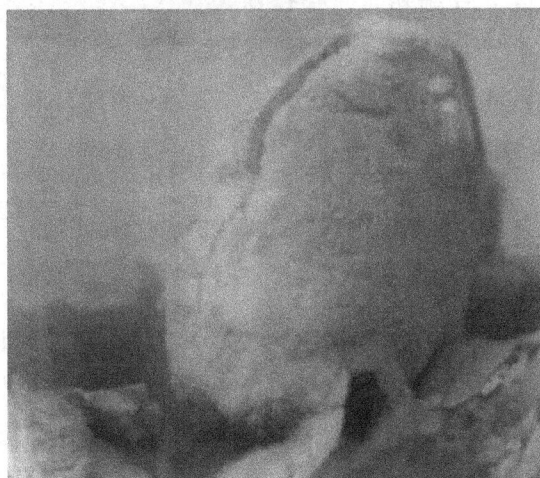

图 8－23　纤维素性心包炎

## (三) 结肠假膜性肠炎

1. 病史：患者，男，56 岁，腹痛、腹泻，最初为稀便，后发展为黏液脓血便，伴里急后重感，粪便中偶见片絮状灰白色膜状物。

2. 大体标本：结肠黏膜附着一层灰白色糠皮样膜状物（假膜），附着的假膜可见少部分脱落形成黏膜溃疡（图 8－24）。

3. 思考：患者大便内为何会出现灰白色膜状物？其成分可能是哪些？

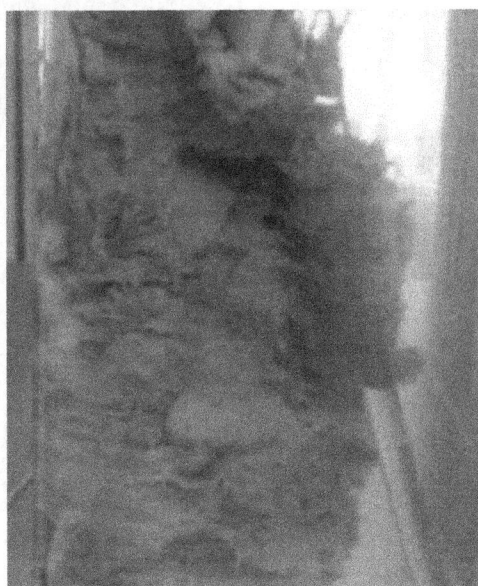

图 8－24　结肠假膜性肠炎

### （四）结肠息肉

1. 病史：患者，男，34 岁，经常出现腹痛、便秘，有时粪便带血，肠镜检查结肠有多个大小不等的息肉状增生物。

2. 大体标本：结肠表面见多个表面膨大的增生物，大小不等，表面光滑，根部有细蒂与子宫颈相连（图 8 - 25）。

3. 思考：该患者可能患什么疾病？该疾病属于哪种炎症类型？

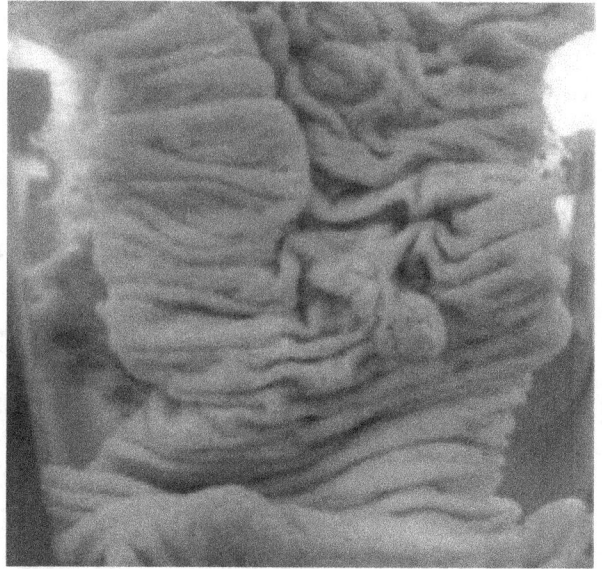

图 8 - 25　结肠息肉

### （五）病理切片

1. 蜂窝织性阑尾炎

要点：阑尾各层及系膜均可见大量以中性粒细胞为主的炎细胞弥漫浸润，其中混有少量单核及嗜酸性粒细胞，亦可见少量纤维素渗出。各层组织疏松水肿，血管扩张充血，黏膜有部分坏死脱落，腔内有脓性渗出物聚积（图 8 - 26）。

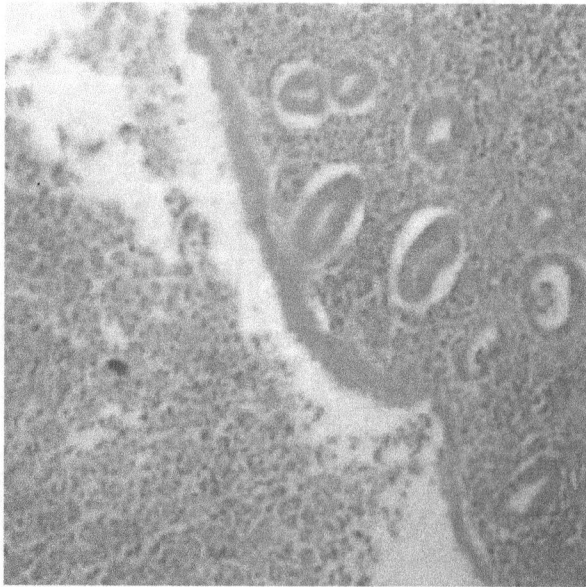

图 8 - 26　蜂窝织性阑尾炎

## 2. 纤维素性心包炎

要点：切片一侧可见心肌纤维，紧靠心肌纤维的是心包膜脏层（由结缔组织、脂肪组织、血管、神经等构成）。被覆心外膜表面的间皮细胞已被破坏消失，可见内皮细胞增生肿胀，心外膜表面覆着一层炎性渗出物，内层炎细胞较多，外层的红染物是纤维素凝块，呈梁索状或片块状，少数呈丝网状，其间有少量炎细胞混杂（图 8-27）。

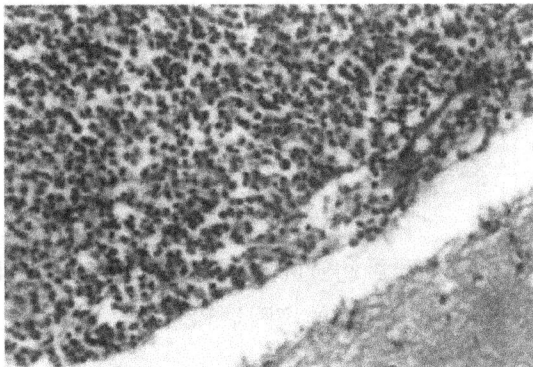

图 8-27　纤维素性心包炎

## 四、案例讨论

患者，男，21 岁，工厂车床工，因左手食指被机器划伤化脓 8 天，发热、手痛加剧 2 天入院。查体：体温 39.8 ℃，脉搏 121 次/min，呼吸 33 次/min，急性病容、表情淡漠，精神萎靡；心率 121 次/min，双肺可闻散在湿啰音，肝大，脾未触及；双睑结膜散在分布针尖大出血点，躯干皮肤可见散在瘀斑；血常规白细胞总数 $19 \times 10^9$/L，中性粒细胞 0.88。患者入院后当天病情恶化，突然出现烦躁不安，呼吸、心跳相继停止，抢救无效死亡。

尸检：左手食指有一约 5 cm 长、0.5 cm 深外伤伤口，伤口表面有脓性渗出物；左手手背、手腕皮肤红肿；双睑结膜散在分布针尖大出血点；躯干皮肤有多处散在瘀斑；肺、肝、肾等脏器内有多发、散在、大小不等的脓肿病灶。

请分析：

1. 死者患有哪些疾病及并发症？
2. 并发症是如何引发的？

## 五、注意事项

1. 勿将正常组织中的少量淋巴细胞误判为慢性炎症。
2. 区分渗出液（蛋白含量高）与漏出液（低蛋白，非炎症性）。

## 六、思考题

1. 炎症的类型有哪几种？各有何病变特点？
2. 试述炎症时血液中白细胞的变化及其临床意义。

# 实验七十二　肿瘤

## 一　实验目的

1. 掌握肿瘤的概念、一般形态和结构、异型性、生长与扩散，良、恶性肿瘤的区别。

2. 熟悉肿瘤对机体的影响、癌和肉瘤的区别、命名原则及分类、常见肿瘤的特点。

3. 了解肿瘤的病因学和发展学、常用的病理检查方法、肿瘤诊疗新进展。

## 二　实验材料

### (一) 大体标本

　　1. 子宫平滑肌瘤。

　　2. 结肠息肉状腺瘤。

　　3. 卵巢畸胎瘤。

　　4. 子宫颈癌。

　　5. 结肠癌。

　　6. 乳腺癌。

### (二) 组织切片

　　1. 子宫平滑肌瘤。

　　2. 结肠息肉状腺瘤。

　　3. 卵巢畸胎瘤。

　　4. 子宫颈癌。

　　5. 结肠癌。

## 三　标本观察

### (一) 子宫平滑肌瘤

　　观察要点：灰白结节，嵌于子宫各层组织，切面呈编织状。

　　1. 病史：患者，女，43 岁，月经过多 5 年，妇科检查子宫增大如 8 个月妊娠，表面不平但无粘连，活动尚好，宫颈及两侧附件正常。

　　2. 大体标本：子宫体积明显增大，切面见黏膜下层、肌层、浆膜下层有数个大小不等的结节，圆形或类圆形，突出于腔内或于浆膜面隆起，与周围组织间的界限清楚，切面灰白色，肌纤维呈编织状或旋涡状排列（图 8 - 28）。

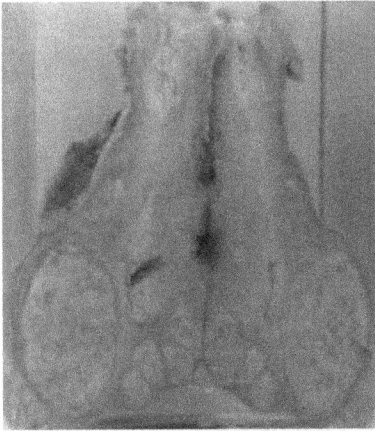

图 8 - 28　子宫平滑肌瘤大体标本

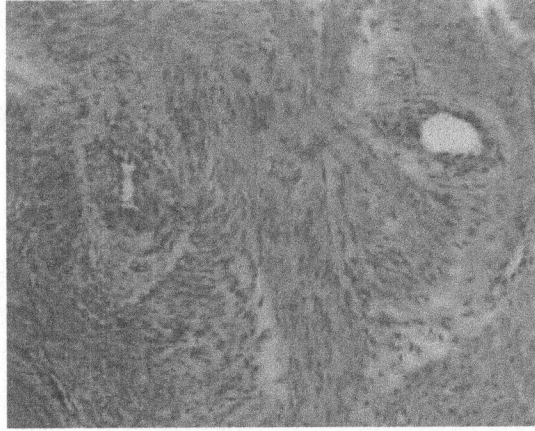

图 8 - 29　子宫平滑肌瘤切片

3. 切片标本：结节境界清楚，但无明确包膜。瘤细胞长梭形，呈长杆状、核两端钝圆，瘤细胞形态一致且与正常平滑肌细胞相似，极向紊乱，呈编织状或栅栏状排列，但细胞质略少（图 8 - 29）。

4. 思考：什么年龄段的女性好发子宫平滑肌瘤？

## （二）结肠息肉状腺瘤

观察要点：灰红或灰白息肉状突起，有小蒂与黏膜相连。

1. 病史：患者，男，67 岁，大便带血数月，就诊当天血便后有花生米大肉团排出，无其他不适，乙状结肠镜检见肠壁有多个花生米大的肿物隆起、有蒂。

2. 大体标本：肠壁黏膜面有多个息肉状肿物突起，有小蒂与黏膜相连，可活动，为多发性腺瘤（图 8 - 30）。

3. 切片标本：由大小不等但分化成熟的肠腺体构成（图 8 - 31）。

4. 思考：结肠的息肉性疾病中，哪种是易癌变的？

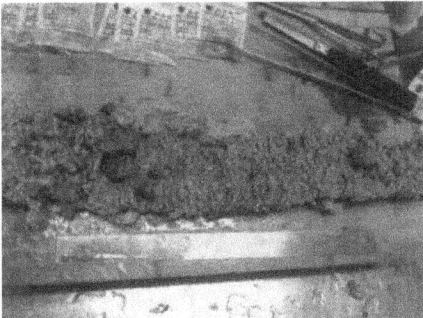

图 8 - 30　结肠息肉状腺瘤大体标本

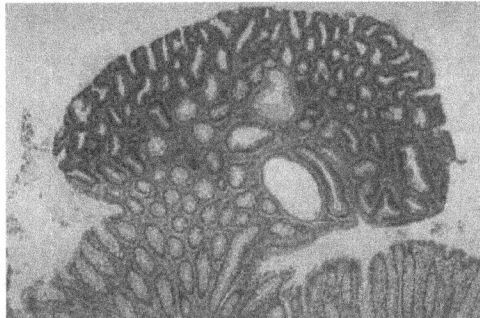

图 8 - 31　结肠息肉状腺瘤切片

## （三）卵巢畸胎瘤

观察要点：囊状，内容物可见皮脂、毛发、头节、牙齿、骨骼等不同成分组织。

1. 病史：患者，女，36岁，1年前无意中发现右下腹肿块。手术见肿物如足球大，表面光滑，与子宫分界清楚，囊性感。肿物剖面充满黄色脂膏样物，有毛发及头节。

2. 大体标本：卵巢原组织结构已完全消失。肿瘤呈囊状，包膜光滑、完整。切面见囊内充满油脂、毛发、牙齿、骨等组织。囊壁厚薄不一（图8-32）。

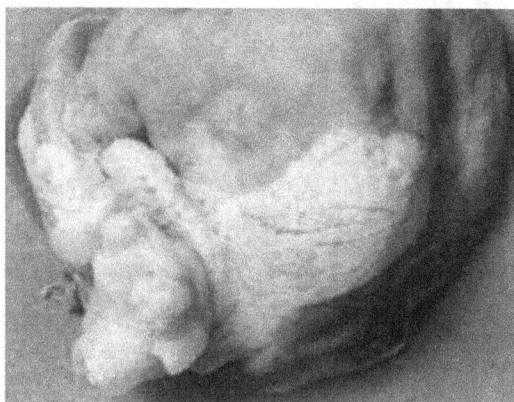

图8-32 卵巢畸胎瘤大体标本

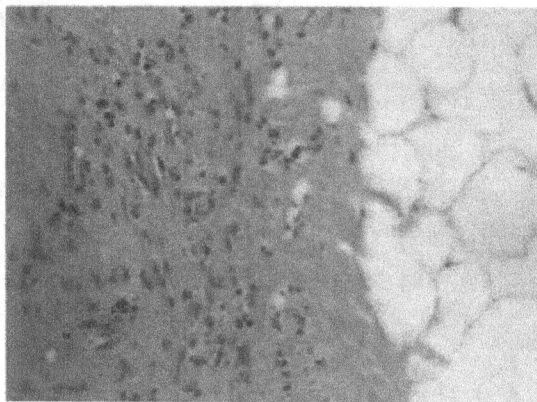

图8-33 卵巢畸胎瘤切片

3. 切片标本：可见油脂、毛发、牙齿、骨、皮肤等组织结构（图8-33）。

4. 思考：畸胎瘤是不是只发生在卵巢？

## （四）子宫颈癌

观察要点：宫颈外口菜花状肿物，触之易出血。

1. 病史：患者，女，48岁，白带多且腥臭半年余，近来转变为血性分泌物，并有接触性出血。检查见宫颈外口有菜花状肿物，触之易出血。阴道后穹隆消失。宫颈涂片发现异型细胞。

2. 大体标本：子宫颈肿胀，明显增大，表面凹凸不平，有破溃。切面肿瘤组织呈灰白色，粗糙，浸润宫颈管，无明显分界线（图8-34）。

3. 切片标本：鳞状细胞癌成分（图8-35），肿瘤实质间质分界清楚，形成癌巢。

4. 思考：宫颈癌的常见病因是什么？

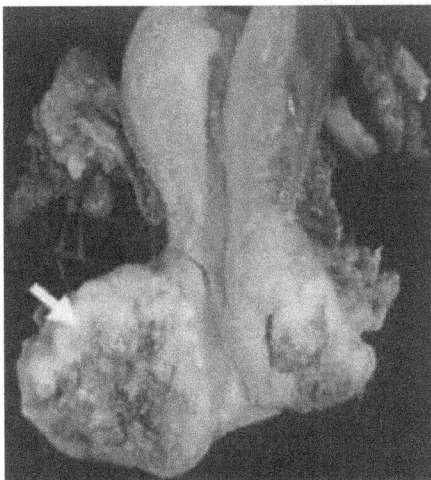

图 8-34　子宫颈癌大体标本

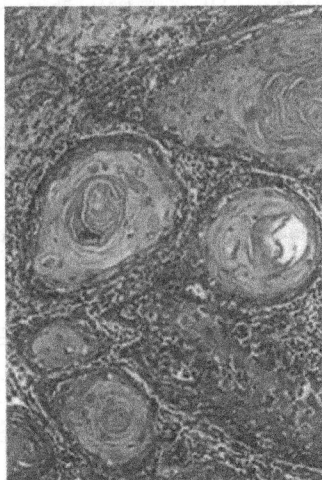

图 8-35　子宫颈癌切片（高分化鳞癌）

## (五) 结肠癌

观察要点：反复血便，肿块侵犯肠壁，镜下为紊乱异型的腺样结构。

1. 病史：患者，男，67岁，反复血便半年，3个月前自己触及左下腹包块，结肠镜检发现乙状结肠狭窄、有肿块，经活检证实为结肠癌，行左半结肠切除术并辅以化疗。

2. 大体标本：肠壁局部明显增厚，黏膜表面坏死，形成边缘高起的溃疡，呈结节状突入肠腔，致使肠腔明显狭窄。肿瘤切面灰白色，浸润并破坏肠壁组织，两者界限不清（图 8-36）。

3. 切片标本：结肠黏膜大部分正常，仅个别地方有癌变。癌组织主要见于黏膜下层及肌层。癌细胞形成大小不等、形状不一、排列紊乱的腺腔。癌细胞排列多层，核大浓染，失去极性，可见病理性核分裂象（图 8-37）。

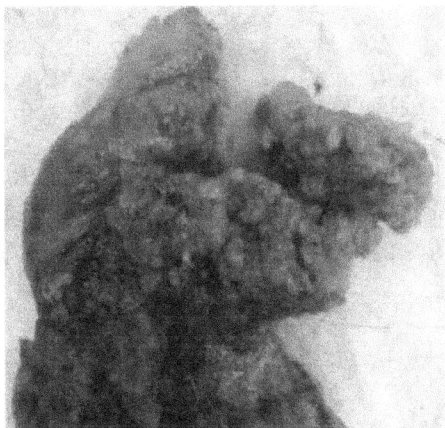

图 8-36　结肠癌大体标本

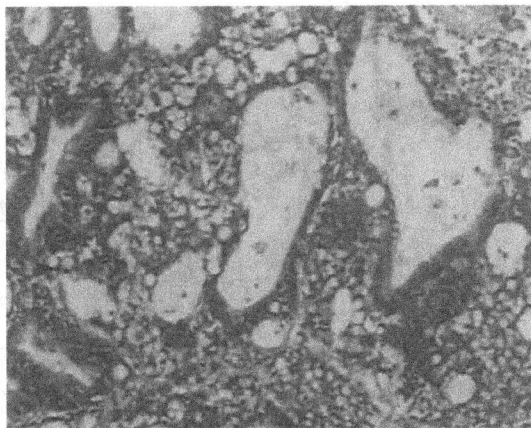

图 8-37　结肠癌切片

4. 思考：目前结肠癌的高发病率与哪些因素有关？

## （六）乳腺癌

观察要点：乳腺肿物，无明显痛感，生长迅速，浸润性生长。

1. 病史：患者，女，36 岁，发现右乳腺外上方有龙眼大的肿物，近 2 个月迅速增大，至今已如鹅蛋大。检查：肿块硬，与皮肤及四周组织粘连，不易推动。局部皮肤呈橘皮样外观。同侧腋窝淋巴结如板栗大，质硬。

2. 大体标本：切面正常乳腺结构已被破坏，脂肪中有灰白色肿瘤组织，质地坚实，粗糙，并像树根一样向周围组织浸润生长，界限不清（图 8 - 38）。

3. 切片标本：呈浸润性导管癌改变，此类型最常见。常突破导管基膜向间质浸润，异型细胞呈腺样、巢团状排列，可见病理性核分裂象，间质纤维组织增生。

4. 思考：乳腺癌患者的预后与哪些因素有关？

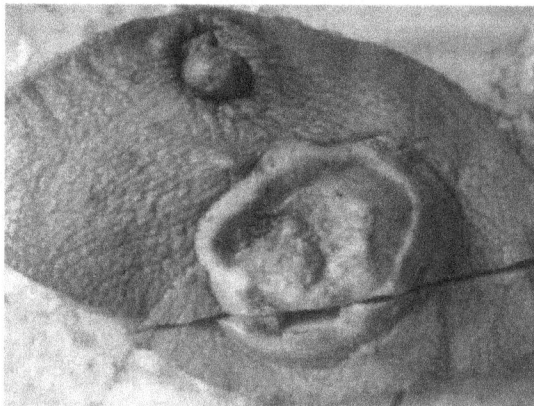

**图 8 - 38　乳腺癌**

## 四、案例导入

患者，女，55 岁，工人。主诉：消瘦、腹胀、呼吸困难 3 个月。现病史：患者 10 年前因右乳房触及无痛性肿块来院就诊，入院时体检见右乳房乳头下陷，外上象限皮肤呈橘皮样外观，可触及 3 cm×4 cm 肿块，边界不清，质硬，同侧腋窝可触及蚕豆样大淋巴结两粒，考虑给予乳腺手术。术中快速冰冻切片诊断为乳腺癌，遂行根治手术。术后病理切片诊断为：乳腺单纯癌，腋窝淋巴结转移；免疫组化：PR＋、ER＋。给予化疗及激素受体治疗。3 年前，乳腺癌手术切口皮下触及蚕豆大肿物两粒，切除后诊断为腺癌而行局部放射治疗。3 个月前自觉消瘦、腹胀、咳嗽、气短，逐渐加重而再次入院。入院时体检：T 37.2 ℃，R 27 次/min，P 95 次/min，BP 130/70 mmHg，神志清，消瘦，腹膨隆，下肢水肿，胸腔积液（＋），腹水（＋），胸腔积液涂片找见癌细胞，X 线检查见肺内散在多个阴影。

住院经过：入院后经各种对症治疗和辅助治疗，病情逐渐加重而死亡。

尸检记录摘要：女性尸体一具，消瘦，腹部膨隆，下肢水肿。

心包：可见心包积液。心脏：镜下为低分化腺癌。

胸腔：内有大量茶黄色液。

乳房（10 年前根治术标本）：注意观察肉眼标本及切片。

肺：右侧肺胸膜部分粘连，肺表面暗红色，各肺叶均有灰白色瘤结节，镜下为低分化腺癌。

讨论：

1. 根据临床病史及病理解剖检查，做出病理诊断。

2. 以本病例为例，说明恶性肿瘤的特点。

## 五、 注意事项

1. 勿将反应性增生误诊为肿瘤（如淋巴结反应性增生 vs. 淋巴瘤）。

2. 区分高分化癌与良性肿瘤：高分化癌仍有浸润性生长和转移潜能。

3. 注意转移瘤与原发瘤的鉴别（如肺内腺癌可能为胃肠道转移）。

## 六、 思考题

1. 良、恶性肿瘤的区别要点有哪些？请结合具体例子对比说明（如乳腺纤维腺瘤与乳腺癌，纤维瘤与纤维肉瘤等）。

2. 简述肿瘤的命名原则并举例说明。

3. 试比较良、恶性溃疡的肉眼形态区别。

4. 简述恶性肿瘤对机体的影响。

# 实验七十三  心血管系统疾病

## 一、 实验目的

1. 掌握高血压病、动脉粥样硬化、冠心病的基本病变。

2. 熟悉高血压病、动脉粥样硬化、冠心病的病因。

3. 了解高血压病各期、动脉粥样硬化、冠心病的发病机制。

## 二、 实验材料

### （一）大体标本

1. 高血压性心脏病。
2. 高血压性脑出血。
3. 主动脉粥样硬化。
4. 冠状动脉粥样硬化。

### （二）组织切片

1. 心肌梗死。
2. 冠状动脉粥样硬化。
3. 主动脉粥样硬化。

## 三、标本观察

### （一）高血压性心脏病

观察要点：左心室肥厚。

1. 病史：患者，女，55 岁，较胖，有高血压病史 15 年，近来常感头晕、头痛、心悸，检查血压 170/110 mmHg。

2. 大体标本：心脏体积明显增大，重量增加，左心室厚度 1.5～1.8 cm，乳头肌及肉柱增粗变圆，但左心腔无明显扩张（失代偿期时可有扩张），右心室及各瓣膜均正常（图 8 - 39）。

3. 思考：高血压病的发病机制是什么？

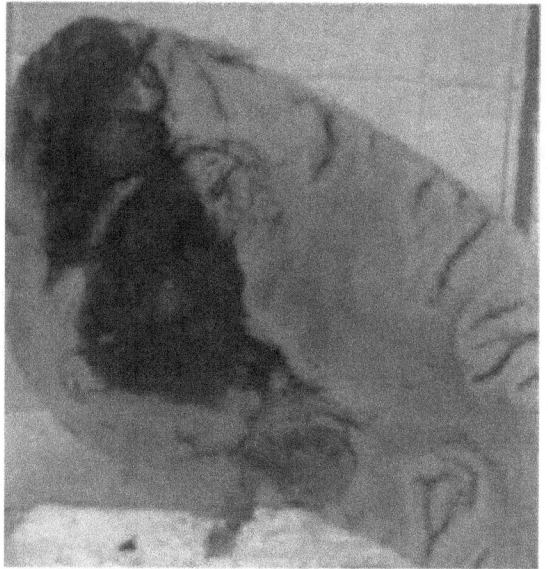

图 8 - 39 高血压性脑出血

### （二）主动脉粥样硬化

观察要点：主动脉内壁粗糙、破溃，呈灰黄色粥糜样。

1. 病史：患者，男，56 岁，生前平素健康，死前半个月自觉心前区不适，在睡眠中突然尖叫后猝死。尸检见胸主动脉和腹主动脉内膜粗糙、凹凸不平，左冠状动脉前降支严重粥样硬化，阻塞75%以上，死于心肌严重缺血。

2. 大体标本：脂点、脂纹——灰黄色斑块，平坦或稍隆起。纤维斑块——灰白色隆起斑，呈蜡滴状，表面光滑，质地较硬。粥样斑块——灰黄色粥样，有破溃或钙化。以上病变分布不规则，在血管分支开口处较明显（图8-40）。

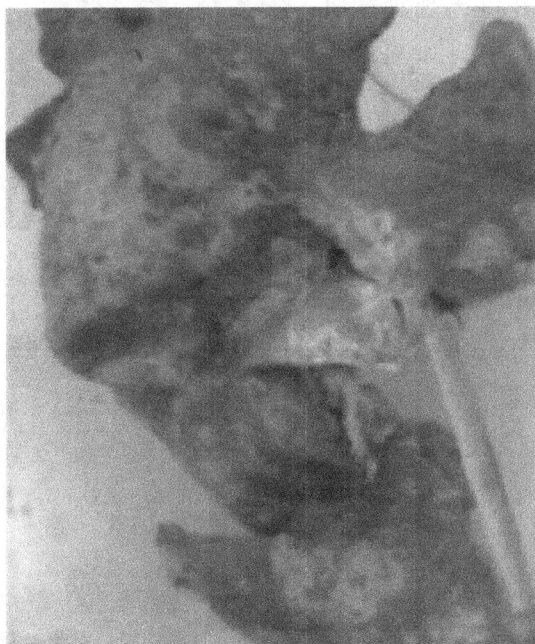

**图 8-40　主动脉粥样硬化**

## （三）冠状动脉粥样硬化

观察要点：动脉内膜一侧呈灰黄色半月形增厚。

1. 病史：患者，女，52岁，生前平素健康，死前半个月自觉心前区不适，在睡眠中突然发出嚎叫声后猝死。尸检见左冠状动脉前降支严重粥样硬化，阻塞75%以上，死于心肌严重缺血。

2. 大体标本：首先认出心外膜结缔组织内的冠状动脉横断面。动脉内膜一侧呈灰黄色半月形增厚，管腔狭窄（图8-41）。

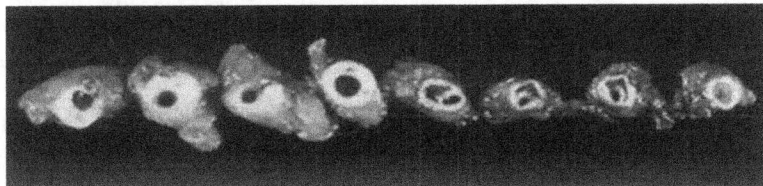

**图 8-41　冠状动脉粥样硬化大体标本**

3. 切片标本：冠状动脉内膜增厚，向腔内呈半月形隆起，隆起的内膜中有纤维组织增生，局部有透明变性，斑块深部可见较分散或成堆的泡沫状细胞及针形的胆固醇结晶，并可出现钙盐沉积。有的切片可见管腔内有血栓形成（图 8 - 42）。

4. 思考：冠状动脉粥样硬化性心脏病的分类是什么？

# 四、 案例导入

患者，女，52 岁，因 1 周来心跳气短加重，腹胀，尿少及下肢水肿再次住院。患者自幼年开始经常发生游走性多关节疼痛，主要累及肢体的大关节，关节红、肿、疼痛，并伴有低热，每次发作服用阿司匹林后关节症状消失。近 10 多年来，常于劳累后反复出现心悸、气短。近几年来，心悸气短加重，常咳

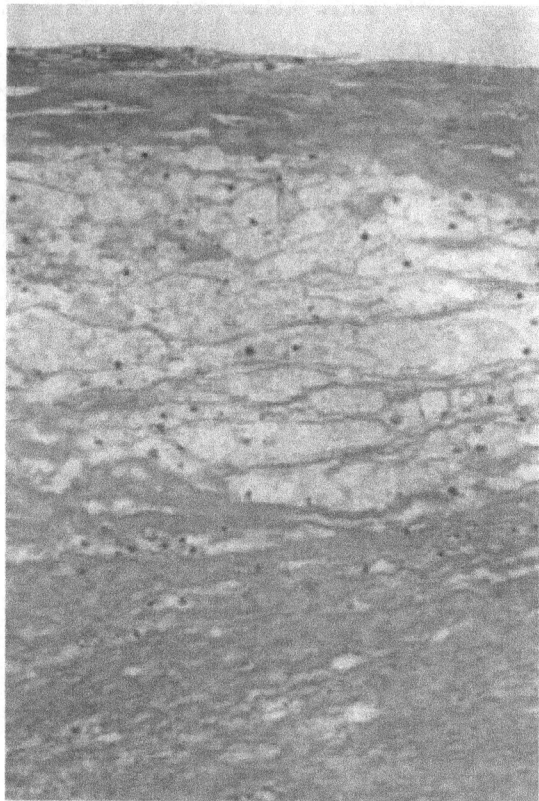

图 8 - 42　冠状动脉粥样硬化切片

嗽、咯泡沫样痰，有时咯血，并发现下肢水肿，经用强心药后，症状有好转。2 年前因心悸气短加重就诊发现心房颤动。1 年前某日去厕所途中突感头痛，摔倒在地，遂发现上、下肢活动不便，至今未愈。既往无高血压病、肝炎及肾脏疾病病史。

体检：体温 37 ℃，血压 130/90 mmHg。神志清，合作，半卧位。呼吸困难，口唇甲床青紫。肺部叩诊清音，两肺散在中、小水泡音。颈静脉怒张，心界向左扩大，心尖搏动在左锁骨中线外 1 cm，心律不齐。心率 120 次/min，心尖部可闻及 2 级收缩期吹风样杂音及 3 级舒张期雷鸣样杂音，肺动脉瓣区第二心音亢进。腹略胀，肝肋下 5 cm，有压痛，脾未触及，腹部有可疑移动性浊音。两下肢凹陷性水肿。右侧上、下肢瘫痪。右侧半身痛觉减低。左侧上、下肢感觉和运动轻度障碍。胸透见左右心房扩张，呈梨形。肺（－）。患者住院后，给予抗生素、利尿剂及洋地黄等治疗，心衰有好转。但于住院第 7 天上午洗脸时突然呼吸急促，继而意识丧失，血压下降，经积极抢救无效死亡。

尸体解剖主要发现：

1. 肺动脉主干内有一 1.5 cm×2 cm 的血栓。

2. 心、脑动脉可见粥样硬化改变。

3. 腹腔内有少量草黄色清亮液体。

4. 全身各内脏瘀血。

讨论：

1. 心、脑及肝脏有哪些病变？这些病变是如何形成的？

2. 结合病史、体检及尸检所见，患者得的是什么病（疾病诊断）？

3. 患者突然死亡的原因是什么？

## 五、 注意事项

1. 勿将正常心肌间质小血管误判为心肌炎。

2. 动脉粥样硬化斑块与血栓的鉴别：斑块内膜增厚含脂质，血栓为层状血小板—纤维素混合物。

3. 风湿性心内膜炎与感染性心内膜炎的区分：前者瓣膜闭锁缘出现疣状赘生物（无菌性），后者赘生物大且易脱落（含细菌）。

## 六、 思考题

1. 高血压病的可能致死原因是什么？是如何引起的？

2. 简述高血压病晚期时心、肾、脑的病变特点。

# 实验七十四　呼吸系统疾病

## 一、 实验目的

1. 掌握大叶性肺炎、小叶性肺炎、慢性支气管炎、肺气肿、支气管扩张症、肺心病、鼻咽癌、肺癌的病变及临床病理联系。

2. 熟悉大叶性肺炎、小叶性肺炎、慢性支气管炎、肺气肿、支气管扩张症、肺心病、鼻咽癌、肺癌的病因和发病机制，硅肺的病变及临床病理联系。

3. 了解呼吸窘迫综合征、喉癌的基本病变。

## 二、 实验材料

### (一) 大体标本

1. 大叶性肺炎。

2. 小叶性肺炎。

3. 慢性阻塞性肺气肿。

4. 支气管扩张症。

5. 鼻咽癌。

6. 肺癌。

7. 肺源性心脏病。

## (二) 组织切片

1. 大叶性肺炎。

2. 小叶性肺炎。

3. 慢性阻塞性肺气肿。

4. 支气管扩张症。

5. 鼻咽癌。

6. 肺癌。

# 三、标本观察

## (一) 大叶性肺炎

观察要点：肺叶体积增大饱满，质实如肝。

1. 病史：患者，男，40 岁，平素健康，因畏寒、发热、气促 1 天入院。检查：急重病容，T 39.5 ℃，P 165 次/min，BP 76/42 mmHg，WBC $20×10^9$/L，分类中性粒细胞 0.78（78%），右肺叩诊呈实音，听诊有胸膜摩擦音，呼吸音极度减弱。患者抢救无效死亡。

2. 大体标本：病变肺叶体积增大饱满，质实如肝，肺膜紧张，且有少量纤维素性渗出物。切面呈灰黄或灰白色，病变区不含气，正常海绵状结构消失，变得致密、均匀一致，有细颗粒状突起（图 8 - 43）。

3. 切片标本：切片肺泡组织轮廓尚可辨认，肺泡腔内充满大量纤维素和中性粒细胞。纤维素可穿过肺泡间孔互相连接，部分白细胞因变性坏死而轮廓不清。由于渗出物压迫，肺泡壁毛细血管呈贫血状态，胸膜表面可见多量纤维素及中性粒细胞渗出（图 8 - 44～图 8 - 47）。

4. 思考：大叶性肺炎的特征性痰是什么？

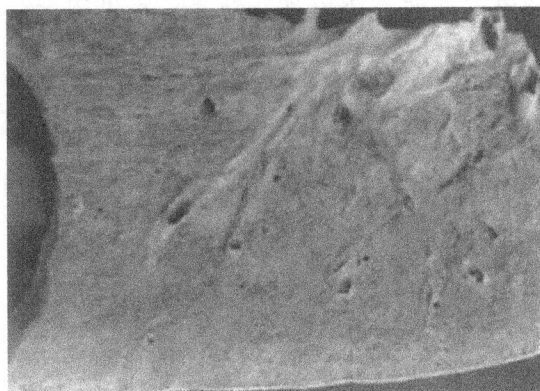

图 8 - 43　大叶性肺炎

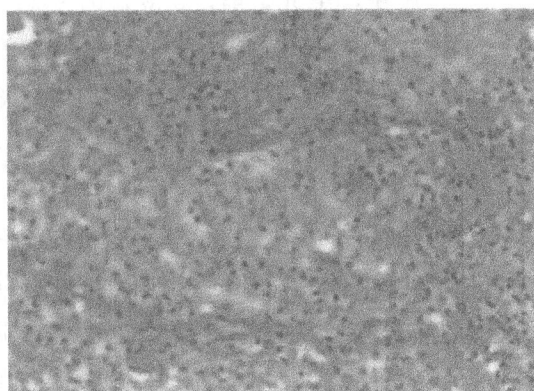

图 8 - 44　大叶性肺炎（充血水肿期）

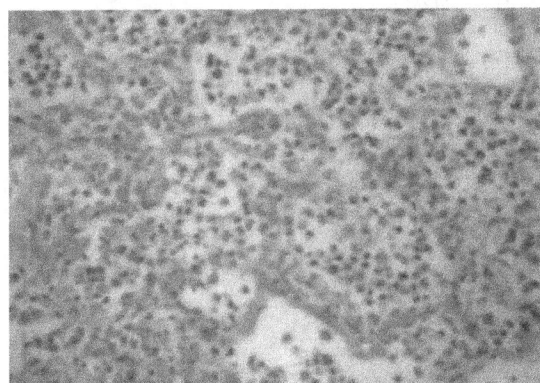

图 8 - 45　大叶性肺炎（红色肝样变期）

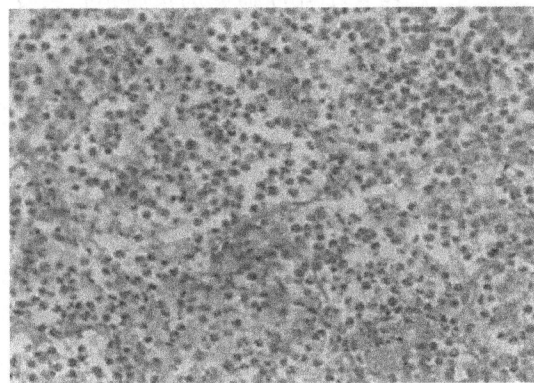

图 8 - 46　大叶性肺炎（灰色肝样变期）

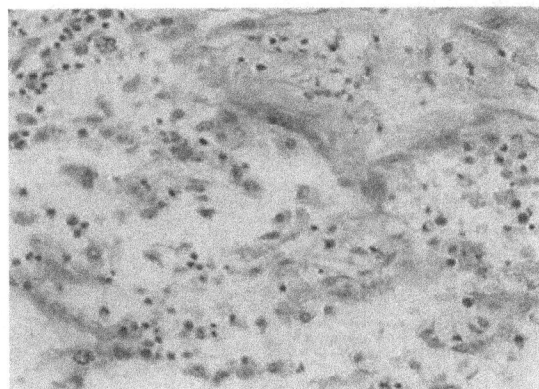

图 8 - 47　大叶性肺炎（溶解消散期）

## （二）小叶性肺炎（支气管肺炎）

观察要点：肺内大小不等、形状不规则的黄色病灶。

1. 病史：患儿，男，2岁，因发热、咳嗽、气促3天入院。检查：急重病容，T 39 ℃，P 160/分，R 30 次/min，口唇发绀，鼻翼扇动，有三凹征，两肺满布湿啰音，WBC $12×10^9$/L，中性粒细胞0.80（80%）。

2. 大体标本：肺切面上散在分布大小不等、形状不规则的黄色病灶，多数相当于小叶范围（直径为1 cm左右），边界不清，病灶中央可见一细支气管，有的小病灶互相融合为大病灶。多见发生于下肺，肺门淋巴结无明显肿大（图8-48）。

3. 切片标本：病灶围绕细支气管呈多灶性分布，细支气管腔内有多量中性粒细胞及少量单核细胞、脱落上皮细胞。支气管周围的肺泡腔内亦有相同的渗出物，若为融合病灶，则可见多个细支气管，病灶边缘的肺泡有时可出现炎性水肿及代偿性肺气肿（图8-49）。

4. 思考：小叶性肺炎加重后是否会变成大叶性肺炎？

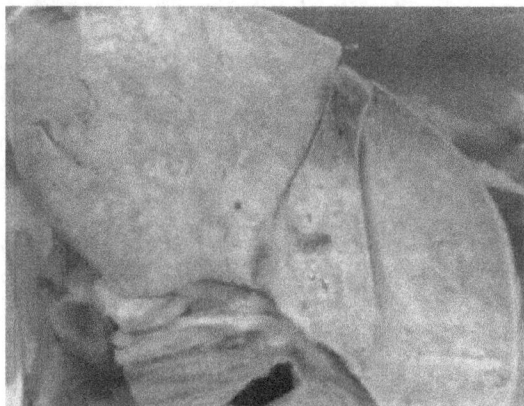

图8-48 小叶性肺炎大体标本

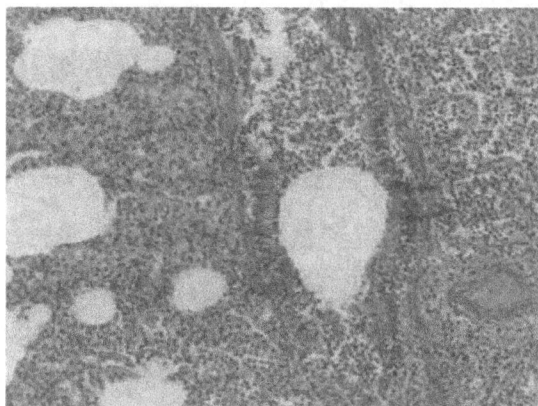

图8-49 小叶性肺炎切片

### (三) 慢性阻塞性肺气肿

观察要点：桶状胸，切面肺组织呈海绵状，肺泡腔膨胀。

1. 病史：患者，男，40岁，因咳嗽、气促2天入院。查体：T 38 ℃，R 35 次/min，桶状胸，听诊双肺满布哮鸣音，叩诊两肺过清音。

2. 大体标本：肺体积增大，颜色变浅，呈灰白色（有的标本因炭末沉积而呈蓝黑色），肺边缘变钝圆。切面肺组织呈海绵状，可见大小不等的囊腔，有的标本在边缘处可见大泡凸起（图8-50）。

3. 切片标本：肺泡腔膨胀，肺泡间隔变窄、断裂或消失，肺泡互相融合成较大的囊腔，肺泡壁毛细血管数目显著减少（图8-51）。

4. 思考：肺气肿患者肺内气体多了，但为何还是呼吸困难？

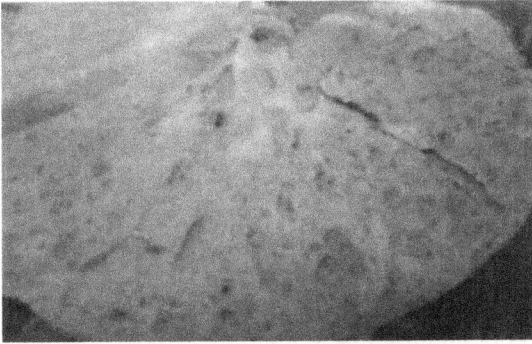

图 8-50 慢性阻塞性肺气肿大体标本

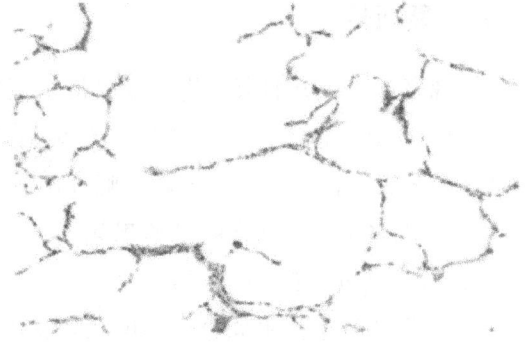

图 8-51 慢性阻塞性肺气肿切片

## (四) 支气管扩张症

观察要点：支气管呈囊状或圆柱状扩张伴化脓性病变。

1. 病史：患者，男，23 岁，因反复咳嗽、咳痰 10 年，间断咯血 4 年，症状加重 1 周入院。检查：T 39.2 ℃，P 90 次/min，R 30 次/min，WBC $11 \times 10^9$/L，听诊两肺可闻及湿啰音。

2. 大体标本：肺切面可见支气管呈囊状或圆柱状扩张（腔内脓液已流失），以下肺为重，腔内面粗糙，壁增厚，病变直达肺膜下，使肺切面呈蜂窝状。周围肺组织可有纤维化、气肿、肺不张或小叶性肺炎病灶（图 8-52）。

3. 切片标本：支气管壁慢性炎症伴不同程度组织破坏（图 8-53）。

4. 思考：支气管扩张症最主要的临床症状是什么？

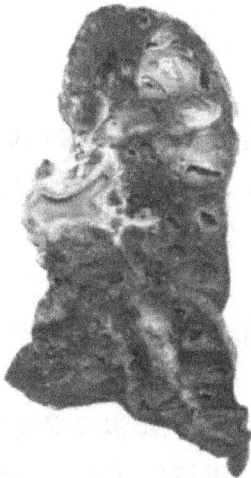

图 8-52 支气管扩张症大体标本

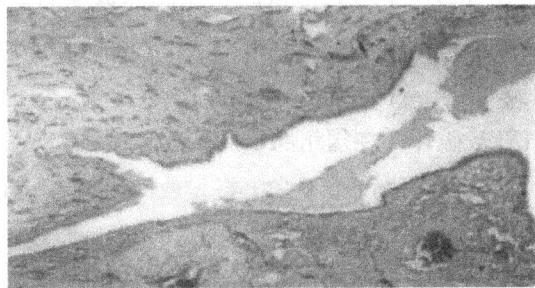

图 8-53 支气管扩张症切片

### (五) 鼻咽癌

观察要点：鼻咽部肿物，涕中带血，淋巴结转移。

1. 病史：患者，男，43 岁，左侧颈部进行性肿大 2～3 个月，检查双侧颈部淋巴结，如拳头大，质硬、固定，鼻咽顶部有结节状肿物，左眼外展障碍，视力差。

2. 大体标本：在鼻咽部侧壁可见一个板栗大的灰白色肿物隆起，表面轻度溃烂，有炎性渗出物附着（图 8-54）。

3. 切片标本：不同分化程度的鳞状细胞癌表现（图 8-55）。

4. 思考：鼻咽癌最好发于哪个部位的转移？

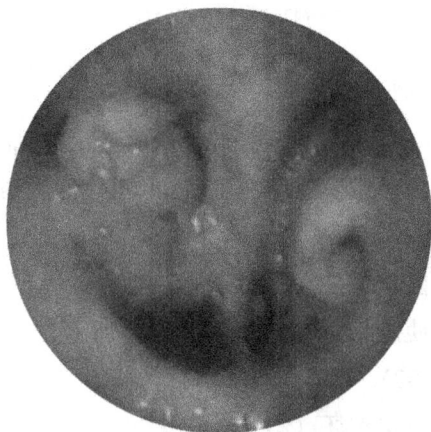

图 8-54  鼻咽癌大体标本

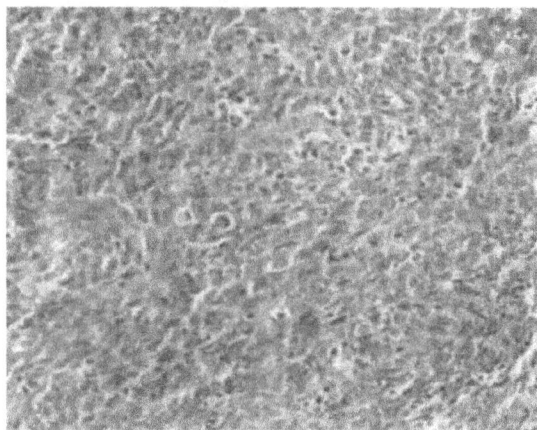

图 8-55  鼻咽癌切片（低分化鳞癌）

### (六) 肺癌

观察要点：肺内肿物，细胞异型，血道转移。

1. 病史：患者，男，60 岁，因反复咳嗽伴胸痛 2 年入院，曾有 20 年吸烟史。检查：气管右移，左胸廓稍隆起，左胸叩诊实音，呼吸音减弱，胸片示左肺近肺门部有一圆形阴影。

2. 大体标本：切面见近肺门处有一灰白色、粗糙的肿块，与周围肺组织分界不清。大支气管被破坏，在瘤组织内可见软骨残余。肿瘤远端的肺组织有时可见小叶性肺炎病灶、支气管扩张、肺不张等继发改变（图 8-56）。

3. 切片标本：原肺组织大部分已被肿瘤破坏，片中尚见残余的肺泡及支气管壁。癌细胞呈多边形，细胞质稍丰富，核大小不等，核仁清楚，可见核分裂象。癌细胞形成巢状。少数癌巢中有角化珠，一部分癌细胞呈腺腔样排列，还有分泌黏液现象。癌巢周围可见淋巴细胞浸润（图 8-57）。

4. 思考：肺癌的常见病因是什么？

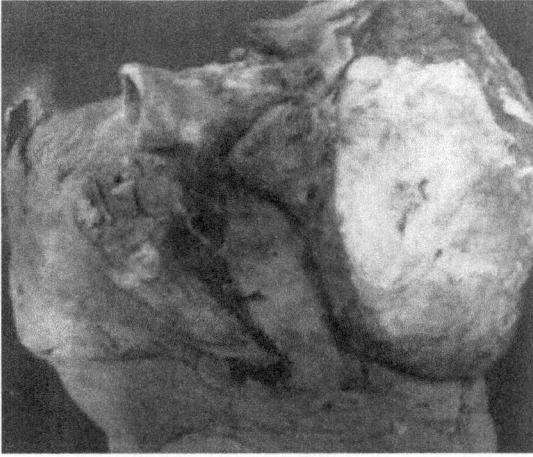

图 8‑56 中央型肺癌

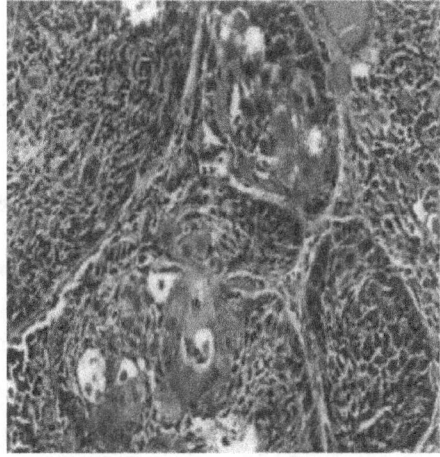

图 8‑57 肺癌（鳞状细胞癌）

## （七）肺源性心脏病

观察要点：右心室壁增厚，右心腔扩张。

1. 病史：患者，女，41 岁，反复咳嗽、气喘 9 年，近 2 年加重，近半年出现水肿。检查：半卧位，上身水肿，口唇青紫，颈静脉怒张，两肺底可闻及湿啰音，腹水（＋＋）。

2. 大体标本：心脏重量增加，外形增大呈球形，右心室壁较正常明显增厚（＞0.5 cm），右心腔明显扩张，室上嵴、乳头肌、肉柱显著增粗，尤以肺动脉圆锥部明显，各瓣膜无异常（图 8‑58）。

3. 思考：肺源性心脏病、高血压性心脏病、冠心病三者的异同有哪些？

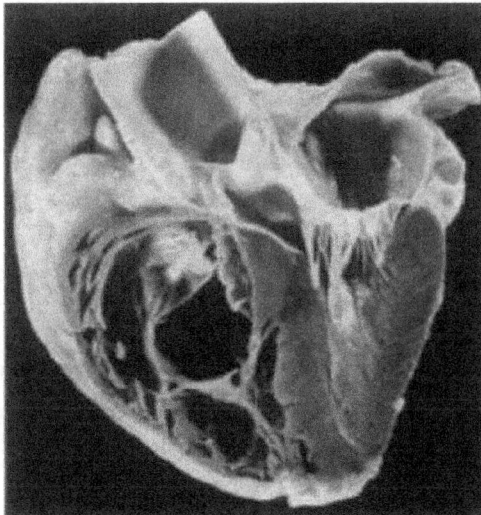

图 8‑58 肺源性心脏病

## 四、 案例讨论

患者，女，19 岁，学生，冬日遭雨淋，于当天晚上突然起病，寒战、高热、呼吸困难、胸痛，继而咳嗽，咳铁锈色痰，家人急送当地医院就诊。听诊：右肺中叶闻及大量湿啰音；触诊：语颤增强；血常规：WBC $18 \times 10^9$/L；X 线检查：右肺中叶有大片致密阴影。患者入院经抗生素治疗，病情好转，各种症状逐渐消失，X 线检查右肺中叶的大片致密阴影约缩小 2/3 面积。患者于入院后第 11 天自感无症状出院。

**请分析：**

1. 患者发生了什么疾病？
2. 请分析患者为什么会咳铁锈色痰？
3. 该病可能有哪些并发症？

## 五、 注意事项

1. 勿将肺充血或淤血误判为肺炎（前者肺泡腔内为红细胞，后者为炎性渗出）。
2. 区分肺腺癌与肺泡上皮反应性增生：腺癌细胞异型性明显，浸润生长。
3. 注意硅肺与结核结节的鉴别：硅肺结节无干酪样坏死，结核结节可有坏死并伴朗汉斯巨细胞。

## 六、 思考题

1. 大叶性肺炎病变分为哪几期？患者咳铁锈色痰和胸痛的病理基础是什么？
2. 比较大叶性肺炎和小叶性肺炎有何不同。

# 实验七十五　消化系统疾病

## 一、 实验目的

1. 掌握胃、十二指肠溃疡病的病理变化及并发症，各类肝硬化的形态特点和临床联系。
2. 熟悉肝炎、肝硬化与肝癌的关系，肝癌的大体及镜下观分型，肝癌和坏死性肝硬化的关系。

# 二、实验材料

## (一) 大体标本

1. 胃溃疡病。
2. 胃癌。
3. 结肠癌。
4. 食管癌。
5. 原发性肝癌。
6. 门脉性肝硬化。

## (二) 组织切片

1. 胃溃疡。
2. 结肠腺癌。
3. 肝癌。
4. 门脉性肝硬化。

# 三、标本观察

## (一) 胃溃疡病

1. 病史：患者，男，56岁，因反复上腹隐痛10年，症状加重伴解黑便1周入院，呈急重病容。腹部检查见全腹腹壁紧张，全腹有压痛（＋）及反跳痛（＋），肝浊音区消失。

2. 大体标本：在胃小弯近幽门端黏膜面上有一溃疡灶，椭圆形，溃疡直径约2 cm，已穿透浆膜。溃疡边缘整齐，底部平坦，周围黏膜皱襞呈放射状集中（图8-59）。

3. 切片标本：胃黏膜缺失处即为溃疡灶。溃疡底可分为4层，由上至下为炎性渗出物（白细胞及纤维素）、坏死组织层（红染无结构）、肉芽组织层、瘢组织层。大量纤维结缔组织增生，代替了原来的肌层，并见厚壁的血管或血管内有血栓形成（图8-60）。

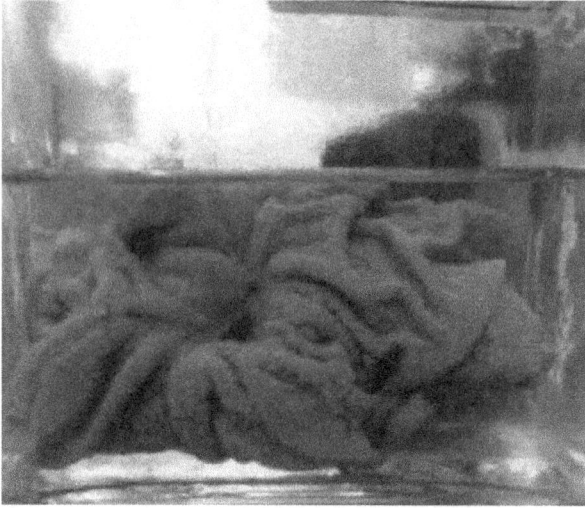

图 8-59　胃溃疡大体标本

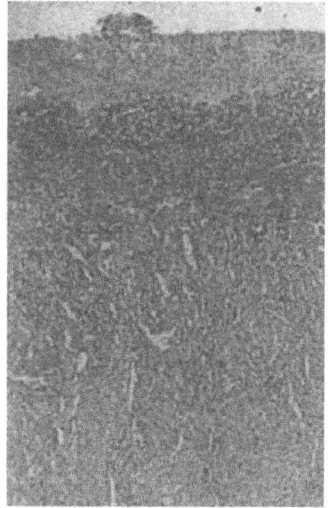

图 8-60　胃溃疡切片

## （二）胃癌

1. 病史：患者，男，58 岁，因食欲下降，进行性消瘦半年入院。检查：胃区膨胀，中腹部摸到肿块，钡餐见幽门窦部充盈缺损。

2. 大体标本：胃小弯黏膜上可见一个巨大溃疡，直径超过 4 cm，边缘隆起，中央凹陷，呈堤状。溃疡底部凹凸不平。切面见胃壁增厚，灰白色，分层结构消失，镜下为腺癌（图 8-61）。

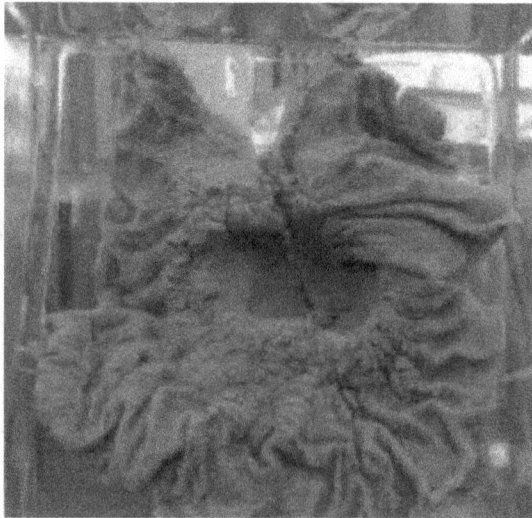

图 8-61　溃疡型胃癌大体标本

## （三）结肠癌

1. 病史：患者，女，46岁，因反复解黏液血便半年入院。直肠指检触及一肿块。手术见结肠有8.6 cm×6 cm、质地硬、表面溃疡的肿块。

2. 大体标本：结肠局部肠壁增厚，灰白色分层结构不清。肿物凸向肠腔，使之狭窄，有的肿物中心形成边缘隆起的溃疡灶（图8-62）。

3. 切片标本：癌组织广泛浸润肠壁各层，形成大小不等、形状不规则的腺腔，细胞多层、核大、细胞质少，部分腺腔内有黏液分泌（图8-63）。

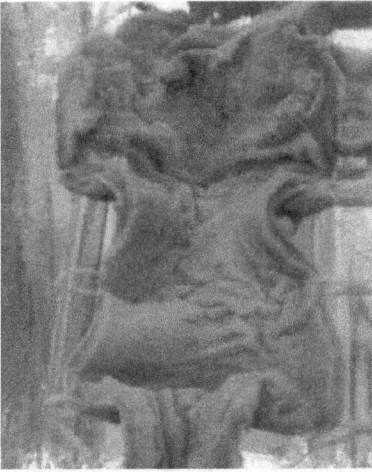

图8-62 结肠癌大体标本

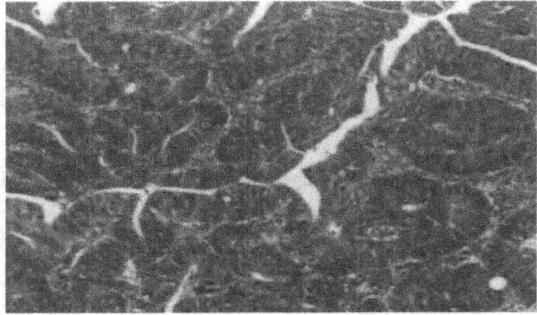

图8-63 结肠腺癌切片标本

## （四）食管癌

1. 病史：患者，男，52岁，江西人，因进行性吞咽困难2个月入院。最初吃硬食难咽下，需喝水帮助下咽，半个月后喝粥亦难吞下，体重逐渐减轻，消瘦快，近半个月不能饮水，唾液也无法吞下，体重共减轻8 kg。

2. 大体标本：食管中下段切面见食管壁因肿瘤侵犯而增厚，灰白色，分层结构消失，表面坏死，形成溃疡，或形成肿物突入管腔，使食管狭窄，有的肿物穿透食管壁，与邻近器官相粘连（图8-64）。

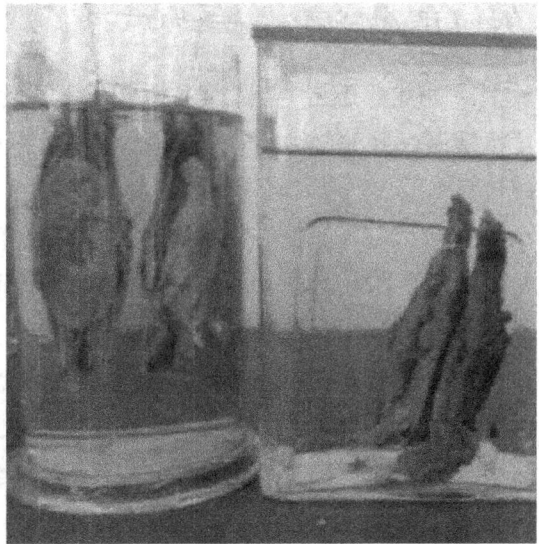

图8-64 食管癌大体标本

## （五）原发性肝癌

1. 病史：患者，男，25岁，农民，右上腹痛2个月有余。入院前20余天起解暗红色水样便，入院时呕血10 mL并昏倒。检查：肝下界于肋下1 cm处，肝区叩痛。AFP（＋）、HBsAg（＋）。

2. 大体标本：肝体积为21 cm×16 cm×10 cm。表面细小结节弥散全肝。切面见弥漫分布的圆形结节，其中数个大结节呈灰黄色，粗糙，有出血坏死，并对周围略有压迫（镜下为肝癌），肝门静脉腔内有性状相似的栓子（图8-65）。

3. 切片标本：癌细胞呈多边形，细胞质丰富，核圆形深染，大小不等，核仁清楚，核分裂象易见。癌细胞排列成梁索状、片块状，伴有不同程度出血坏死，癌细胞梁之间为丰富的血窦。癌组织边缘的肝组织受压萎缩。癌外肝组织有肝硬化改变（图8-66）。

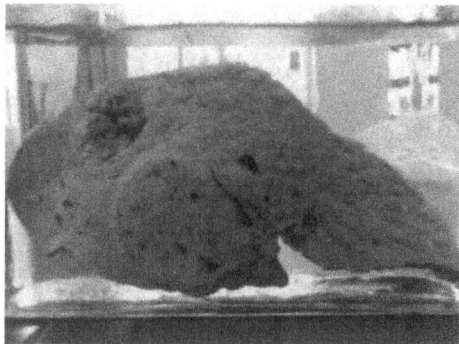

图8-65　原发性肝癌大体标本

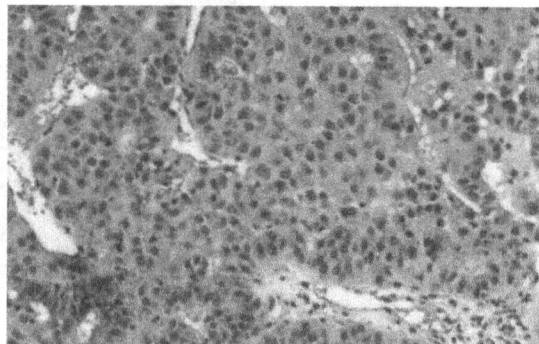

图8-66　肝癌切片标本

## （六）门脉性肝硬化

1. 病史：患者，男，42岁，因肝区反复疼痛10年入院，有肝炎病史，近年来食欲减退，厌油腻。检查：脾大，达肋下两横指，肝未触及。尸检诊断为门脉性肝硬化。

2. 大体标本：肝脏体积缩小，重量减轻，表面高低不平，布满小结节，结节大小相仿，直径多为0.1～0.5 cm，肝边缘变薄而锐利，质地变硬，切面可见许多淡黄色的小结节，境界清楚。结节间有灰白纤维组织分隔（图8-67）。

3. 切片标本：肝小叶正常结构消失，代之为大小不等的肝细胞集团（假小叶）。假小叶内中央静脉缺如或偏位，或有多个中央静脉，肝细胞索排列紊乱，失去正常的放射状结构。汇管区结缔组织增生将假小叶包绕，并见慢性炎细胞浸润（图8-68）。

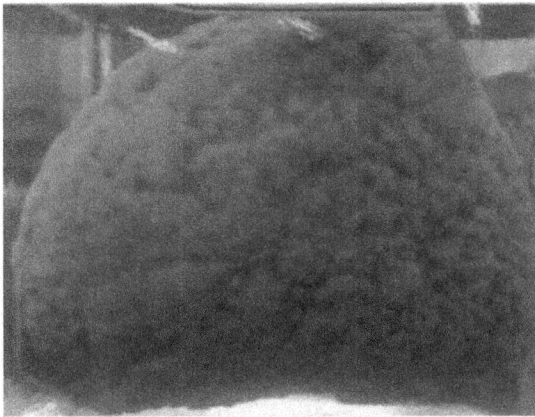

图 8-67 门脉性肝硬化大体标本

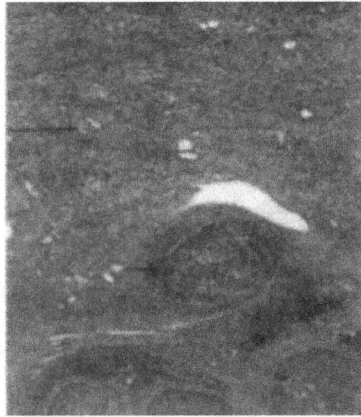

图 8-68 门脉性肝硬化切片标本

## 四、案例导入

患者，男，35 岁。工人，宾阳县人。主诉：反复右上腹胀痛 9 年余，疼痛加剧、黄疸加深 10 天。现病史：9 年前开始有右上腹肝区疼痛，为钝痛或胀痛。1 年前出现黄疸，尿呈浓茶样，经治疗黄疸仍不断加深，肝区疼痛不断，入院前 2 天曾发生呕吐，为胃内容物，无血。既往史：个人有烟酒嗜好，否认吃过鱼生，家人无类似疾病。

体格检查：T 36.8 ℃，P 82 次/min，R 20 次/min；BP 120/60 mmHg，巩膜及全身皮肤黄染，胸部皮肤可见数颗蜘蛛痣。肝肋下未触及，剑突下 2.5 cm 可触及，质硬，表面结节状，轻度压痛，脾大，肋下 2.5 cm 可触及，腹部膨隆。食管钡餐透视见黏膜呈虫咬状，诊断为食管中、下段静脉曲张。经住院治疗，黄疸仍不退，疲倦嗜睡，腹水增加，反应迟钝，逐渐进入昏迷状态，最后呼吸、心搏停止死亡。

尸检记录：全身皮肤、巩膜深度黄疸，腹部膨隆，下肢水肿，腹腔有茶黄色液体 2 000 mL，左右胸腔有同样性质液体各 500 mL。肺脏：左肺与胸壁粘连，各肺叶间也有粘连，肺表面及切面有小灶性出血，右肺无粘连。心脏：重 280 g，未见病变。肝脏：重 1 220 g，表面高低不平，布满绿豆或黄豆大之小结节，肝边缘较锐利，质地变硬，切面可见弥漫性分布小结节，结节境界清楚，淡黄色，结节直径多为 2～3 mm，结节间为纤维组织，纤维间隔宽 1～2 mm。脾脏：重 780 g，体积明显增大，切面呈暗红色，镜下见脾窦扩张充血，脾索纤维组织增生，脾小体萎缩。胆管扩大，左叶胆管内有一褐色结石，直径 0.3 cm，其余胆管尚可见较多泥沙样结石。镜下观肝组织结构紊乱，纤维组织增生及假小叶形成，大部分假小叶肝细胞有不同程度坏死，纤维组织中较多慢性炎细胞浸润，肝细胞瘀疸，小胆管内胆栓形成。食管：下段黏膜下静脉索状隆起，稍迂回呈紫色。小肠：下段黏膜瘀血及散在斑点状出血。

讨论：

1. 做出本例病理诊断，各脏器病变有否有联系。

2. 以病理变化解释临床表现。

3. 患者的主要疾病是什么？死亡原因是什么？

## 五、 注意事项

1. 勿将正常胃肠黏膜皱襞误认为病变。

2. 区分肝硬化再生结节与肝癌结节：前者有完整包膜，后者呈浸润性生长。

3. 注意急性阑尾炎与肠系膜淋巴结炎的鉴别。

## 六、 思考题

1. 良、恶性溃疡大体形态的区别是什么？

2. 简述肝硬化的病理变化及病理临床联系。

# 实验七十六　淋巴造血系统疾病

## 一、 实验目的

1. 掌握霍奇金淋巴瘤及非霍奇金淋巴瘤的特点及分类。

2. 熟悉霍奇金淋巴瘤及非霍奇金淋巴瘤的诊断要点，髓系肿瘤的特点。

3. 了解髓系肿瘤的发病因素。

## 二、 实验材料

组织切片

1. 淋巴结反应性增生的巨大淋巴结病

2. 霍奇金淋巴瘤

3. 伴窦组织细胞增生的巨大淋巴结病

## 三、 标本观察

### (一) 淋巴结反应性增生病

观察要点：淋巴结结构是否存在。

1. 病史：患者，男，45岁，患银屑病10余年，双腹股沟淋巴结肿大3个月。

2. 切片：淋巴结结构存在，左侧可见淋巴滤泡，套区明显，生发中心有极性（图8-69）。

3. 思考：淋巴结反应性增生病的诊断依据是什么？淋巴结的正常结构是什么？

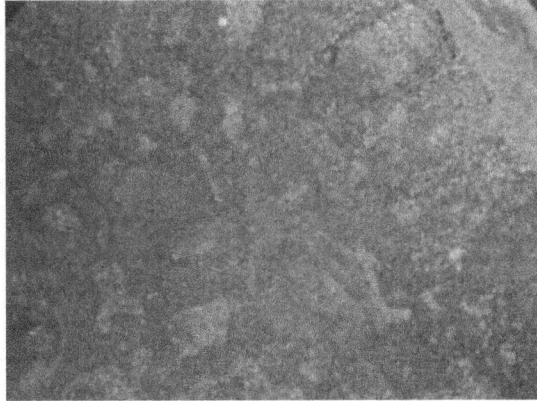

**图8-69　淋巴结反应性增生切片标本**

### (二) 霍奇金淋巴瘤

观察要点：寻找到R-S细胞。

1. 病史：患者，男，65岁，颈部淋巴结肿大2周。

2. 切片：淋巴结结构破坏，滤泡结构消失，高倍镜下见R-S细胞（细胞大，细胞质淡染，核略偏位，核仁突出）（图8-70）。

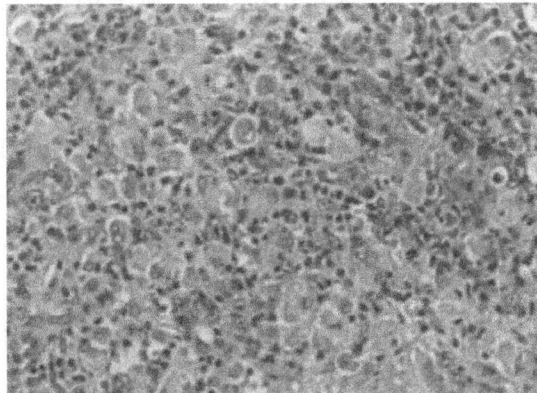

**图8-70　霍奇金淋巴瘤切片**

### (三) 伴窦组织细胞增生的巨大淋巴结病

观察要点：看到吞噬淋巴细胞的组织细胞。

1. 病史：患儿，男，4岁，颈部淋巴结肿大1个月有余。

2. 切片：淋巴结窦区扩张（淡染区），扩张区域内组织细胞增生，并见吞噬淋巴细胞的组织细胞（图 8-71）。

3. 思考：本病是什么性质？预后如何？

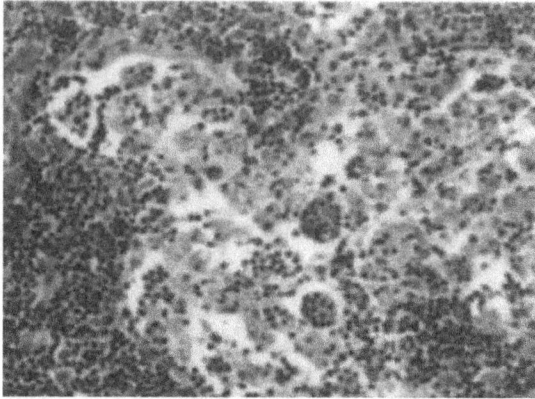

图 8-71　伴窦组织细胞增生的巨大淋巴结病切片

## 四、 病例讨论

患者，男性，26 岁，务农，因发热、头痛、腰痛、口鼻出血 6 天入院。20 天前，患者下田收割稻谷时，曾在田间挖老鼠窝，6 天前突发高热（38～40 ℃）、寒战、头痛、全身酸痛，尤以肾区疼痛为甚，并伴有恶心、呕吐、腹泻、口鼻黏膜出血，急诊入院。

体格检查：呼吸 32 次/min，心率 103 次/min，血压 97/61 mmHg，体温 38.5 ℃。面色潮红，烦躁不安，呈醉酒状。睑结膜、咽部及颊黏膜充血、水肿并点状出血。全身皮肤散在瘀点及瘀斑，肾区叩痛。实验室检查：白细胞 $20 \times 10^9/L$，中性粒细胞 0.85，核左移，细胞内可见中毒颗粒。红细胞 $600 \times 10^2/L$，血红蛋白 170 g/L。尿常规：尿蛋白（＋＋＋）；RBC：10 个/HP，可见各种管型。

患者入院后虽经积极抢救，终因循环、呼吸衰竭死亡。

尸检：全身皮肤及黏膜散在瘀点及瘀斑，睑结膜充血、出血，口鼻有血性分泌物。脑表面血管扩张充血并可见点状出血。胸腔内可见少量血性液体，肺表面充血并可见点状出血，右心房出血，深达肌层。腹腔内可见少量血性液体，肝体积增大，被膜紧张，肠管表面充血并可见点状出血。肾体积增大，苍白、水肿，并可见点状出血。镜检：脑组织水肿，血管扩张、充血，可见小灶性坏死。肺组织明显水肿，肺泡壁增宽，血管扩张充血，部分区域可见出血，肺泡腔内可见少量粉染液体。心肌细胞水肿并可见小灶性坏死，间质充血、水肿并出血，并见少量炎细胞浸润。肝窦及中央静脉充血，肝细胞明显水肿，可见小灶性坏死。肾小球毛细血管扩张充血，基底膜轻度增厚，肾小球囊内可见蛋白及红细胞，肾间质极度水肿、充血并出血，肾小管受压变窄，部分肾小管变性坏死，管腔内可见各种管型，间质可见少量淋巴细胞浸润，肾盂及肾盏可见大片出血。

**请分析：**

1. 该患者患何病？
2. 该病的主要病理改变是什么？

## 五、 注意事项

1. 勿将反应性增生的免疫母细胞误认为肿瘤细胞
2. 注意区分小淋巴细胞淋巴瘤与慢性淋巴细胞白血病
3. 骨髓增生异常综合征与急性白血病的鉴别
4. 传染性单核细胞增多症与淋巴瘤的鉴别

## 六、 思考题

1. 淋巴结反应性增生病的诊断依据是什么？
2. 霍奇金淋巴瘤发病有何特点？

# 实验七十七　泌尿系统疾病

## 一、 实验目的

1. 掌握急性、快速进行性、慢性肾小球肾炎的病变特点及临床病理联系，急、慢性肾盂肾炎病理变化及临床病理联系。
2. 熟悉肾癌、膀胱癌的病变特点及临床病理联系。

## 二、 实验材料

### （一）大体标本

1. 急性肾小球肾炎。
2. 慢性肾小球肾炎。
3. 慢性肾盂肾炎。
4. 肾癌。
5. 膀胱癌。

## (二) 组织切片

1. 急性肾小球肾炎。
2. 慢性肾小球肾炎。
3. 慢性肾盂肾炎。

# 三、 标本观察

## (一) 急性肾小球肾炎病

1. 病史：患者，女，32岁，家庭妇女，心悸、气短，劳累后加重6个月，近来病情加重，心前区疼痛，面部水肿，不能平卧，经治疗无效死亡。尸检诊断为风湿性心脏病伴急性弥漫性增生性肾小球肾炎。

2. 大体标本：肾脏体积增大，重量增加，包膜紧张，光滑，颜色变红（大红肾），散在分布的小出血点。切面皮质、髓质分界清楚，皮质稍增厚（图8-72）。

3. 切片：肾小球普遍增大，毛细血管球充满肾小腔，系膜细胞增生，内皮细胞增生、肿胀，肾小球内细胞数目增多，有中性粒细胞浸润，毛细血管腔狭窄或闭塞，部分肾小球囊腔和肾小管内可见红细胞，肾小管上皮细胞浊肿，部分管腔内有透明管型，间质血管充血（图8-73）。

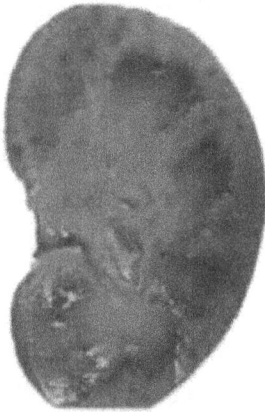

图8-72 急性肾小球肾炎大体标本

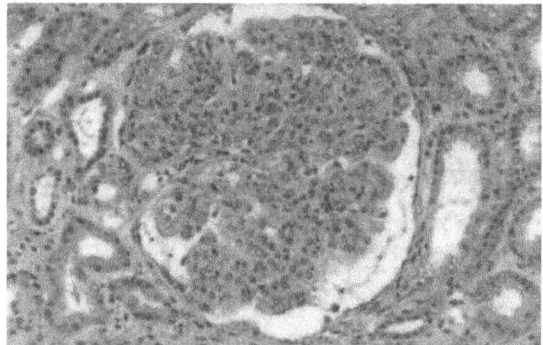

图8-73 急性肾小球肾炎切片标本

## (二) 慢性肾小球肾炎

1. 病史：患者，男，45岁，因反复颜面、下肢水肿，少尿、血尿1年入院，经治疗无效死亡。尸检诊断为慢性肾小球肾炎。

2. 大体标本：肾体积明显变小，质地变硬，被膜已被剥离，表面粗糙不平，呈弥漫性细颗粒状。切面皮质变薄，颜色苍白，皮、髓质分界不清，条纹模糊。肾盂周围脂肪组织较正常多（图8-74）。

3. 切片：大部分肾小球纤维化或透明变性，相应的肾小管萎缩或消失，肾小球集中，间质纤维组织增生伴淋巴细胞浸润。部分肾小球代偿肥大，肾小管扩张，部分管腔有透明管型。间质小动脉内膜增厚，管变窄（图8-75）。

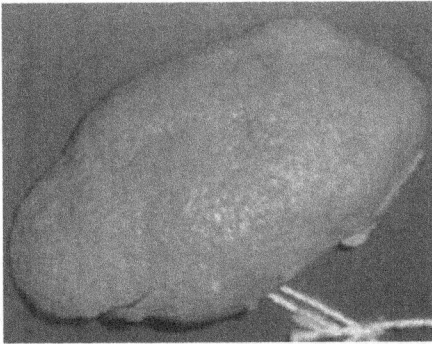

**图8-74 慢性肾小球肾炎大体标本**

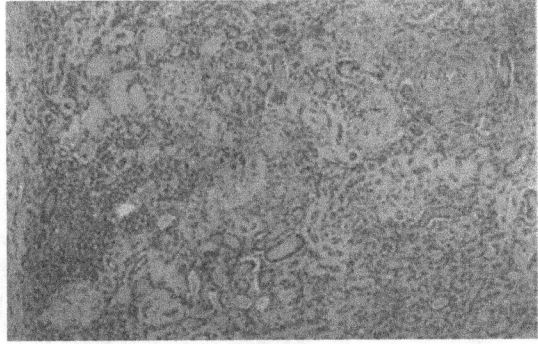

**图8-75 慢性肾小球肾炎切片标本**

## （三）慢性肾盂肾炎病

1. 病史：患者，女，46岁，因反复腰背酸痛2年伴有多尿入院。

2. 大体标本：肾脏体积变小、变硬，表面不光滑，有不规则的凹陷性瘢痕。切面皮质变薄，皮、髓质分界不清，肾盂黏膜粗糙、增厚（图8-76）。

3. 切片：肾组织中炎症病灶分布不均，病灶内肾小球纤维化、透明变性，肾小管萎缩消失，纤维组织增生伴淋巴细胞、浆细胞浸润。部分扩张的肾小管腔内有伊红色的蛋白管型，似甲状腺滤泡。病灶周围肾小球肾小管完好或代偿性肥大、扩张，部分肾小球囊壁纤维性增厚（图8-77）。

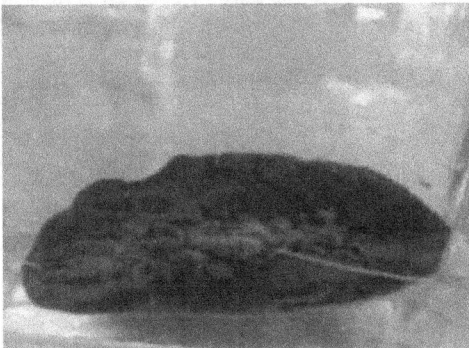

**图8-76 慢性肾盂肾炎大体标本**

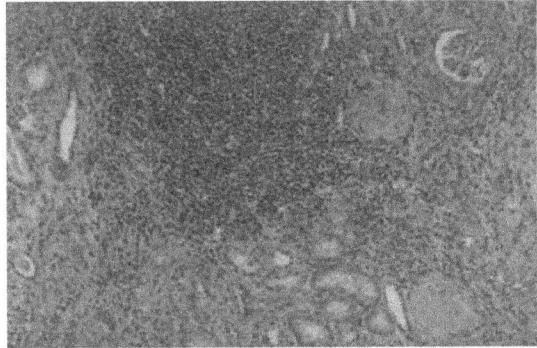

**图8-77 慢性肾盂肾炎切片**

### (四)肾癌

1. 病史：患者，女，64岁，因无痛性血尿半年入院，检查发现右上腹有肿块，病理诊断为右肾乳头状腺癌。

2. 大体标本：肾上极有圆形肿瘤，边界较清楚，切面实性，灰白色，部分灰黄色，有暗红色出血区（图8-78）。

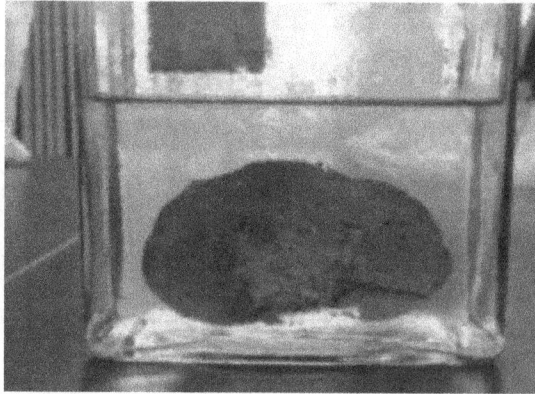

**图8-78　肾癌大体标本**

### (五)膀胱癌

1. 病史：患者，男，53岁，因无痛性血尿2个月伴尿频、尿急、尿痛3天入院，手术见膀胱底部有一肿物，病理诊断为膀胱移行细胞癌。

2. 大体标本：膀胱底部有一球形肿瘤，表面粗糙不平，并有细小的绒毛状突起。肿瘤浸润膀胱壁并有较宽的基底与膀胱壁紧密相连（图8-79）。

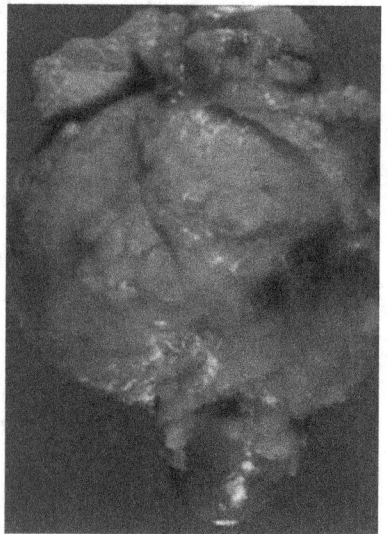

**图8-79　膀胱癌大体标本**

## 四、案例导入

65岁男性患者，因无痛性肉眼血尿就诊，伴尿频、尿急。B超检查发现膀胱右侧壁一菜花样肿物，直径约3 cm，基底宽。尿脱落法细胞学检查发现异型上皮细胞。

讨论：

1. 该患者最可能的病理诊断是什么？

2. 膀胱肿瘤的常见组织学类型有哪些？如何分级？

3. 哪些病理学特征可帮助判断肿瘤的浸润深度？

## 五、 注意事项

1. 勿将正常肾小球旁器误认为病变
2. 区分急性肾小管坏死与肾小球肾炎
3. 注意肾囊肿与肿瘤性病变的鉴别
4. 膀胱炎性病变与肿瘤的鉴别

## 六、 思考题

1. 简述肾盂肾炎的病因和发病机制。
2. 比较肾小球肾炎和肾盂肾炎的异同。

# 实验七十八　生殖系统和乳腺疾病

## 一、 实验目的

1. 掌握子宫颈癌的病变特点，乳腺癌的常见类型及病变特点。
2. 熟悉葡萄胎与绒癌的病变特点，畸胎瘤的病变特点，子宫内膜增生症的病变特点。
3. 了解卵巢肿瘤的常见类型及病变特点，前列腺癌的特点。

## 二、 实验材料

### (一) 大体标本

1. 子宫颈癌。
2. 乳腺癌。
3. 葡萄胎。
4. 子宫内膜癌。
5. 子宫平滑肌瘤。
6. 畸胎瘤。

### (二) 组织切片

1. 子宫颈鳞状细胞癌。
2. 乳腺浸润性非特殊类型癌。
3. 葡萄胎。

4. 子宫内膜增生症。

5. 子宫内膜不典型增生。

6. 子宫内膜癌。

7. 前列腺癌。

8. 畸胎瘤。

## 三、标本观察

### (一) 子宫颈鳞状细胞癌

1. 病史：患者，女，50 岁，因接触性阴道流血 3 个月入院。患者早婚，生育 4 个孩子。检查见宫颈口肥大，表面粗糙，触之易出血。

2. 大体标本：子宫＋左右卵巢、输卵管＋部分阴道壁。子宫及阴道壁已沿 12 点钟位剖开。宫颈 5～7 点钟位置见一菜花状肿物凸起，无明显界线（图 8-80）。

3. 切片：镜下见蓝染区和红染区混杂。蓝染区细胞多边形，细胞质淡红染、略嗜碱。核类圆形、不规则形，染色质粗，部分细胞可见核仁，核浆比例增高，可见病理性核分裂。红染区细胞梭形，边界不清，核长椭圆，染色质细腻淡染，偶见核仁。红染区尚可见少许裸核状的圆形淋巴细胞。两种区域分界清楚（图 8-81）。

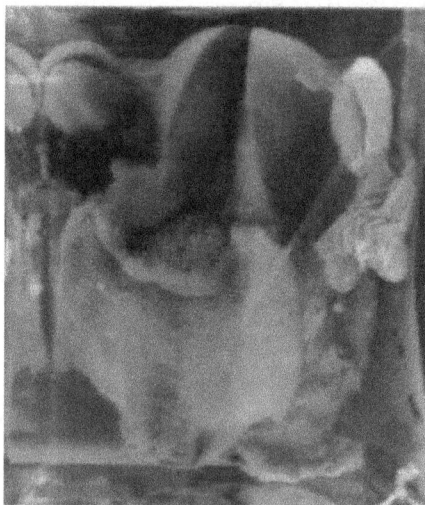

图 8-80 子宫颈鳞状细胞癌大体标本

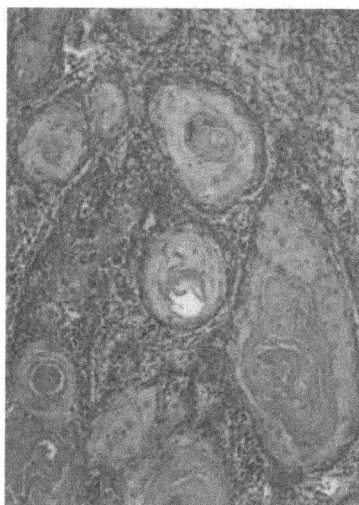

图 8-81 子宫颈鳞状细胞癌切片

### (二) 乳腺癌

1. 病史：患者，女，45 岁，因发现右乳肿块半年入院，检查见右乳外上方皮肤呈橘皮样，可触及一鸡蛋大肿物，质硬，与皮肤粘连，不能活动。

2. 大体标本：不规则灰白肿块，大小约 3 cm×2 cm，切面粗糙呈细颗粒状，质硬，边界不清（图 8-82）。

3. 切片：乳腺小叶结构消失，导管形态不规则，部分区域呈筛孔状，上皮细胞核大深染，核浆比例增高。肿瘤实质与间质分界清楚（图 8-83）。

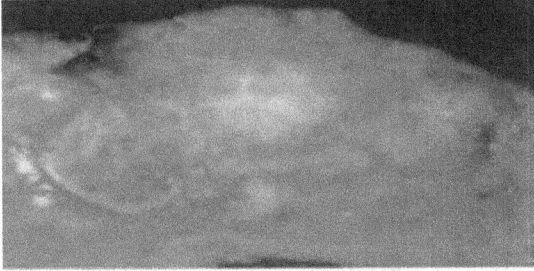

图 8-82 乳腺癌大体标本

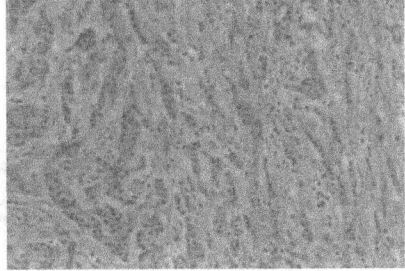

图 8-83 乳腺癌切片

### (三) 葡萄胎

1. 病史：患者，女，31 岁，停经 3 个月，剧吐，子宫增大快，与妊娠月数不符，下肢水肿，阴道流血。检查：子宫底位于脐上两横指，未能触及胎体，无胎心音。

2. 大体标本：宫腔清除见绒毛水肿透亮，似水泡，大小不等，有细蒂相连成簇串状（图 8-84）。

3. 切片：绒毛肿大，间质高度水肿，间质中血管消失，滋养叶细胞增生（图 8-85）。

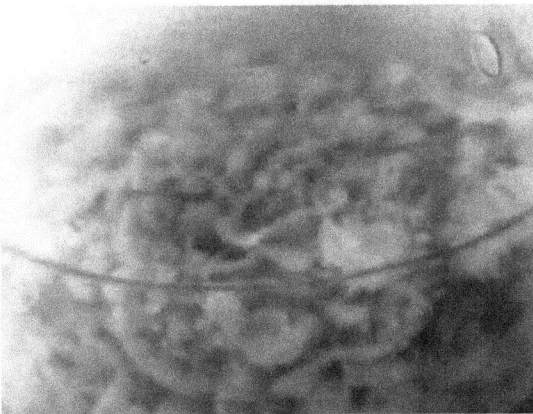

图 8-84 葡萄胎大体标本

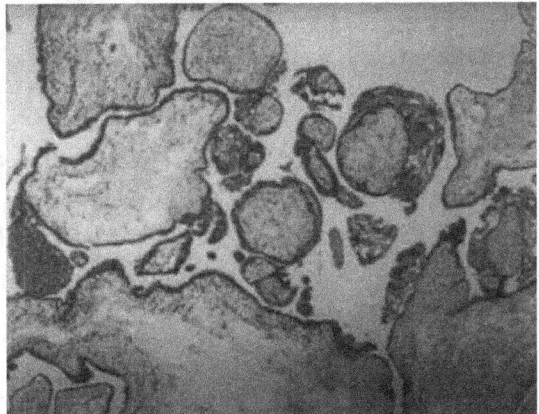

图 8-85 葡萄胎切片

### (四) 子宫内膜增生症

1. 病史：患者，女，45 岁，阴道不规则流血 20 天。

2. 切片：破碎内膜组织，内膜腺体密度增加，内膜间质比＞3∶1。腺体形态不规则，上皮细胞柱状，细胞核椭圆，染色质细腻，核浆比正常（图8-86）。

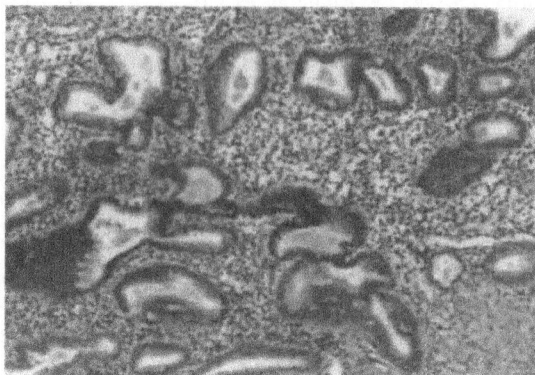

**图8-86 子宫内膜增生症切片**

## （五）子宫内膜不典型增生

1. 病史：患者，女，41岁，阴道不规则流血半年余。

2. 切片：破碎内膜组织，内膜腺体密度增加，腺体形态不规则，上皮细胞椭圆形，细胞核增大，染色质增粗，核浆比增大（图8-87）。

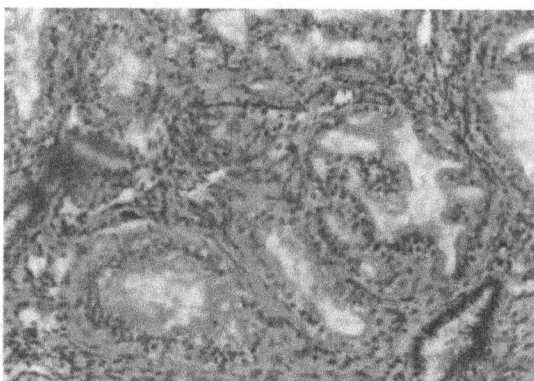

**图8-87 子宫内膜不典型增生切片**

## （六）子宫内膜癌

1. 病史：患者，女，45岁，阴道不规则流血半年余。

2. 大体标本：全切子宫，宫腔已剖开，剖面宫腔内近宫底处见菜花样肿物，肿物边界不清（图8-88）。

3. 切片：内膜腺体不规则增生，内膜间质消失，上皮细胞椭圆、圆形，细胞核空泡状，染色质粗，偶见核仁（图8-89）。

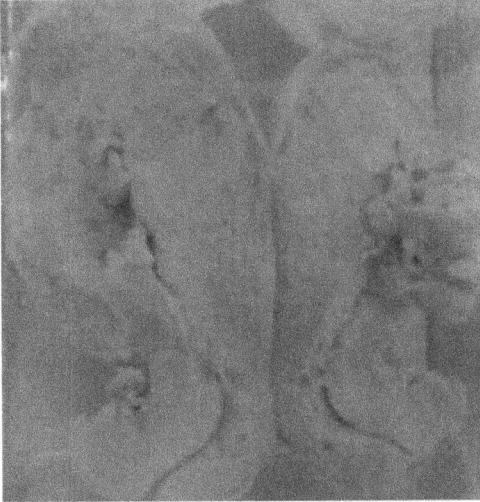

**图 8‑88　子宫内膜癌大体标本**

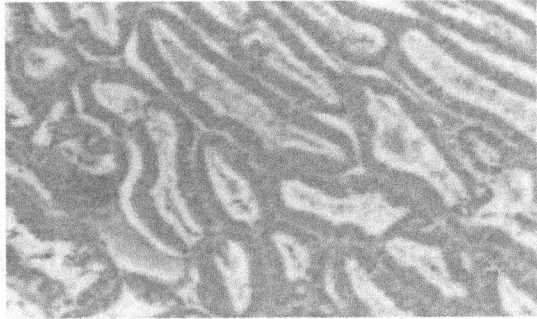

**图 8‑89　子宫内膜癌切片**

## (七) 子宫平滑肌瘤

1. 病史：患者，女，39 岁，下腹胀痛，阴道不规则流血。

2. 大体标本：全切子宫，已部分剖开，解剖结构变形。剖面子宫肌壁间有多个大小不等灰白色肿物。肿物边界清楚，呈编织状（图 8‑90）。

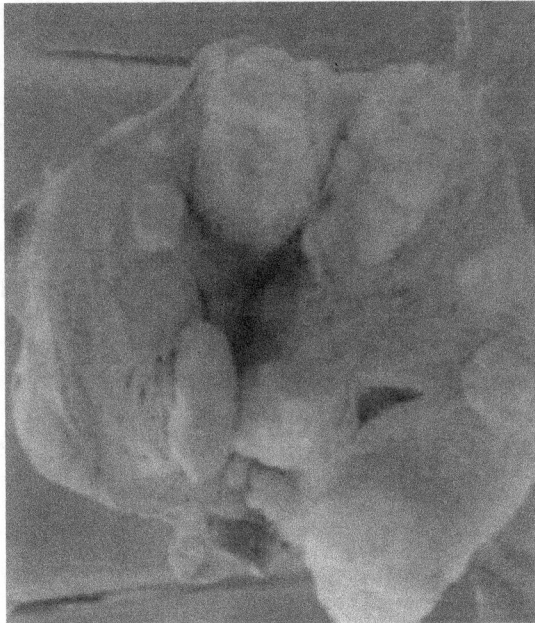

**图 8‑90　子宫平滑肌瘤大体标本**

### (八) 前列腺癌

1. 病史：患者，男，70岁，小便不畅数年。

2. 切片：前列腺纤维肌组织中见一些小圆腺体及一些不规则腺体，腺上皮细胞轻度异型，腺体外侧肌上皮消失（图8-91）。

### (九) 卵巢畸胎瘤

1. 病史：患者，女，41岁，右下腹膨大1年余，手术见子宫右侧肿物。

2. 大体标本：肿瘤囊状，已部分切开，内容物已经流失。囊壁内见毛发（图8-92）。

3. 切片：囊壁内侧见鳞状上皮、毛囊、皮脂腺（图8-93）。

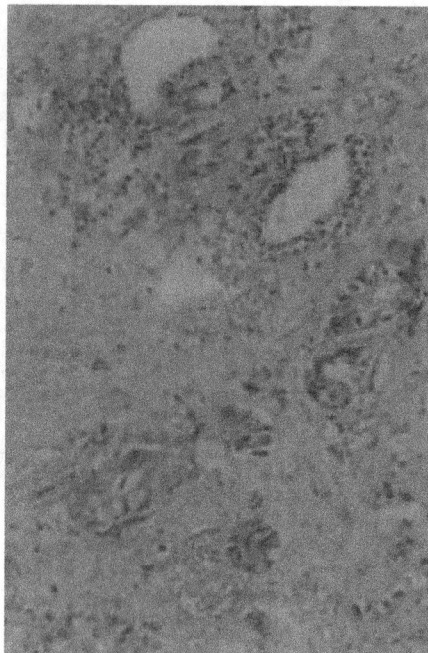

**图 8-91  前列腺癌切片**

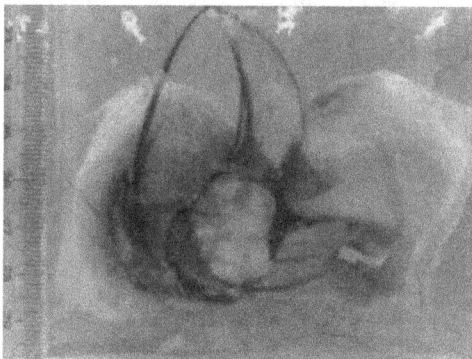

**图 8-92  畸胎瘤大体标本**

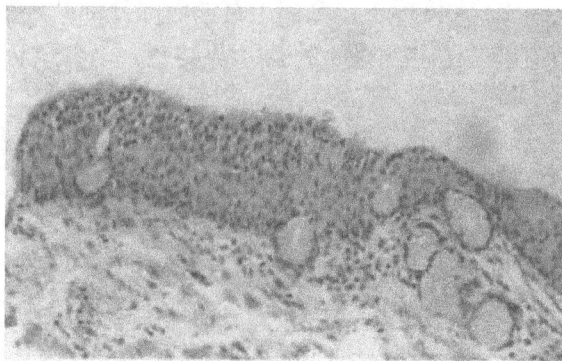

**图 8-93  畸胎瘤切片**

## 四、案例导入

45岁女性患者，近6个月出现月经周期紊乱，经量增多，经期延长。妇科检查发现子宫增大，表面不平。超声提示子宫肌层多发性低回声结节。

讨论：

1. 该患者最可能的病理诊断是什么？

2. 需要与哪些疾病进行鉴别？

3. 此类病变的典型病理学特征有哪些？

## 五、 注意事项

1. 勿将子宫内膜周期性变化误诊为病变。
2. 区分乳腺纤维腺瘤与叶状肿瘤。
3. 注意卵巢生理性囊肿与肿瘤性囊肿的鉴别。
4. 前列腺增生与高分化癌的鉴别诊断。

## 六、 思考题

1. 宫颈癌眼观有何特点？转移途径有哪些？
2. 乳腺癌的扩散途径有哪些？

# 实验七十九  内分泌系统疾病

## 一、 实验目的

1. 掌握结节性甲状腺肿和毒性甲状腺肿的病理变化。
2. 了解甲状腺炎的类型及病理变化。

## 二、 实验材料

### (一) 大体标本

1. 结节性甲状腺肿。
2. 毒性甲状腺肿。
3. 甲状腺腺瘤。
4. 甲状腺癌微小癌。
5. 甲状腺癌。

### (二) 组织切片

1. 结节性甲状腺肿。
2. 毒性甲状腺肿。
3. 甲状腺癌。

# 三、标本观察

## (一) 结节性甲状腺肿

1. 病史：患者，男，24 岁，因发现颈部肿物 10 年入院。体格检查见颈部正中甲状腺有多个大小不一的结节状肿物，最大者如核桃，随吞咽而上下移动，与皮肤无粘连，结节软硬不一，无压痛。

2. 大体标本：甲状腺体积增大，表面呈结节状，质地较坚实，切面有大小不等的结节，棕褐色，结节无明显包膜 (图 8-94)。

3. 切片：结节内滤泡大小不一，部分滤泡扩大，上皮扁平，充满胶质 (图 8-95)。

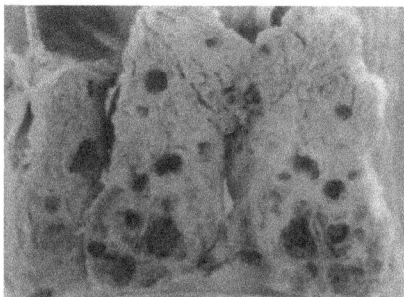

图 8-94 结节性甲状腺肿大体标本

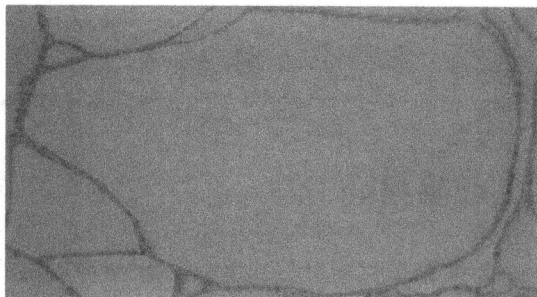

图 8-95 结节性甲状腺肿切片

## (二) 毒性甲状腺肿

1. 病史：患者，女，26 岁，因心悸、出汗、怕热、易激动 3 年伴手脚震颤 1 月余入院。

2. 大体标本：甲状腺体积肿大，切面暗红色，牛肉样，结构致密，类似肌肉组织，未见结节 (图 8-96)。

3. 切片：甲状腺滤泡上皮增生，呈高柱状，淋巴滤泡增生，滤泡内可见较多吸收空泡 (图 8-97)。

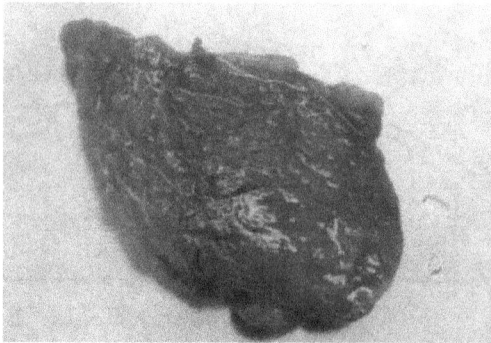

图 8-96 毒性甲状腺肿大体标本

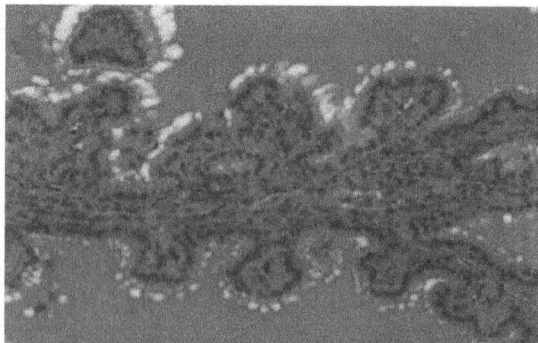

图 8-97 毒性甲状腺肿切片

## （三）甲状腺腺瘤

1. 病史：患者，女，40岁，因发现右侧颈部肿物半年入院，体格检查见右侧颈部触及一肿物，结节状，似有清楚界限，能随吞咽上下移动，气管稍向左移位。

2. 大体标本：甲状腺稍肿大，切面见一个结节，类圆形，切面灰白色，有完整包膜，质中（图8-98）。

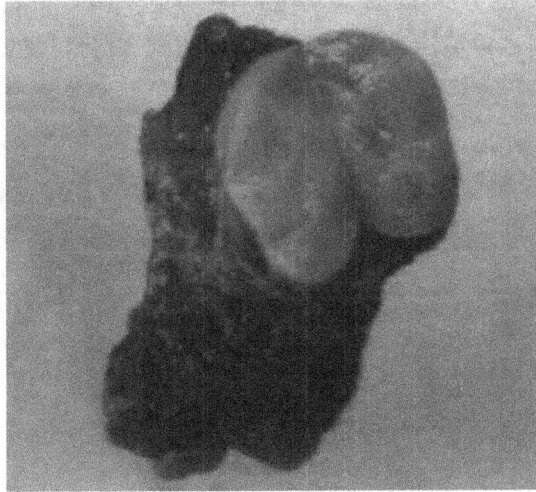

**图 8-98　甲状腺腺瘤大体标本**

## （四）甲状腺癌微小癌

1. 病史：患者，女，44岁，因发现左侧颈部肿物3个月入院，体格检查见左侧颈部触及肿物，活动欠佳，术中见肿物与周围组织粘连。

2. 大体标本：甲状腺稍肿大，切面见一个结节，类圆形，切面灰白色，实性，未见包膜，质硬，与周围组织粘连（图8-99）。

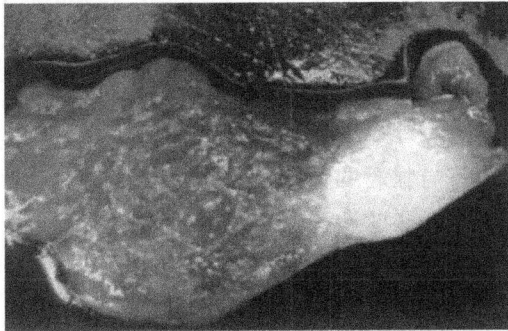

**图 8-99　甲状腺癌微小癌大体标本**

### (五) 甲状腺癌

1. 病史：患者，男，46岁，因发现右侧颈部肿物半年入院，体格检查见右侧颈部肿大，触及一肿物，活动良好。

2. 大体标本：甲状腺稍肿大，切面见一个结节，包膜不完整，切面囊实性，见较多乳头状组织（图8-100）。

3. 切片：甲状腺滤泡上皮呈乳头状增生，乳头分支多，中心有纤维血管间质，可见砂粒体，细胞具有明显异型性，细胞核呈毛玻璃样，部分可见核沟（图8-101）。

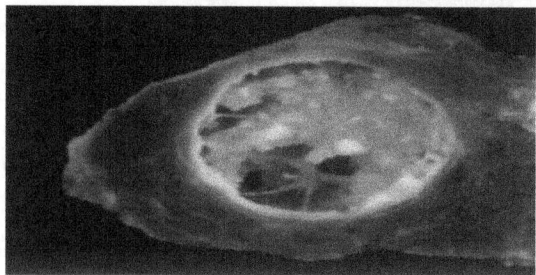

图8-100　甲状腺癌大体标本　　　　　图8-101　甲状腺癌切片

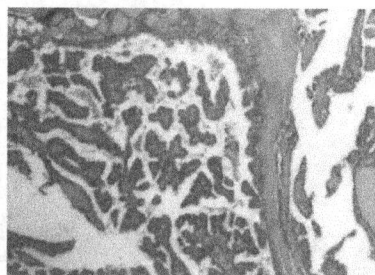

## 四、 案例导入

32岁女性，近3个月体重下降8 kg，伴心悸、怕热、手抖。查体：甲状腺Ⅱ度肿大，可闻及血管杂音。实验室检查：FT3、FT4升高，TSH降低，TRAb阳性。

讨论：

1. 该患者最可能的内分泌疾病是什么？

2. 甲状腺的病理学改变可能有哪些？

3. 如何区分Graves病与桥本甲状腺炎的病理特征？

## 五、 注意事项

1. 勿将甲状腺滤泡变异误诊为肿瘤。

2. 区分垂体生理性增生与肿瘤性增生。

3. 注意肾上腺皮质结节与腺瘤的鉴别。

4. 胰岛细胞瘤与小细胞癌的鉴别诊断。

## 六、 思考题

1. 分析毒性甲状腺肿的病理变化。

2. 分析甲状腺癌的类型及病理变化。

**本章参考文献**

[1] 赵时梅,韦丽华.病理学与病理生理学学习与实验指导[M].北京:电子工业出版社,2017.

[2] 步宏,王雯.病理学与病理生理学[M].北京:人民卫生出版社,2022.

[3] 林波.病理学与病理生理学实验[M].北京:中国协和医科大学出版社,2023.

[4] 王立明,陈林.病理学与病理生理学实验指导[M].北京:中国医药科技出版社,2023.

[5] 何彦丽,赵婷秀.病理学实验图解[M].3版.上海:上海科学技术出版社,2022.

[6] 李忠阳.病理学与病理生理学实验指导[M].杭州:浙江大学出版社,2020.

# 第九章
# 病原生物学

## 实验八十　培养基的制备

### 一、实验目的

掌握配制 LB 培养基的方法、步骤和灭菌方法。

### 二、实验原理

LB 培养基是一种培养基的名称，生化分子实验中一般用该培养基来预培养菌种，使菌种成倍扩增，达到使用要求。也可用于培养基因工程受体菌（大肠杆菌），可分为液体培养基和固体培养基。LB 一般被解释为 Luria-Bertani 培养基，然而根据其发明人贝尔塔尼（Giuseppe Bertani）的说法，这个名字来源于英语的 lysogeny broth，即溶菌肉汤。

### 三、实验材料

胰蛋白胨、酵母提取物、琼脂粉、三角烧瓶、玻璃棒、微波炉等。

### 四、实验步骤

1. 液体 LB 培养基：配制每升培养基，应该在 950 mL 去离子水中加入胰蛋白胨 10 g、酵母提取物 5 g、NaCl 10 g 摇动容器直至溶质溶解。用 5 mol/L NaOH 调 pH 至 7.0。用去离子水定容至 1 L。在 15 psi 高压下蒸汽灭菌 21 min。

2. 固体 LB 培养基 100 mL LB 液体培养基中加入 1～1.5 g 琼脂粉。

（1）配制液体 LB 培养基。

（2）高压灭菌，将融化的 LB 固体培养基置于 55 ℃的水浴中，待培养基温度降到 55 ℃时（手可触摸）加入抗生素（以免温度过高导致抗生素失效），并充分摇匀。

（3）倒板：一般 15～20 mL 倒 1 个板子。培养基倒入培养皿后，打开盖子，在紫外下照 10～15 min。

（4）保存：用封口胶封边，并倒置放于 4 ℃冰箱保存，一个月内使用。

## 五、实验结果

1. 观察培养基透明度：合格培养基应澄清透明（液体）或均匀无杂质（固体），若浑浊可能是因为灭菌不彻底或成分未溶解。

2. 进行无菌检查：37 ℃培养 24～48 h 后无微生物生长为合格，出现菌落提示灭菌失败或操作污染。

3. 生长测试：接种目标菌（如大肠杆菌）后，24 h 内生长良好（菌落形态正常、密度均匀）。

## 六、注意事项

1. 液体培养基≤容器体积的 2/3（防沸腾溢出）；斜面培养基装量约试管 1/5 高度。

2. 琼脂培养基冷却至 50～55 ℃（手感烫但可短暂触摸），温度过高会烫死菌，过低则凝固不均。

3. 4 ℃避光保存（平板≤1 周，斜面≤1 个月）。

## 七、思考题

1. 为何结核分枝杆菌培养需在罗氏培养基中加入孔雀绿？若患者痰液直接接种无生长，可能遗漏何种前处理步骤？

2. 废弃培养基（含琼脂）如何处理可减少环境污染？

# 实验八十一　病原微生物接种技术

## 一、实验目的

掌握生物安全柜内操作、接种环灭菌、试管/平板开启等关键无菌技术，杜绝样本间交叉污染及环境暴露风险。

掌握从临床样本（如痰、血、粪便）→选择性培养基→纯培养→鉴定的完整流程。

## 二、实验原理

不同培养方式适用的场景和菌种均有区别，如：

1. 平板划线法适用于混合样本分离单菌落，通过逐区稀释，使末端形成离散菌落。

2. 斜面接种适用于菌种保藏或扩大培养，接种环"之"字形滑动→形成均匀菌苔。

3. 液体培养法适用于样本中微生物计数，菌液与熔融琼脂混匀→凝固后菌体分散固定，计数菌落形成单位（CFU）。

4. 半固体培养基接种法适用于观察动力及需氧性（如半固体），沿试管中心垂直接入→有动力菌沿穿刺线扩散生长，厌氧菌仅底部生长。

## 三、实验分类

### （一）平板划线法

1. 实验材料

（1）菌种：白色葡萄球菌和大肠杆菌的混合液。

（2）普通琼脂平板培养基、接种环等。

2. 实验步骤

（1）右手持接种环在火焰上灭菌待冷（2～5 s）取一环菌液。

（2）左手抓握平板培养基，微开皿盖，伸入接种环将材料涂于培养基划线一区。

（3）烧灼接种环冷却后，通过一区左右反复划线（不重叠）并向下移，至培养基一半的地方划线二区。

（4）再烧灼接种环待冷，将培养基逆时针转 90°，接种环通过划线二区，再划线至培养基所余的一半，划线三区。

（5）如上法灭菌，将培养基再逆时针转 90°，通过划线三区反复划线，划完培养基的剩余部分即划线四区。

（6）划完，盖好皿盖，并在皿底部贴好标签，说明接种者班组、姓名，培养皿倒置，送温箱中培养。

（7）37 ℃保存 4 h 后取出，观察菌落的大小、形状、边缘、表面结构、颜色、透明度等性状。

### （二）斜面培养接种法

1. 实验材料

（1）菌种：大肠杆菌和白色葡萄球菌 18～24 h 液体培养物。

（2）培养基：琼脂斜面培养基。

2. 实验步骤

（1）左手拇指、食指、中指及无名指握住菌种管或待接种的培养基管使菌种管底部斜面向上。

（2）右手持接种环，烧灼灭菌，柄部也要迅速通过火焰 2～3 次杀灭表面的杂菌，灭菌后拿在手中，勿与其他物品接触。

（3）以右手小指和小鱼际肌拔取菌种管或待接种管橡皮塞，管口迅速通过火焰灭菌。

（4）用灭菌后冷却的接种环伸入菌种管取菌一环。自待接种管斜面底部轻轻向上部蜿蜒划线或在斜面作上下涂布。

（5）接种毕，接种环火焰灭菌后放下。管口迅速通过火焰 2～3 次灭菌并塞上橡皮塞，将管放回原处。

（6）37 ℃孵育 18～24 h，观察生长情况。

## (三) 液体培养法

1. 实验材料
（1）菌种：大肠杆菌 18～24 h 斜面培养物。
（2）培养基：肉汤培养基。

2. 实验步骤

（1）如斜面培养基接种法，左手握持菌种管或待接种管。

（2）接种环火焰灭菌，伸入菌种管取少量菌苔，再伸入肉汤管中在接近上面液面管壁上轻轻研磨并沾取少许肉汤调和，使菌混于肉汤中。

（3）接种毕，接种环灭菌后放下。分别塞好橡皮塞（方法同前）37 ℃孵育 18～24 h，观察生长情况。

## (四) 半固体培养基接种法

1. 实验材料
（1）菌种：大肠杆菌及白色葡萄球菌 18～24 h 斜面培养物。
（2）培养基：半固体琼脂培养基。
（3）接种针。

2. 实验步骤

（1）左手握持菌种管或待接种管（方法同前）。

（2）右手持接种针火焰灭菌，挑取少许菌苔，于待接种培养基中心垂直插入近管底处，然后转动接种针原路退出。

（3）接种毕，接种针灭菌后放下，分别塞好橡皮塞。37 ℃孵育 18～24 h，观察有无细菌生长、细菌有无动力。

（4）记录结果并完成实验报告。

## 四、 实验结果（表 9-1）

表 9-1　实验结果

| 接种方法 | 正常结果 | 异常现象 | 原因分析 |
|---|---|---|---|
| 平板划线法 | 末端出现离散单菌落 | 无单菌落（仅首区密集生长） | 接种环未冷却/未分区稀释 |
| 斜面培养接种法 | 菌落均匀分散，可计数CFU | 菌落成片或过少 | 琼脂温度过高/混匀不充分 |
| 液体培养法 | 需氧菌：均匀浑浊；厌氧菌：底部 | 需氧菌底部沉淀 | 接种量不足/培养温度过低 |
| 半固体培养基接种法 | 动力阳性菌：沿穿刺线扩散生长 | 非动力菌呈扩散状 | 接种针晃动/培养基裂隙 |

## 五、 注意事项

1. 接种环先烧柄部→再烧环部至红热，冷却 15 s 再取菌（避免气溶胶和热损伤菌体）。

2. 试管旋转拔出棉塞，管口过火焰，操作后立即塞回（棉塞始终握在手中）。

3. 接种环与平板呈 30°角，轻触表面滑动，勿划破琼脂（首区密绕 3 圈，后续仅接触前区 1～2 次）。

4. 针垂直刺入半固体中心至距管底 0.5 cm，原路直线退出（避免晃动造成假扩散）。

## 六、 思考题

1. 若血平板接种后出现蔓延性菌落（无独立边缘），列举三种操作失误并提出改进方案。

2. 液体培养的需氧菌未出现浑浊（静置培养），但摇床培养后生长正常，解释原因。

# 实验八十二　综合应用显微镜观察微生物标本

## 一、实验目的

1. 掌握普通光学显微镜的使用方法。
2. 熟悉细菌、真菌、寄生虫虫卵等微生物标本的形态特征。
3. 练习镜下绘图或显微镜拍照技巧，正确记录镜下视野。

## 二、实验原理

油镜工作原理：消除折射损失即物镜与标本间空气（$n=1.0$）导致光线折射→油浸（香柏油 $n=1.515$）匹配玻璃折射率，使光线直接进入物镜（提升 NA 与分辨率）。

## 三、实验材料

普通光学显微镜、微生物标本、擦镜纸等。

## 四、实验步骤

1. 一手持显微镜的镜壁，一手托住镜托，将显微镜置于距离实验台边缘约 20 cm。
2. 观察显微镜，找到显微镜的开关、目镜、物镜、载物台、标本夹旋钮、调焦粗细螺旋等。
3. 接通电源。
4. 根据情况调节光圈、载物台高低并转换物镜，使用显微镜观察标本。

## 五、实验结果

边观察标本，边手绘镜下结果或拍照记录微生物镜下视野图。

## 六、注意事项

低倍镜定位→滴油→转油镜接触油滴→微调细准焦螺旋。

## 七、思考题

为何油镜观察后需立即用二甲苯擦拭镜头？残留香柏油可能引发什么问题？

# 实验八十三　细菌的革兰氏染色技术

## 一、实验目的

学习并初步掌握革兰氏染色法。

## 二、实验原理

$G^+$ 菌（如葡萄球菌）：肽聚糖层厚（30～100 nm）且交联致密，结晶紫—碘复合物被锁定，乙醇脱色时不易洗脱而呈紫色。

$G^-$ 菌（如大肠杆菌）：肽聚糖层薄（2～3 nm）且外膜含脂多糖，乙醇溶解脂质→复合物洗脱，复染后呈红色。

## 三、实验材料

大肠杆菌、革兰氏染色试剂盒、显微镜、酒精灯、载玻片、接种环、无菌水等。

## 四、实验步骤

1. 制作细菌标本

（1）涂片：取洁净载物玻片一张，点燃酒精灯，左手持菌液试管右手以持手笔方式拿接种环，在火焰外焰中烧灼灭菌后取混合菌液一环，轻轻涂布于玻片的偏中央，涂布范围直径 1 cm 左右，厚度适宜均匀（以透过涂面能看清字迹为宜）。接种环于火焰上再次烧灼灭菌后放还原处。

（2）干燥：涂片最好在空气中自然干燥，如欲加速干燥，可将涂面向上，距火焰稍远处烘干，切忌紧靠火焰，以防菌体变形，无法观察。

（3）固定：涂片干燥后，涂面向上在火焰最热部分往返通过 3 次（一般钟摆速度）即可。固定的目的是杀死细菌，使菌体蛋白凝固与玻片黏附较牢；改变对染料的通透性（一般染料难于进入活细胞内），容易着色。

2. 染色

（1）初染：加草酸铵结晶紫 1 滴。覆盖住菌层，约 1 min，轻柔水洗。

（2）媒染：滴加 1 滴卢氏碘液，覆盖住菌层，约 1 min，轻柔水洗。

（3）脱色：用吸水纸或纸巾将载玻片上面的水处理干净，滴加 1 滴脱色液（95％酒精），覆盖住菌层 3～40 s，轻柔水洗。

（4）复染：滴加 1 滴番红染色液，覆盖住菌层约 1 min，轻柔水洗。

3. 镜检

载玻片干燥后，置显微镜镜下观察并记录结果。

## 五、 实验结果

根据染出来的颜色判断菌种是阳性菌还是阴性菌。

## 六、 注意事项

1. 涂片时，菌量宜少，均匀涂薄层（过厚会致 $G^+$ 菌假阳性）。
2. 固定时，火焰过 3 次（勿烤焦），保持形态。
3. 脱色时，乙醇滴洗至无紫色流下（5～10 s），超时致 $G^+$ 菌假阴性。

## 七、 思考题

1. 若 $G^+$ 菌染成红色，列举两种操作失误并解释机制。
2. 临床痰标本染色见紫色球菌和红色杆菌共存，可能提示什么感染？

# 实验八十四　肥达试验

## 一、 实验目的

掌握肥达试验的判定标准，准确区别伤寒病人血清阳性表征。

## 二、 实验原理

人患伤寒后，血清内出现特异性抗体，此种抗体与伤寒沙门氏菌结合时，能使细菌发生凝集，肥达试验即利用此原理来作为伤寒病或副伤寒病的辅助诊断。

## 三、 实验材料

1. 待检血清（稀释成 1∶10）。
2. 肥达试验试剂盒。
3. 生理盐水、小试管、1 mL 吸管、试管架等。

## 四、 实验步骤

1. 取洁净小试管 28 支，排列在试管架上，分为 4 排，每排 7 支，依次用蜡笔注明管号，用吸管吸取生理盐水分装于小试管中，每支 0.5 mL。

2. 用 1 mL 吸管吸取 1：10 的病人血清 0.5 mL，加入第 1 排第 1 管内，于管内连续吹吸 3 次，使血清与盐水充分混合，然后吸出 0.5 mL 放入第 2 管，同样吹吸混匀后，吸出 0.5 mL 放入第 3 管，如此继续稀释到第 6 管，自第 6 管吸出 0.5 mL 弃去。此时第 1 管到第 6 管的血清稀释倍数为 20～640。第 7 管不加血清作为对照。

3. 同法于 2、3、4 排试管中将人血清依次稀释。

4. 血清稀释完毕后，于第 1 排加入伤寒沙门氏菌"H"抗原，每管 0.5 mL；第 2 排加入伤寒沙门氏菌"O"抗原；第 3 排加入甲型副伤寒沙门氏菌"H"抗原（A）；第 4 排加入乙型副伤寒沙门氏菌"H"抗原（B），每管均为 0.5 mL。

5. 轻轻振荡试管架，使各管内容物混匀，放 37 ℃温箱中过夜，次日取出观察结果。凡与抗原能产生"＋＋"凝集的最高血清稀释度，即为该血清的凝集效价。

6. 记录结果并完成实验报告。

## 五、实验结果（表 9-2）

表 9-2　实验结果记录

| 菌液 | 血清稀释度 | | | | | |
|---|---|---|---|---|---|---|
| | 1：40 | 1：80 | 1：160 | 1：320 | 1：640 | 效价 |
| 伤寒 H | | | | | | |
| 伤寒 O | | | | | | |
| 甲副 H | | | | | | |
| 乙副 H | | | | | | |

## 六、注意事项

1. 健康人或接种者可能存在低效价抗体，仅当 O 凝集价≥1：80、H≥1：160（副伤寒≥1：80）时有诊断意义，避免假阳性。

2. 约 10％患者始终阴性，常见于早期抗生素治疗、免疫抑制剂使用、免疫功能缺陷者（如婴儿、老年人），此时需结合血培养。

## 七、思考题

1. 为何预防接种主要升高 H 抗体，而 O 抗体变化不显著？结合抗原特性解释。

2. 免疫功能低下患者肥达试验持续阴性，列举 3 种可能原因及替代诊断方案。

# 实验八十五　寄生虫及其虫卵的观察

## 一、实验目的

掌握常见寄生虫成虫/幼虫形态及虫卵特征（如蛔虫受精卵蛋白质膜、钩虫卵薄壳内含 4 细胞期），通过显微镜辨识虫种，为寄生虫病诊断提供形态学依据。

## 二、实验原理

虫体及虫卵形态具有物种特异性（大小、颜色、卵壳结构、内容物等），经固定染色（如甲醛固定、卡红染色）或直接涂片（生理盐水稀释粪便），借助光学显微镜（低倍镜定位→高倍镜/油镜详察）实现鉴别。

## 三、实验材料

1. 寄生虫标本

（1）线虫：蛔虫、鞭虫、蛲虫、钩虫成虫及虫卵。

（2）吸虫：肝吸虫、肺吸虫、血吸虫、姜片吸虫成虫、虫卵及中间宿主。

（3）绦虫：猪带绦虫、牛带绦虫成虫及虫卵。

2. 显微镜。

## 四、实验步骤

1. 注意观察寄生虫及其虫卵的结构及其形态、大小。

2. 观察标本的同时，将图画在实验报告纸上，并加以适当的描述。

3. 记录实验结果并完成实验报告。

## 五、实验结果

将所观察的 4 倍镜、10 倍镜、40 倍镜和 100 倍油镜的图片拍摄或者画出来，作为实验结果。

## 六、注意事项

1. 低倍镜（10×）系统扫描，可疑物转高倍镜（40×）确认，避免漏检微小虫卵。

2. 操作时戴实验手套，注意虫卵与花粉、气泡的鉴别。

## 七、 思考题

1. 鉴别带绦虫孕节与虫卵。

2. 若粪检见长椭圆形虫卵（40 $\mu$m×60 $\mu$m），壳厚无色，内含幼虫，可能为何种寄生虫？

3. 肝吸虫卵与灵芝孢子形态相似，如何区分？

# 实验八十六 细菌形态的观察

## 一、 实验目的

认识与记忆细菌的基本形态及特殊结构特点。

## 二、 实验原理

放大成像：光学显微镜放大细菌（通常需1 000×油镜）；染色增强对比（如革兰氏染色）：结晶紫初染→碘液媒染→乙醇脱色→沙红复染；革兰阳性菌（蓝紫色）/革兰阴性菌（红色）。

## 三、 实验材料

1. 显微镜。

2. 观察标本：常见的球菌、杆菌、螺形菌的标本。

## 四、 实验步骤

1. 在玻片标本的正面，滴加镜油，用油镜观察。

2. 注意观察细菌的基本结构及其特殊结构、细菌的形态、大小及染色性。

3. 观察标本的同时，将图画在实验报告纸上，并加以适当的描述。

4. 记录实验结果并完成实验报告。

## 五、 实验结果

细菌形态3种鉴别方式：

1. 形态分类：球菌（球形）、杆菌（杆状）、螺旋菌（螺旋形）。

2. 排列方式：葡萄状、链状、成对等。

3. 染色反应：革兰染色结果（阳性/阴性）。

## 六、 注意事项

1. 无菌操作：全程酒精灯旁操作，防止污染。
2. 涂片技巧：菌膜薄而均匀，过厚影响观察。
3. 脱色关键：革兰染色中乙醇脱色时间需精准（时间过长致假阴性）。
4. 油镜使用：滴香柏油→油镜观察→擦镜纸清洁镜头。
5. 生物安全：废弃标本高压灭菌，禁止直接触碰菌液。

## 七、 思考题

1. 为何必须染色？
2. 操作中的生物安全风险有哪些？
3. 形态学鉴定的应用有哪些？

# 实验八十七　环境因素对微生物生长发育的影响

## 一、 实验目的

本实验的目的是通过人为设计的环境因素对微生物生长发育影响的试验，使学生理解环境条件与微生物生命活动之间的关系，了解抑制或杀死微生物的一些物理、化学及生物因素抑菌、杀菌的原理，掌握其实验方法。

## 二、 实验原理

1. 物理因素：微波是一种频率在 $300 \sim 3 \times 10^5$ MHz，波长为 1 mm～1 m 的高频电磁波。微波炉的外壳是由不锈钢等金属材料制成。磁控管（微波的发生器）是微波炉的心脏，它能产生每秒振动频率为 24.5 亿次的微波，可穿透约 5 cm 深的食品等含水物品，使其中的极性水分子从原来的随机分布状态转向极性排列，从而使食品内的水分同时发生剧烈运动与相互摩擦，进而产生巨量的热能将食物"煮"熟，其中的微生物也被彻底杀灭。

氧气是另一个对微生物生长有重要影响的物理因素。各种微生物对氧的需求不同，反映出不同种类微生物细胞内生物氧化酶系统的差别。本实验采用深层琼脂法测定氧对不同类型微生物生长的影响，在葡萄糖牛肉膏蛋白胨琼脂深层培养基试管中接入各类微生物，在适宜的条件下培养，观察其生长状况，根据微生物在试管中的生长部位，判断各类微生物对氧的需求及耐受能力。

2. 化学因素：一些化学药剂对微生物生长有抑制或致死作用，因此可选择适宜的化学药剂，配制成适宜的浓度进行消毒或灭菌。常用的化学消毒剂有重金属及其盐类、醇、酚、醛等有机化合物以及碘、表面活性剂等。重金属离子可与菌体蛋白质结合使之变性或与某些酶蛋白的巯基结合使酶失活，有机溶剂可使蛋白质及核酸变性，碘可与蛋白质酪氨酸残基不可逆结合而使蛋白质失活，表面活性剂可降低溶液表面张力，这类物质作用于微生物细胞膜，改变其透性，同时也可使蛋白质发生变性。

3. 生物因素：微生物之间的拮抗现象普遍存在于自然界，许多微生物在其生命活动过程能产生某种特殊代谢产物如抗生素，具有选择性地抑制或杀死其他微生物的作用。青霉素是人类发现的第一个抗生素，青霉素对不同类型的微生物具有不同的抑制效果。对青霉素敏感的菌株，在有青霉素存在时生长受到抑制，而对青霉素不敏感的菌株生长不受影响。

## 三、 实验材料

1. 大肠杆菌，金黄色葡萄球菌，枯草芽孢杆菌，产黄青霉，丙酮丁醇梭状芽孢杆菌，圆褐固氮菌。

2. 培养基：牛肉膏蛋白胨固体培养基，豆芽汁葡萄糖固体培养基，葡萄糖牛肉膏蛋白胨培养基。

3. 1 g/L $HgCl_2$，碘酒，新洁尔灭（1∶1 000），5%苯酚，无菌生理盐水。

4. 无菌培养皿，接种环，无菌吸管，涂布棒，圆滤纸片，微波炉，水溶锅，恒温培养箱等。

## 四、 实验步骤

1. 物理因素的影响

（1）微波

① 菌种活化：将保存的大肠杆菌、枯草芽孢杆菌和金黄色葡萄球菌斜面菌种移接新鲜斜面，37 ℃培养 18～20 h，活化 1～2 代，使菌体恢复生理活性。

② 制备细菌悬液：取培养 18～20 h 的大肠杆菌、枯草芽孢杆菌和金黄色葡萄球菌活化斜面菌种各 1 支，用 4 mL 无菌生理盐水将斜面菌苔轻轻刮下、振荡，制成 $10^8$ 个/mL 均匀的细菌悬液，每管分装 3 mL，放入具有等高水位的烧杯中待微波杀菌处理。

③ 微波加热：分别用微波炉的低、中、高 3 挡微波加热处理上述所制备的 3 种细

菌的试管悬液，分别处理 1.5 min、3.0 min 和 4.5 min。经适当稀释或吸取原液分别测定其各自的含菌量。

④ 制备供试平板：将牛肉膏蛋白胨培养基制成平板，分别标明菌种名称、处理时间与稀释度等。

⑤ 涂菌：分别用无菌吸管吸取大肠杆菌、枯草芽孢杆菌和金黄色葡萄球菌的稀释悬液 0.2 mL 于相应的平板上，以无菌涂布棒将菌液涂布均匀后培养。

⑥ 培养与观察：37 ℃培养 24 h 后观察结果，比较并记录 3 种细菌对微波加热的耐受性和微波炉对不同细菌的杀菌效果。

(2) 氧气

① 在丙酮丁醇梭状芽孢杆菌、圆褐固氮菌和大肠杆菌斜面试管中加入 2 mL 生理盐水，制成菌悬液。

② 将装有葡萄糖牛肉膏蛋白胨琼脂培养基的试管置于 100 ℃水浴中溶化并保温 5～10 min。

③ 将试管取出置室温冷却至 45～50 ℃时，分别吸取丙酮丁醇梭状芽孢杆菌、圆褐固氮菌和大肠杆菌悬液各 0.1 mL 加入相应试管中，双手快速搓动试管，待菌种均匀分布于培养基内后，将试管置于冰浴中，使琼脂迅速凝固。

④ 将试管置于 28 ℃温箱中，48 h 后开始连续进行观察，直至结果清晰为止。记录各菌在深层培养基内的生长状况，判断细菌对氧气的需要情况。

**2. 化学因素的影响**

(1) 在无菌培养皿底部用记号笔标明"①""②""③""④"。

(2) 在培养皿内分别加入 1 mL 培养 18 h 的金黄色葡萄球菌和大肠杆菌的菌悬液，再倒入灭菌并冷却到 45～55 ℃的牛肉膏蛋白胨固体培养基 15～20 mL，摇匀。

(3) 将浸泡在氯化汞、碘酒、新洁尔灭、苯酚 4 种溶液中的圆滤纸片（直径为 5 mm），分别放在标有"①""②""③""④"位置的培养基上（图 7-1）。平板中间贴上浸有生理盐水的滤纸片作为对照。

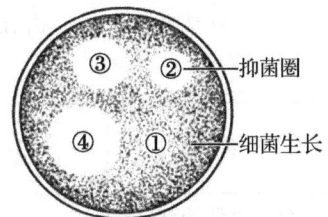

图 7-1 化学因素对细菌生长的影响

(4) 将上述贴好滤纸片的含菌平板倒置于 37 ℃温箱中培养，24 h 后取出观察抑菌圈的大小，以判断各种药剂对大肠杆菌、金黄色葡萄球菌抑制性能的强弱。

**3. 生物因素的影响**

(1) 将豆芽汁葡萄糖琼脂培养基熔化后，冷却至 45～55 ℃制成平板。

(2) 用接种环取少许产黄青霉孢子，在平板的一侧划一直线接种。将平板置于 25～27 ℃温箱中培养 64～72 h。

(3) 待形成产黄青霉菌落后，再用接种环分别挑取培养 18 h 的大肠杆菌、金黄色葡萄球菌和枯草芽孢杆菌的斜面菌苔少许，从产黄青霉菌落边缘分别垂直向外划直线接种（图 7-2）。

（4）将接种好的平板置于 37 ℃温箱培养 24 h，观察并记录 3 种细菌的生长状况，根据抑菌区域，判断青霉素对该菌的抑菌效能。

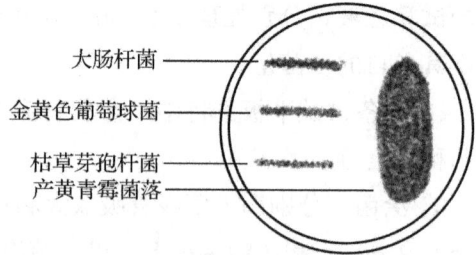

大肠杆菌
金黄色葡萄球菌
枯草芽孢杆菌
产黄青霉菌落

**图 7-2　生物因素对细菌生长的影响**

## 五、实验结果

1. 在表 9-3 中分析微波加热对细菌的影响。

**表 9-3　微波加热对细菌的影响（菌悬液含量 $10^8$ 个/mL）**

| 供试因素 | 菌种名称及处理时间/min | | | | | | | | |
|---|---|---|---|---|---|---|---|---|---|
| | 大肠杆菌 | | | 枯草芽孢杆菌 | | | 金黄色葡萄球菌 | | |
| 微波加热（低挡） | 1.5 | 3.0 | 4.5 | 1.5 | 3.0 | 4.5 | 1.5 | 3.0 | 4.5 |
| 微波加热（中挡） | | | | | | | | | |
| 微波加热（高挡） | | | | | | | | | |

2. 在表 9-4 中分析氧对微生物生长的影响。

**表 9-4　氧对微生物生长的影响**

| 菌种名称 | 生长位置 | 微生物类型 |
|---|---|---|
| 大肠杆菌 | | |
| 丙酮丁醇梭状芽孢杆菌 | | |
| 圆褐固氮菌 | | |

3. 在表 9-5 中分析化学因素对微生物生长的影响。

**表 9-5　化学因素对微生物生长的影响**

| 菌种名称 | 氯化汞 | 抑菌圈直径/cm | | 苯酚 |
|---|---|---|---|---|
| | | 碘酒 | 新洁尔灭 | |
| 金黄色葡萄球菌 | | | | |
| 大肠杆菌 | | | | |

4. 以图示说明产黄青霉所产生的青霉素对大肠杆菌、金黄色葡萄球菌、枯草芽孢杆菌的影响。

## 六、注意事项

1. 微波泄漏对人体有一定的伤害性，故在微波炉运转时，应保持 1 m 以上的距离，避免肉眼紧盯着炉门观察加热中的物品。一定要在磁控管停止工作后再打开微波炉的门取出物品。

2. 在氧气对微生物的影响试验中，搓动试管要迅速，避免振荡使过多的空气混入培养基。

3. 在化学因素的影响试验中，取出滤纸片时要使滤纸片所含消毒剂溶液量基本一致，并在试管或平皿内壁沥去多余的药液。

4. 在生物因素的影响试验中，划线接种细菌时要尽量靠近产黄青霉菌落。

## 七、思考题

1. 微波炉加热灭菌中水分子的作用是什么？若无一定量的水分或空着运转微波炉的后果是什么？

2. 根据氧气对微生物生长发育的影响可将微生物分为几种呼吸类型？

3. 化学药剂对微生物所形成的抑菌圈内未长菌部分是否能说明微生物细菌已被杀死？

4. 根据青霉素的抑菌机制，平板上出现的抑菌带是致死效应还是抑菌效应？

# 实验八十八　细菌生长曲线的测定

## 一、实验目的

本实验的目的是使学生了解细菌生长曲线的基本特征及测定原理，掌握利用光电比浊法测定大肠杆菌在不同培养条件下的生长曲线的方法（图 9-1）。

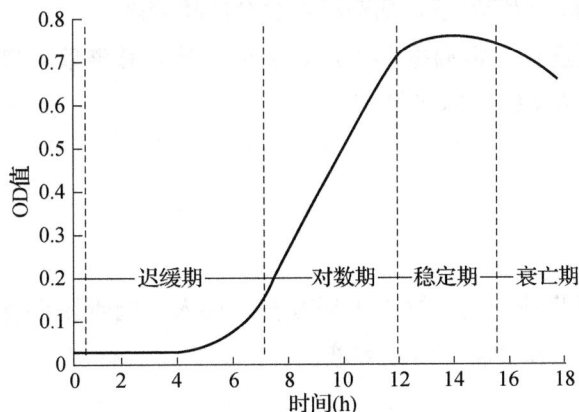

**图 9-1　大肠杆菌的生长曲线**

**（牛肉膏蛋白胨培养基）**

本实验采用分光光度计进行光电比浊测定。光电比浊法是依据当光线通过细菌悬浮液时，由于菌体的散射及吸收作用使光线的透过量降低，在一定范围内细菌悬浮液的浓度与透光度成反比，与光密度成正比。因此，可利用分光光度计测定细菌悬浮液的光密度来推知菌液的浓度。

## 二、实验原理

微生物的生长表现在个体生长与群体生长两个水平上。作为单细胞微生物来说，个体的生长表现为细胞基本成分的协调合成和细胞体积的增加。当细胞生长到一定时期，就会分裂成两个子细胞。因此，单细胞微生物的生长与繁殖相伴进行。在实际工作中，由于绝大多数微生物个体微小，个体质量和体积的变化不易察觉，所以常以微生物的群体作为研究对象，以微生物细胞数量的增加作为生长的指标。不同的微生物在相同的培养条件下其生长曲线不同，同样的微生物在不同的培养条件下所绘制的生长曲线也不相同。测定微生物生长曲线的方法很多，有显微镜直接计数法、平板菌落计数法、称重法和比浊法等。测定微生物在一定培养条件下的生长曲线，了解其生长繁殖规律，对于人们根据不同的需要，有效地利用和控制微生物的生长具有重要的理论及实践意义。

本实验测定大肠杆菌的生长曲线。大肠杆菌是微生物学教学和科研中广泛使用的菌种，其生长繁殖快，易培养，而且在其生长周期中个体形态较为稳定。同时，不同的大肠杆菌菌株已有标准的生长曲线，因此可以检测学生测定数据的准确性和可靠性。

## 三、实验材料

1. 培养 12～18 h 的大肠杆菌培养液。
2. 牛肉膏蛋白胨琼脂培养基，葡萄糖铵盐合成培养基。
3. 723 型分光光度计，恒温振荡摇床，玻璃涂棒，移液管，接种环，试管，试管架，手提式高压蒸汽灭菌锅，冰箱等。

## 四、实验步骤

1. 菌种的培养

取大肠杆菌斜面菌种 1 支，挑取 1 环菌苔，接入牛肉膏蛋白胨培养液中，静止培养 18～24 h。此菌液用作"种子"培养液。

2. 分装培养基

将无菌的牛肉膏蛋白胨液体培养基和葡萄糖铵盐液体培养基分装 14 支试管，每管内 5 mL。用记号笔编号，其中 1 支标明为空白对照，其他 13 支分别标明培养时间，即

0、1、2、3、4、6、8、10、12、14、16、18 和 20 h。

3. 接种

用 1 mL 无菌移液管每次准确地吸取 0.2 mL 大肠杆菌培养液分别接种到已编号的 13 支牛肉膏蛋白胨液体培养基和 13 支葡萄糖铵盐液体培养基试管中，接种后振荡，使菌体混匀。将标记空白对照和 0 h 的试管取出，立即放冰箱中储存。

4. 培养

将其余已接种的试管置摇床 37 ℃振荡培养（180～250 r/min），分别在培养 1、2、3、4、6、8、10、12、14、16、18 和 20 h 后，将标有相应时间的试管取出，立即放冰箱中储存，最后一同比浊测定其光密度值。

5. 比浊测定

接通分光光度计电源，预热 20 min，调整波长为 600 nm，分别以未接种的牛肉膏蛋白胨液体培养基和葡萄糖铵盐液体培养基作空白对照，将其余试管按时间编号顺序依次取出，将培养液摇匀，使细胞均匀分布，然后开始测定。对细胞密度大的菌悬液应用未接种的牛肉膏蛋白胨液体培养基和葡萄糖铵盐液体培养基适当稀释，使其光密度值在 0.1～0.65 之间。记录 OD 值时，注意乘上所稀释的倍数。

6. 绘制生长曲线

以培养时间为横坐标，以大肠杆菌悬液在 600 nm 的吸光值（OD 值）为纵坐标，分别绘出大肠杆菌在牛肉膏蛋白胨液体培养基和葡萄糖铵盐液体培养基中的生长曲线。

## 五、实验结果

1. 将测定的 OD600 值填入表 9-6。

表 9-6　大肠杆菌培养液的 OD600 值

| | | 培养时间/h | | | | | | | | | | | | |
|---|---|---|---|---|---|---|---|---|---|---|---|---|---|---|
| | | 0 | 1 | 2 | 3 | 4 | 6 | 8 | 10 | 12 | 14 | 16 | 18 | 20 |
| 光密度值 OD600 | 天然培养基 | 1 | | | | | | | | | | | | |
| | | 2 | | | | | | | | | | | | |
| | 合成培养基 | 1 | | | | | | | | | | | | |
| | | 2 | | | | | | | | | | | | |

2. 绘制大肠杆菌的生长曲线

以上述表格中的时间为横坐标，以大肠杆菌培养液的 OD 值为纵坐标，分别绘制大肠杆菌在两种不同培养基中的生长曲线，标出各个时期的位置和名称。

3. 分析大肠杆菌在两种不同培养基中的生长曲线有何不同。为什么？

## 六、注意事项

1. 在生长曲线测定中，必须要用空白对照管的培养液随时校正仪器的零点。
2. 试管要一致，所装的培养基的量和接种量都要准确无误。
3. 选择摇床的振荡频率应注意摇床本身的性能，运转时要平稳，培养液不能溅污棉塞。

## 七、思考题

1. 如果用平板菌落计数法测定，所绘出的生长曲线与用比浊法测定绘出的生长曲线是否有差异？为什么？两者各有什么优缺点？
2. 细菌生长繁殖所经历的 4 个时期中，哪个时期代时最短？若细胞密度为 $10^3/mL$，培养 4.5 h 后，其密度高达 $2\times10^8/mL$，请计算出其代时。
3. 根据细菌生长繁殖规律，为获得大量高活性菌体应延长哪个时期？采用哪些措施？

# 实验八十九　用生长谱法测定微生物的营养要求

## 一、实验目的

本实验采用滤纸片法来测定某种微生物的生长谱，可以定性、定量地反映微生物对各种营养物质的需求，在微生物育种、营养缺陷型的鉴定及食品质量检验等诸多方面具有重要的作用。通过本实验的学习，使学生学习和掌握用生长谱法测定微生物营养需求的基本方法和原理。

## 二、实验原理

生长谱法是定性、定量测定微生物对各种营养元素需要程度的实验。由于要使微生物生长繁殖，必须提供所需的碳源、氮源、无机盐、微量元素、生长因子等，缺少一种，微生物就不能生长。在实验室条件下，如果人工将微生物接种在一种缺少某种营养物的完全合成的琼脂培养基中，倒成平板，再将所缺的这种营养物点植于平板上，该营养物便逐渐扩散于点植点周围，经过适温培养，如微生物需要此营养物，便在这营养物扩散处生长繁殖，并出现菌落圈。本实验测定了金黄色葡萄球菌和大肠杆菌对葡萄糖等碳源的利用情况。由于这两种菌株代谢糖类时会产酸，因此可以在培养基中加入指示剂溴甲酚紫。根据溴甲酚紫在 pH 6.8～5.2 时颜色由紫变黄，可以辅助证明微生物对糖的利用，如果点植碳源周围的培养基变为黄色，说明该微生物能够利用这种碳源进行生长。

## 三、实验材料

1. 金黄色葡萄球菌，大肠杆菌。
2. 果糖、半乳糖、葡萄糖、乳糖、麦芽糖。
3. 牛肉膏蛋白胨培养基、合成培养基。
4. 高压灭菌锅、天平、称量纸、记号笔、恒温培养箱、无菌培养皿、移液管、吸耳球、镊子、三角瓶、圆形打孔器打下的滤纸片等。

## 四、实验步骤

1. 将已培养 24 h 的金黄色葡萄球菌斜面菌种或大肠杆菌斜面菌种接种于牛肉膏蛋白胨液体培养基，培养 18～24 h。
2. 配制合成培养基，121 ℃灭菌 20 min。
3. 分别称取等量的 5 种糖，放于装入等量水的小三角瓶中，配成饱和糖溶液。用圆形打孔器打下滤纸片，置入不同糖溶液中，112 ℃灭菌 30 min。
4. 用无菌移液管分别吸取培养 24 h 的金黄色葡萄球菌悬液或大肠杆菌悬液 0.2 mL，分别置于 A、B 两个无菌培养皿内。
5. 在 A、B 两个无菌培养皿内分别倒入 15～20 mL 冷却至 50 ℃左右的合成培养基，轻轻摇匀，制成两个混菌平板，冷却后备用。
6. 在已凝固的 A、B 两个混菌平板背面，用记号笔在培养皿底划成 5 等份，每一等份内标明一种糖的名称。
7. 用无菌镊子分别取上述 5 种糖浸片，在容器内壁沥去多余的糖液，放在培养皿内相对应的 5 个糖区域，轻轻按压，倒置于 37 ℃恒温箱培养，观察各种糖周围有无菌落圈。

## 五、实验结果

将各菌种对糖的利用情况填入表 9-7。

表 9-7　各菌种对糖的利用情况

| 菌种 | 糖类 | | | | |
|---|---|---|---|---|---|
| | 葡萄糖 | 乳糖 | 麦芽糖 | 半乳糖 | 果糖 |
| 大肠杆菌 | | | | | |
| 金黄色葡萄球菌 | | | | | |

注："＋"表示能利用；"－"表示不能利用。

## 六、 注意事项

1. 糖浸片对号放在平板的对应区域，并轻轻按压，以免在进行倒置培养时糖浸片脱离培养基平板。

2. 用无菌镊子取糖浸片时，沥去多余的糖液后放入相对应糖区域平板上，以免糖液过多而流淌，影响观察效果。

## 七、 思考题

1. 在用生长谱法测定微生物碳源要求的实验中，发现某一不能被该微生物利用的碳源周围也长出菌落圈，分析可能的原因。

2. 现有两种无标签的氨基酸样品，均为白色粉末，从外观很难区分，但实验室有不同的氨基酸营养缺陷型菌株，可采取什么微生物实验将两种氨基酸样品区分开？

3. 绘图表示金黄色葡萄球菌或大肠杆菌在平板上的生长情况，并根据实验结果，说明两种菌能利用的碳源是什么。

**本章参考文献**

[1] 黄俊,马长玲.实验病原生物学[M].2版.北京:科学出版社,2022.

[2] 杨锦荣,李淑红.病原生物学与医学免疫学实验[M].北京:科学出版社,2011.

[3] 王承明,徐伟,郑峰.病原生物学与医学免疫学[M].武汉:华中科技大学出版社,2014.

[4] Stefan Riedel, Stephen A. Morse, Timothy A. Mietzner. Jawetz Melnick & Adelberg's Medical Microbiology[M].28th. New York:McGraw-Hill,2019.

[5] 吴观陵.人类寄生虫学[M].3版.北京:人民卫生出版社,2013.